新生儿护理手册

主　审　徐晓玲

主　编　鲁琦

副主编　锁彤晖　虞文芳

编　委（以姓氏拼音为序）

毕金霞　范　洁　胡　艳　沈晓燕

王　琳　王晓纯　武　静　杨国琴

张　凤　张栩婷　周维涛

中国科学技术大学出版社

内 容 简 介

本书是为广大临床专科护士编写的实用新生儿科护理指引,全书介绍了新生儿各系统疾病的护理,论述了新生儿静脉输液治疗、常见护理操作、皮肤护理、发育支持性护理、神经保护性护理等;此外,还阐述了新生儿专科护理风险管理和护理质量评价细则,对护理管理者的工作也具有一定指导意义。

本书适合临床护士、护理管理者参考使用。

图书在版编目(CIP)数据

新生儿护理手册/鲁琦主编.—合肥:中国科学技术大学出版社,2021.2
ISBN 978-7-312-05090-9

Ⅰ.新… Ⅱ.鲁… Ⅲ.新生儿—护理—手册 Ⅳ.R473.72-62

中国版本图书馆 CIP 数据核字(2020)第 239800 号

新生儿护理手册
XINSHENGER HULI SHOUCE

出版	中国科学技术大学出版社
	安徽省合肥市金寨路 96 号,230026
	http://press.ustc.edu.cn
	https://zgkxjsdxcbs.tmall.com
印刷	安徽国文彩印有限公司
发行	中国科学技术大学出版社
经销	全国新华书店
开本	710 mm×1000 mm 1/16
印张	29.75
字数	617 千
版次	2021 年 2 月第 1 版
印次	2021 年 2 月第 1 次印刷
定价	80.00 元

序

在我国,儿童医疗机构和儿科医护人员短缺已成为社会关注的焦点,特别是国家实施"二孩"政策以后,儿童医疗服务的供需矛盾凸显,儿科的学科建设面临着巨大挑战的同时也迎来了新的机遇。为了适应学科的发展并响应世界卫生组织和联合国儿童基金会提出的《每个新生儿行动计划》,中国科学技术大学附属第一医院(安徽省立医院)儿科护理团队编写了这本《新生儿护理手册》,通过提高护理人员的专业水平和护理质量,指导临床护士重点关注引起新生儿死亡的主要原因,改善患儿的短期和长期预后,提升其生命质量。

该手册除了包含新生儿各系统常见的疾病及其护理、新生儿专科护理内容和常见的护理操作流程外,编写组还整合、总结了新生儿专科护理风险管理和质量评价细则;不仅为专科临床护士提供了临床指导,也为护理管理者的工作提供了参考意见。

因为每一所医院和科室的资源和实际情况都会有所不同,该书在编写时遵循了循证护理实践的原则,使提供给每个新生儿及其母亲的护理都有据可依、有证可循。在使用这本《新生儿护理手册》指导临床工作时,读者可以根据手册中最佳的护理证据、实际环境中可获得的资源、护士的临床实践技能和新生儿父母的偏好及选择为新生儿做出最优的护理决策。

《每个新生儿行动计划》指出,至2035年,应将各国新生儿死亡率降至每1000例活产中小于10例,以及将死产率降至每1000总出生人数中小于10例,各国还应根据具体国情设立确定的目标值以便惠及尚未覆盖的人群,最大限度地实现发展成果。伟大的目标向来倚靠人民的努力和创造。本书凝结了编写组成员在护理工作中的经验、思考,势必会为新生儿护理的发展和建设做出积极的贡献。在此,我很乐意向读者推荐这本手册,并向每一位坚持奋斗在儿科前线的医护工作人员致敬。

徐晓玲

2020 年 3 月 26 日

前　　言

　　为满足省内外各级医院新生儿护理工作的迫切需要,对新生儿常见疾病的护理、操作以及病房的管理加以规范化,为新生儿提供更加标准、精细、优质的护理,推动新生儿护理事业的发展,我们组织了多位具有丰富临床实践和管理经验的新生儿护理专家以及青年新生儿护理骨干,参考了本专业国内外的多部专著、标准、指南和研究,并结合多年的护理临床实践经验,精心编写了这本《新生儿护理手册》,以适应新生儿护理专业的发展和需求。

　　本书内容涵盖了新生儿各系统常见疾病及护理、新生儿专科护理、常见护理操作、诊断性检查,以及新生儿病区护理质量管理相关内容。本书包括四个部分:第一部分为新生儿各系统常见疾病及护理,从各种疾病的定义、流行病学、病理生理学、评估、临床表现及诊断、治疗方法、护理措施和预后展开描述,不仅为专科临床护士的工作提供了规范的护理参考依据,还涵盖了相关的医疗知识,可拔高专科临床护士的专业理论水平;第二部分为新生儿专科护理,除了介绍新生儿的营养、皮肤护理,还包括发展性照护、以家庭为中心的照护以及安宁疗护等内容,指导专科临床护士不仅要有过硬的专业知识和技能,更要成为一名“有温度的护士”;第三部分为新生儿常见护理操作及检查;第四部分为新生儿专科护理质量管理,编写组专家根据多年临床管理经验总结和整合了专科风险管理和护理质量评价细则及敏感指标的内容,对临床护理管理者有一定的参考价值。本书的附录中,除了新生儿相关指标正常值外,还增加了新生儿常见护理操作流程,不仅可以帮助临床护士梳理各项操作的流程和注意事项,也为科室对护理人员的考核提供了参考依据。

　　本书在编写过程中得到了医院领导的大力支持,全体编者通力协作、发挥所长、尽心配合,在此表示由衷的感谢! 由于本书编写组成员学识、精力有限,书中内容难免有缺陷和不足,还诚请同行不吝赐教,多提宝贵意见,可将意见及建议发送至 ahslyynicu@sina.com,我们将不断对本书进行修订和完善。

鲁琦

2020 年 10 月

目　　录

第一部分　新生儿各系统常见疾病及护理

第二部分 新生儿专科护理

第三部分　新生儿常见护理操作及检查

第四部分　新生儿专科护理质量管理

第一部分

新生儿各系统
常见疾病及护理

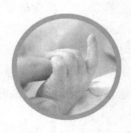

第一章 呼吸系统

第一节 概 述

在胎儿和新生儿时期,肺结构的发育和肺正常功能的形成是十分复杂的。肺是胎儿出生后适应外界生活的重要器官,胎儿的肺必须在宫内发育完全才能保证胎儿在出生后维持正常的气体交换功能。若在胚胎发育期间发育受阻,可导致肺发育不良等异常后果。

新生儿呼吸系统的疾病可以是原发性的,也可以是其他疾病的并发症,如先天性心脏病、先天畸形、消化系统疾病或中枢神经系统疾病。不管病因的种类如何,新生儿呼吸系统疾病的表现却通常是相似的,包括呼吸频率增快、呼吸困难、发绀以及低氧血症。

近年来,随着产前护理、产房复苏和新生儿护理的发展与进步,新生儿的死亡率和发病率逐步下降,但是新生儿所面临的最普遍和严重的问题仍旧是呼吸系统相关疾病。呼吸窘迫综合征(respiratory distress syndrome,RDS)是最常见的疾病之一,占足月儿总数的 7%,晚期早产儿的 29%。在超低出生体重儿中,呼吸窘迫综合征的发生率接近 100%。无论是何种原因引起的呼吸系统疾病,如果没有早期识别并制订和实施相关治疗方案,都有可能最终导致呼吸衰竭和心脏骤停。

一、解剖学和生理学

根据肺组织学特点,经典的肺发育分为 4 个阶段,通常从第 4 周开始直到出生后 8~10 岁。肺的胚胎发育主要包括胚胎期(4~6 周)、假腺体期(7~16 周)、小管期(17~28 周)和终末期(29~40 周)。各个分期的主要变化如表 1-1-1 所示。

表 1-1-1　肺的发育分期

分期	孕周	主要变化
胚胎期	4～6 周	肺芽形成
假腺体期	7～16 周	支气管不断发育分化,淋巴管和毛细血管与气道一起生长
小管期	17～28 周	呼吸性细支气管开始发育,气道上皮细胞出现分化,肺泡Ⅱ型上皮细胞开始产生肺表面活性物质(PS)
终末期	29～40 周	原始未成熟肺泡的容积和表面积增加,为出生后气体交换提供了解剖学基础

　　肺表面活性物质(pulmonary surfactant,PS)是由肺泡Ⅱ型上皮细胞产生的蛋白质和磷脂的混合物。PS 在胎龄 22～24 周时产生,但分泌量不足,30 周时 PS 出现在终末气囊,34～35 周后迅速进入肺泡表面。PS 的主要作用是降低肺泡表面张力,除此之外还能增加肺的顺应性,保持肺泡稳定,降低肺泡扩张所需的压力,也可以促进肺泡内液体的清除,降低前毛细血管张力,对上皮细胞表面起到保护作用。

　　磷脂酰甘油(phosphatidyl glycerol,PG)是表面活性物质中第二常见的磷脂,通常在胎龄 36 周时才出现,并持续增加直至足月。表面活性物质可以在新生儿的肺中不断循环、储存和分泌,然而在一些特殊环境下,表面活性物质的代谢和作用效果可能会受影响。影响表面活性物质生成的母体因素包括糖尿病、感染、高血压、药物使用、胎盘功能不全;胎儿因素包括酸中毒、低氧血症、机械通气、脓毒症、双胎和早产。

　　胎儿在娩出时,随着肺内液体被气体快速地替代,肺内环境发生了巨大的变化。新生儿对外界机械刺激做出反应,开始生命中的第一次呼吸做功,通常生后第一次呼吸需要 60～80 cmH_2O 的扩张力克服气液交界面的表面张力,尤其是小气管和肺泡,在接下来的呼吸中所做的功会越来越小。

　　肺泡内的氧分压高于毛细血管的氧分压,这种压力差导致氧气会被动地扩散并通过肺泡-毛细血管膜。随后,氧气会与血液中的血红蛋白结合开始参与血液循环。同样地,由于动脉血中的氧分压高于组织细胞中的氧分压,氧气会以相同的方式被动扩散到组织细胞中以完成供氧的过程。

二、呼吸系统的一般评估

　　新生儿的生命体征(体温、脉搏、呼吸、心率和血压)可以为疾病的诊断和治疗提供必要的信息。在临床上,患儿一旦出现低氧血症和低血压,通常需要进行迅速的干预和处理,并且这些症状的发生常常与呼吸系统的疾病相关。

（一）围产期病史的重要性

孕产妇相关疾病和用药史在一定程度上会对新生儿呼吸系统的发育和功能产生巨大影响。对围产期病史和出生史做一个全面和系统的评估和回顾可以帮助儿科医生识别影响新生儿健康的危险因素。一般来说，孕产妇的病史可以根据时间划分为三个阶段：产前期（妊娠期间），分娩期（临产和分娩时）和产后期（分娩后）。孕产妇每个阶段的相关病史和特殊情况皆应详细记录，相关的产前检查也应完善。

（二）一般情况的观察

对新生儿一般情况的观察是评估中重要的第一步。

（1）呼吸急促或呼吸频率增加（呼吸频率＞60次/分）是呼吸系统疾病最早表现出来的症状。这是新生儿的呼吸系统为维持肺泡通气和气体交换而出现的代偿机制。然而，这种代偿性的呼吸频率增加往往需要更多的能量和氧气来支撑和维持。长时间的呼吸过速会引起新生儿疲劳并且难以继续维持呼吸系统的功能，最终会导致呼吸衰竭。

（2）呻吟或者喉鸣音。这是为了维持肺泡扩张和增加气体交换量而保证功能残气量（functional residual capacity，FRC）的代偿运动，通常不需要借助听诊器也可以听到。

（3）辅助呼吸肌参与呼吸运动也是呼吸系统疾病的表现之一。具体表现包括鼻翼扇动，吸气时胸骨上窝、锁骨上窝、肋间隙出现明显凹陷，又称为"三凹征"。

（4）通过观察胸壁对称性可以为一些进展性的病理变化提供信息和依据。

（5）在呼吸时腹部和胸壁呈现跷跷板样运动亦是一种为了维持有效气体交换的代偿运动。如果呼吸系统的疾病持续存在，那么婴儿可能会表现出桶状胸或鸡胸。

（6）舟状腹（图1-1-1）是膈疝的典型体征。

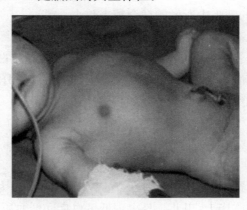

图 1-1-1　舟状腹

（7）新生儿的皮肤如果呈现出苍白、暗淡的颜色或散在花斑则可能意味着低血压或酸中毒。皮肤和黏膜发绀或者变青是低氧血症的典型表现。这是呼吸系统疾病较为严重的症状，需要尽快进行呼吸支持治疗，否则会有呼吸衰竭的可能。

（8）呼吸系统疾病或者先天性心脏病可能会引起心脏损害，包括心动过速、心动过缓、血压过高或过低和灌注不足等情况。

（9）肌张力下降和自主活动差是严重缺氧和酸中毒的主要临床表现之一。

（10）比较双侧肺部听诊情况，评估双侧肺气体交换的情况。

对于新生儿来说，叩诊和触诊的诊断价值和意义并不大。

（三）血气分析

新生儿血气分析的目的是确定疾病和代谢紊乱的程度和类型，其适应证包括呼吸窘迫综合征（RDS）、代谢性疾病、败血症和神经系统相关疾病。根据血气分析来判断酸碱平衡的流程如图 1-1-2 所示。

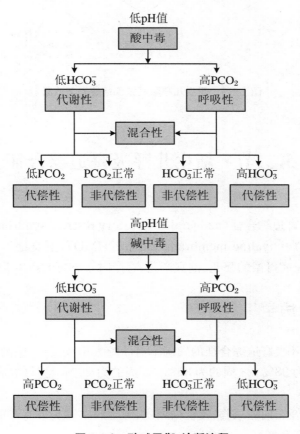

图 1-1-2　酸碱平衡：诊断流程

　　酸碱平衡主要取决于碳酸盐离子和二氧化碳之间的联系和转换。严重的酸中毒和低 pH 值会增强肺血管收缩，加重低氧血症的症状，会对新生儿造成严重的影响。

　　新生儿呼吸系统的常见疾病、具体的护理和治疗措施将在本章以下各节中具体描述。常见的呼吸系统疾病的诊断和鉴别诊断方法如图 1-1-3 所示。

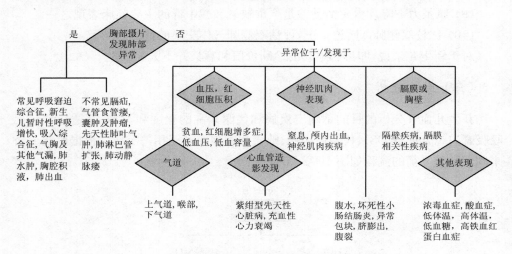

图 1-1-3　新生儿呼吸系统疾病鉴别与诊断

第二节　新生儿呼吸窘迫综合征

　　新生儿呼吸窘迫综合征（neonatal respiratory distress syndrome，NRDS）又称新生儿肺透明膜病（hyaline membrane disease，HMD），主要见于早产儿，也见于多胎妊娠、患糖尿病母亲的婴儿、剖宫产儿、有产时窒息史的新生儿等。

一、流行病学

　　（1）新生儿呼吸窘迫综合征的发病率与胎龄大小成反比：胎龄 23 周的早产儿患 RDS 的概率为 98%，28 周的为 86%，35 周的为 29%，足月的新生儿患 RDS 的概率仅为 7%。

　　（2）母亲有妊娠期糖尿病、慢性糖尿病、绒毛膜羊膜炎或有产时窒息史的新生儿 RDS 的发病率会增高。

　　（3）男婴和女婴的发病率比例为 2：1。

二、病理生理学

新生儿呼吸窘迫综合征是在新生儿出生时或出生后不久出现的呼吸紊乱和窘迫，系由肺表面活性物质不足以及胸廓发育不成熟所导致的。虽然 RDS 在早产儿中更为常见，但是所有新生儿均有可能发生 RDS，最终可能会导致进行性肺不张、通气不足和缺氧。

如果肺的顺应性下降，潮气量也会相应下降。为使新生儿得到足够的通气量，呼吸频率会代偿性地增快（呼吸过速）。低氧血症也会通过增快呼吸频率来代偿。气道阻力的增加和/或肺顺应性的降低使新生儿呼吸做功随之增加。

RDS 的病因有很多，可能是因为肺正常发育过程中发生改变（或早产儿肺部发育不成熟）或由宫内环境到宫外环境的过渡失败。

肺表面活性物质的不足（量或活性不足）可导致弥散性肺不张、细胞损伤和肺水肿。

肺上皮细胞的损伤可在组织学检查中观察到，包括细胞结构损伤后嗜酸性物质增多、肺泡壁塌陷、肺水肿和肺出血。

三、评估

（一）健康史

对新生儿呼吸窘迫综合征的患儿进行评估时首先应当了解母亲的孕产史，同时关注患儿的出生史，了解其出生时有无窒息、出生孕周和 Apgar 评分等情况。

（二）身体状况

针对患儿的身体状况，评估患儿是否出现进行性呼吸困难、发绀、呼气性呻吟、吸气三凹征等症状。

四、临床表现及诊断

RDS 通常在新生儿出生时或出生后 4～6 h 发生，典型症状是由于肺泡壁塌陷而出现的进行性呼吸困难。这种情况下如果不尽快给予呼吸支持或针对性治疗，最终可能会导致呼吸衰竭。RDS 的诊断依据主要包括病史、体格检查、血气分析和胸片检查。

（一）体格检查

（1）呼吸过速（呼吸频率＞60 次/分）。

（2）间断或持续性的呼气性呻吟。

（3）吸气性凹陷（胸骨上、胸骨下、肋上缘、肋下缘、肋间隙）。

（4）鼻翼扇动。

（5）低氧血症，可伴有发绀。

（6）患儿需要氧气支持才能满足机体耗氧量，使 PaO_2 维持在 50～70 mmHg。

（7）呼吸时腹部和胸壁呈跷跷板样运动。

（8）如果病情继续发展，新生儿的心脏功能可能会受影响，症状包括灌注不良、皮肤苍白、心动过速（早期）和心动过缓（晚期）。

（9）如果病情继续发展，新生儿可能会出现中枢神经系统的变化，症状包括嗜睡、对外界刺激的反应减弱或消失和肌张力消失。

（二）实验室检查

（1）全血细胞计数：评估新生儿贫血情况或是否有红细胞增多症。

（2）血型筛查：评估患儿是否有新生儿溶血症或为急性失血进行输血治疗做准备。

（三）血气分析

（1）呼吸性酸中毒；随着肺不张的进展，$PaCO_2$ 水平升高。

（2）持续的低氧血症会导致酸中毒（呼吸性和代谢性）加重。pH 值降低，$PaCO_2$ 水平升高，PaO_2 水平降低，碳酸氢根离子减少。

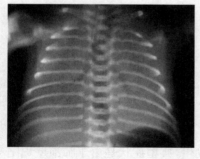

图 1-2-1　新生儿呼吸窘迫综合征 X 射线表现

（四）影像学检查

（1）胸片可以为 RDS 的诊断提供充足依据。RDS 早期两侧肺野透亮度普遍减低，可见均匀分布的细小颗粒和网状阴影；支气管有充气征，严重时肺不张扩大到整个肺，肺野呈毛玻璃样，可呈"白肺"（图 1-2-1）。

五、治疗方法

（一）呼吸支持

（1）肺表面活性物质的应用。

（2）经鼻持续气道正压通气（nasal continuous positive airway pressure，NCPAP），无创正压通气（noninvasive positive pressure ventilation，NIPPV）。

（3）机械通气。

（4）辅助氧疗。

（二）并发症的观察

（1）动脉导管未闭。

（2）败血症。

（3）早产儿呼吸暂停。

（三）药物治疗

（1）应用咖啡因。

（2）有临床指征时应用广谱抗生素。

六、护理措施

（一）维持气体交换

（1）严密观察病情和生命体征，尤其是呼吸频率、深度、节律及 SPO_2 的变化，同时严密观察其口唇、面色及四肢末梢有无发绀，并随时进行再评估，备好必要的抢救用物和药品。

（2）维持有效呼吸，保持呼吸道通畅。将患儿置于侧卧位或仰卧位，可垫小毛巾卷使肩部抬高，利于气道开放，使头部处于鼻吸气位；及时为患儿清除口鼻腔分泌物，根据患儿病情选择头罩/面罩给氧、持续气道正压通气（CPAP）辅助通气或气管插管。

（二）使用 PS 的护理

通常于出生后 24 h 内给药，给药前彻底清除患儿口鼻腔和气管内的分泌物，协助医生摆好患儿体位；给药时严密监测患儿的血氧饱和度、心率、呼吸和血压变化；患儿如有气管插管，给药后应确定患儿气管插管位置正确，调整呼吸机参数。

（三）保证营养摄入充足

（1）及时测量血糖，密切监测血糖的变化。

（2）按医嘱予以全胃肠外营养（total parenteral nutrition，TPN）治疗，采用经外周静脉穿刺中心静脉置管（peripherally inserted central catheter，PICC）或脐静脉置管输入 TPN，加强巡视，防止 TPN 外渗引起的皮肤坏死。

（四）保持患儿皮肤完整性

（1）定时更换体位，保持床单位清洁、干燥、平整。

（2）定时更换血氧探头，皮肤易受压部位采用康惠尔贴保护。

（五）预防感染

（1）严格执行消毒隔离规范，严格无菌操作。

（2）加强基础护理，减少侵入性操作，如有异常及时处理。

（六）维持患儿体温稳定

护理操作时注意保暖，严格监测体温变化，发现体温不升或偏低时，应及时保暖复温，室温保持在 24～26 ℃。

（七）健康教育

（1）住院期间与家长联系，让家长了解治疗过程和进展，取得最佳配合。

（2）做好出院前宣教，教会家长合理喂养、脐部护理及居家照护的相关知识。

七、预后

患有 RDS 的早产儿的生存率与胎龄、出生体重和病情严重程度有关。

对于需要机械通气的 RDS 患儿来说，机械通气虽然可以挽救他们的生命，但是长期使用会对肺部的结构发育和成熟造成负面影响。正压通气引起的气道和肺泡压力升高会使肺实质过度膨胀，从而导致慢性肺部疾病（chronic lung disease，CLD）。与不需要机械通气的新生儿相比，由机械通气导致的患有慢性肺部疾病患儿的神经发育结果通常较差。

除此之外，长时间吸氧会使机体暴露于高浓度氧的环境中，继而会引起毛细血管内皮损伤、血管闭塞，刺激纤维血管组织增生，从而导致早产儿视网膜病变（retinopathy of prematurity，ROP）。

第三节　新生儿湿肺综合征

新生儿湿肺是因肺液清除延迟导致肺水肿而引起的肺实质性疾病,又称为新生儿暂时性呼吸增快(transient tachypnea of the newborn,TTN)。

一、流行病学

(1) 国外报道其发病率占活产婴儿的 5.7‰,国内报道为 13.2‰,是早期新生儿呼吸窘迫常见原因之一。

(2) 男婴的发病率高于女婴,比例为 1.3∶1。

二、病理生理学

胎儿肺液中氯离子浓度较血浆、组织液和羊水中高。在分娩过程中,儿茶酚胺的释放导致进入胎儿肺内的氯离子和肺液的重吸收减少,肺液被淋巴系统所吸收,在胎儿娩出之前肺容量就已缩小三分之二。婴儿出生后氧气进入肺部,上皮细胞转运钠离子的能力增加,使肺液进一步清除。急产或者没有经历自然分娩的新生儿就不会激活这种反馈机制使肺液重吸收或者没有充足的时间完成这一过程。

胎儿滞留的肺液通常是由于肺液清除延迟或肺液量过多。如上文所提到的,没有经历自然分娩的新生儿,即剖宫产出生的新生儿,患湿肺综合征的可能性更高。此外,还有一些减少新生儿患湿肺综合征概率的因素,包括臀位分娩、双胎、巨大儿以及延迟脐带结扎。这些都会使新生儿的中心静脉压增高,进而增加全身血容量。

分娩时肺液的延迟吸收会使肺间质内充满液体,继而导致肺泡内气体潴留和肺的顺应性降低。肺的顺应性降低时,潮气量会随之下降。为使新生儿得到足够的通气量,呼吸频率会代偿性地增快(呼吸过速)。低氧血症也会通过增快呼吸频率来代偿。

此外,肺液的延迟吸收可引起支气管周围淋巴管内的液体积聚,进而引起支气管塌陷,导致肺泡内会有大量空气潴留引起肺泡的极度膨胀。

三、评估

（一）健康史

1. 出生史

了解患儿出生前的情况及出生时的详细记录，包括胎次、产次、分娩方式、有无胎膜早破、羊水情况、Apgar 评分、复苏抢救等情况。

2. 家庭史

了解母亲的血型，有无心肺疾病、糖尿病、高血压，有无遗传性疾病、过敏性疾病、传染性疾病等。

（二）身体状况

评估患儿是否出现呼吸急促、发绀、呻吟、反应差等临床表现。

四、临床表现及诊断

TTN 的诊断依据主要包括病史、体格检查、血气分析和胸片检查。

（一）体格检查

（1）呼吸急促（＞60 次/分）。

（2）可能有吸气性凹陷（胸骨上、胸骨下、肋上缘、肋下缘、肋间隙）。

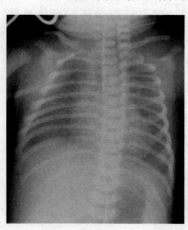

（3）可能出现鼻翼扇动。

（4）可能需要氧气的支持来满足机体耗氧量，使 PaO_2 维持在 50～70 mmHg。

（5）反常呼吸运动或跷跷板样呼吸运动。

（二）诊断性检查

（1）血气分析结果通常表现为轻度呼吸性酸中毒。

（2）胸部 X 射线检查可见肺泡及间质积液、肺淤血、肺气肿及叶间、胸腔积液，且消散延迟（图 1-3-1）。

图 1-3-1　新生儿湿肺综合征 X 射线表现

五、治疗方法

通常,对 TTN 的患儿只需提供充足的氧合来维持动脉氧分压>70~80 mmHg。在有临床指征时应用广谱抗生素。

氧气支持治疗包括:

(1) 鼻导管给氧或经鼻 CPAP 辅助通气。

(2) 持续血氧饱和度监测。

(3) 保暖以减少能量消耗。

(4) 保证液体量的摄入(呼吸频率增快会使丢失的液体量增加)。

(5) 保证营养和热量的摄入(当呼吸频率大于 60 次/分时,通常通过鼻饲进行喂养以防止误吸和呛咳)。

(6) 监测和管理血糖水平。

目前并不提倡在 TTN 的治疗中常规使用利尿剂。

六、护理措施

(一)吸氧的护理

(1) 保持呼吸道通畅,吸氧前吸净新生儿口鼻内的分泌物。

(2) 采用面罩或鼻导管给予低流量氧气吸入,以缓解呼吸困难,病情严重者需要使用无创或有创呼吸机进行治疗。

(3) 吸氧过程中密切观察患儿呼吸的频率、节律、深度以及缺氧状态是否得到改善,及时调整氧浓度和呼吸机参数,避免长时间高浓度给氧。

(二)持续气道正压通气(CPAP)的护理

放置鼻塞或鼻罩时,先清除呼吸道及口腔分泌物,清洁鼻腔。采用“工”字形或“十”字形人工皮保护鼻部皮肤和鼻中隔。在 CPAP 治疗期间,应经常检查装置各连接处是否严密、有无漏气。吸痰时取下鼻塞,检查有无因压迫引起鼻部皮肤坏死或鼻中隔皮肤破损等。每小时观察 CPAP 的压力和氧浓度,压力为 4~8 cmH$_2$O,氧浓度根据患儿情况逐步下调,当压力≤4 cmH$_2$O,氧浓度接近 21% 时,需考虑是否试停 CPAP。

（三）气管插管的护理

采用经口或经鼻插管法,妥善固定气管插管以避免脱管,每班测量并记录置管长度,检查接头有无松脱漏气、管道有无扭转受压。湿化器内盛蒸馏水至标准线刻度处,对吸入的气体进行加温湿化,使气体温度达到 $36.5\sim37\ ℃$,以保护呼吸道黏膜、稀释分泌物,有利于分泌物排出。每次吸痰操作前后注意导管位置固定是否正确,听诊肺部呼吸音是否对称,记录吸痰时间、痰量、性状和颜色,必要时送检做痰培养。

（四）使用 PS 的护理

通常于出生后 24 h 内给药,用药前彻底清除口、鼻腔及气管内的分泌物,摆好患儿体位,再将 PS 放置在暖箱内溶解、分次滴入,滴完后给予气囊加压通气,充分弥散,然后接呼吸机辅助通气,并严密监测血氧饱和度、心率、呼吸和血压变化。若患儿出现呼吸暂停、PaO_2 及心率下降应暂停注药,迅速给予气囊加压给氧,注意压力不可过大以免发生气胸,使药液快速注入肺内,直至恢复稳定状态。重新注药时须确定气管插管位置正确后再操作,操作结束后需记录 PS 批号。呼吸机辅助通气的患儿使用 PS 后需将呼吸机参数适当下调。

（五）预防感染

加强护理,防止患儿呕吐物吸入鼻腔或呼吸道,可将患儿置于侧卧位;严格执行消毒隔离规范,严格无菌操作;可预防性使用抗生素。

（六）保证营养摄入充足

及时测量血糖,密切监测患儿血糖的变化;如患儿因呼吸困难造成拒奶、呛咳、吐奶等现象,热量摄入不足时,可以考虑使用肠外营养,保证液体量和热卡的摄入。

（七）维持患儿体温稳定

护理操作时注意保暖,严格监测患儿体温变化,发现体温不升或偏低时,应及时保暖复温,室温保持在 $24\sim26\ ℃$。

七、预后

TTN 是一种自限性疾病,通常可以自愈,预后良好。在前期可以适当、短期地运用呼吸支持治疗。有一些婴儿可能会继发持续性肺动脉高压症,继而使病程延长。此外,TTN 是哮喘的独立危险因素,且与儿童哮喘和哮喘的发展有关。

第四节　新生儿呼吸暂停

呼吸暂停(apnea)是指在一段时间内无呼吸运动。如呼吸停止时间>20 秒，伴有心率减慢<100 次/分或出现发绀、血氧饱和度降低和肌张力降低，即称为呼吸暂停。

一、流行病学

(1) 呼吸暂停在足月儿中的发生率小于 2%，通常与其他系统性疾病相关(脓毒症、肠梗阻或神经、代谢性疾病)。

(2) 呼吸暂停在早产儿中的发病率为 30%～90%。

(3) 呼吸暂停的发生率通常与胎龄成负相关(约 80%的呼吸暂停都发生在胎龄小于 28 周的早产儿身上)。

(4) 在呼吸暂停发生的初始阶段通常不会出现发绀或心率的改变。如果呼吸暂停没有得到及时纠正，可能会出现心动过缓或低氧血症。

二、病理生理学

呼吸暂停是早产儿非常常见的症状。大多数呼吸暂停都发生于早产儿，且独立于其他系统疾病，因此称之为早产儿呼吸暂停(apnea of prematurity，AOP)。AOP 是由于早产儿中枢神经系统发育不完善，神经元和树突的数量不足，继而导致呼吸中枢不成熟引起的。

AOP 与周期性呼吸(periodic respiration)的不同之处在于，周期性呼吸是指反复出现的、规则的、时间<15 秒的呼吸停顿现象，随后出现一过性的、代偿性的呼吸增快。

不管是 AOP 还是周期性呼吸，都会随着神经系统的发育在 39～41 周时逐渐消失。对于足月儿来说，化学感受器向内连接延髓，向外连接颈动脉和主动脉，通过迷走神经和舌咽神经通路传递血氧饱和度和血液 pH 的信息。当这些水平偏低时，就会使呼吸频率增加。然而，对于早产儿来说，这些神经传导通路的发育和功能不完善，使机体对低氧血症和高碳酸血症的敏感性降低。这也解释了在早产儿神经系统发育趋于完善后 AOP 也随之消失的现象。

然而，呼吸暂停也可能是早产儿全身压力的首要表现。在诊断 AOP 之前应首先排除其他可能引起呼吸暂停的因素。足月儿发生呼吸暂停通常是不正常的,需要进行全面、系统的检查以确定是否有其他原发或继发性疾病。

AOP 可以分为四种类型:中枢性呼吸暂停、阻塞性呼吸暂停、混合性呼吸暂停和先天性呼吸暂停。

(一)中枢性呼吸暂停

中枢性呼吸暂停是因为早产儿呼吸中枢发育不成熟,脑干神经元功能不完善,使呼吸做功停止、气体无法进入呼吸系统,约占 AOP 的 15%。

虽然中枢性呼吸暂停的原因尚不完全明确,但是影响因素包括胸壁传入神经肌肉系统发育不成熟、膈肌疲劳以及对缺氧环境和高碳酸血症的敏感性低。

(二)阻塞性呼吸暂停

阻塞性呼吸暂停是由于早产儿呼吸系统结构发育未完善,虽有呼吸做功,但气体无法进入呼吸系统,约占 AOP 的 30%。

阻塞的原因可能是新生儿头颈部摆放位置不当,使咽部或喉部的气道梗阻。除此之外,新生儿先天性气道异常也是阻塞性呼吸暂停发生的原因之一,这将在后面的章节中进行详细介绍。

(三)混合性呼吸暂停

同时具有以上两种呼吸暂停类型的特点。

(四)先天性呼吸暂停

当新生儿发生呼吸暂停且不具备以上三种特点时可以诊断为先天性呼吸暂停,原因和发病机制暂不明确。

三、评估

(一)健康史

了解患儿出生前的情况及出生时的详细记录,包括分娩方式、胎龄、出生体重等情况。

(二)身体状况

(1)评估、测量患儿的基本生命体征(体温、脉搏、呼吸频率、心率、血压)。

(2)观察患儿是否有以下体征:

① 呼吸频率增快（＞60 次/分）。

② 周期性呼吸（暂停时间＜15 秒）后呼吸增快。

③ 呼吸暂停时间＞20 秒，继发心动过缓或面色苍白发灰。

④ 辅助呼吸肌参与呼吸，包括三凹征、鼻翼扇动。

⑤ 呼吸时胸腹部呈跷跷板样运动，随着病程的发展婴儿可能会出现桶状胸或鸡胸。

⑥ 婴儿面色苍白、身上有花斑出现时可能提示婴儿有低血压或酸中毒。

⑦ 皮肤、黏膜发绀、发青是低氧血症的典型表现。

（3）胸部听诊：

① 比较双侧呼吸音。

② 是否有异常呼吸音。

③ 是否有呼气性呻吟或喉鸣音。

四、临床表现及诊断

新生儿呼吸暂停的诊断依据主要包括病史、体格检查、血气分析和胸片检查。体格检查的表现包括：

（1）周期性呼吸（暂停时间＜15 秒）后呼吸增快。

（2）呼吸暂停时间＞20 秒。

（3）出现呼吸暂停后如果患儿没有恢复自主呼吸或接受物理刺激和辅助呼吸，将会发生心动过缓和面色苍白、发灰。

五、治疗方法

（一）物理刺激

对发生呼吸暂停的患儿及时给予物理刺激（如拍背、弹脚底、托背呼吸、摩擦耳垂等），可以帮助一部分患儿恢复自主呼吸。

（二）药物治疗

1. 甲基黄嘌呤类药物

如咖啡因，该种药物的毒性副反应包括心动过速，小便增多和消化系统症状（如呕吐和胃食管反流症）。

2. 氨茶碱

（1）运用该种药物时应关注使用黄嘌呤药物时可能会出现的毒性副作用，包括心动过速,小便增多和消化系统症状(如呕吐)。

(2) 与咖啡因相比,氨茶碱所产生的副作用更多见、更严重。

(三)呼吸暂停伴随心动过缓的检查、诊断和治疗

(1) 观察和监测患儿生命体征,尤其是血氧饱和度。

(2) 血气分析检查。

(3) 胸部平片检查。

(4) 鼻导管给氧以给予呼吸支持。

(5) 使用经鼻 CPAP 以增加功能残气量,减少肺不张的发生。

(6) 当其他呼吸支持疗法无效的时候应考虑气管插管,提供机械通气。

六、护理措施

(一)吸氧的护理

根据缺氧程度选用合适的给氧方法,以纠正低氧血症,保持患儿血氧饱和度在85%~95%;及时清除口鼻腔分泌物,保持呼吸道通畅。

(二)维持患儿体温稳定

护理操作时注意保暖,严格监测患儿体温变化,发现体温不升或偏低时,应及时保暖复温,室温保持在 24~26 ℃,以减少体温波动导致的呼吸暂停。

(三)预防感染

加强护理,防止患儿呕吐物吸入鼻腔或呼吸道,可将患儿置于侧卧位;严格执行消毒隔离规范,严格进行无菌操作。

(四)保证营养摄入充足

喂奶时观察有无溢奶;注意奶量及吸吮速度,关注患儿血氧饱和度,防止吸吮过快、吸吮费力憋气而引起呼吸暂停。

七、预后

通常来讲,AOP 的早产儿预后情况一般都较为良好,婴儿在纠正胎龄达 39~41 周时症状会自动消失。对于出现呼吸暂停的足月儿需要对基础疾病进行治疗,如严重的呼吸系统疾病或中枢神经系统疾病。

第五节　新生儿气漏综合征

新生儿气漏综合征（air leak syndrome）是指气体游离在肺腔外，包括气胸、纵隔气肿、心包积气、皮下气肿、气腹、间质性肺气肿。

一、流行病学

（1）气漏综合征在活产儿中的发生率为 1%～2%。

（2）对于需要产房复苏、CPAP、面罩通气或机械通气的新生儿，气漏综合征的发生率可以上升到 16%～36%。

（3）气漏综合征的高危因素包括：新生儿窒息的复苏操作，早产儿 RDS，足月儿的胎粪、血液、羊水等吸入，肺炎和先天畸形等。

二、病理生理学

气漏综合征是由于肺泡的过度膨胀导致破裂而发生的。这种破裂可以是自发性的，或者是在辅助通气过程中发生的。

对于健康的足月儿，第一次自然呼吸做功需要 $60～80$ cmH$_2$O 的扩张力克服气液交界面的表面张力，随后呼吸所需做功会减少。如果由于肺内的分泌物或其他一些机械性梗阻的原因使肺内气体无法均匀分布，那么新生儿肺部的某些区域会产生塌陷。此时新生儿便会加大呼吸肌用力使塌陷部分充盈，然而这一过程可能会发生肺泡破裂。

当肺顺应性降低或患儿存在潜在的 RDS 时会更容易发生气漏综合征。此外，当新生儿患有胎粪吸入综合征时，由于胎粪的机械性阻塞，可以使部分小气管不完全阻塞，形成活瓣，吸气时小气管扩张，气体进入肺泡，呼气时活瓣关闭，气体无法呼出，肺泡通气量下降形成肺气肿，当肺泡破裂时则会发生气漏综合征。当患儿接受正压通气或呼吸支持治疗时，压力过高超过肺泡的容量时，也会使肺泡破裂。

当肺泡破裂、气体从中逸出时，主要积聚在以下几个部位：肺血管周围组织（间质性肺气肿），纵隔（纵隔气肿），胸膜腔（气胸），心包腔（心包积气），腹膜腔（气腹）或皮下（皮下气肿）。

三、临床表现及诊断

（一）气胸

诊断依据主要包括病史、体格检查、血气分析和胸片检查。体格检查的结果可能有：

（1）当漏出气体的量比较多时，新生儿原有的呼吸系统疾病会突然恶化。

（2）患侧或双侧呼吸音减弱。

（3）通常伴有低血压。

（4）体内灌注的改变（皮肤颜色苍白或全身散布花斑，毛细血管充盈时间延长）。

（二）纵隔气肿

诊断依据主要包括病史、体格检查、血气分析和胸片检查。体格检查的结果可能有：

（1）低血压。

（2）心音低钝。

（3）心动过缓。

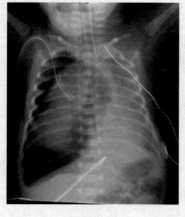

图 1-5-1　新生儿气胸 X 射线表现

（三）胸片检查

（1）部分或完全的气胸可表现为患侧或双侧的肺叶萎陷，心脏或气管等组织可向对侧移位（图1-5-1）。

（2）纵隔气肿最好行侧位片检查，X 射线摄片可表现为心脏周围有高透亮的边缘，或者积气将胸腺包围并抬高，表现为"三角帆"形状。

（3）在肺间质性气肿中，胸部 X 射线通常表现为单叶或多叶散在的囊性变化，常伴有纵隔向对侧移位。

四、治疗方法

（一）气胸

（1）如果患儿的病情持续发展，可以采取胸腔穿刺抽气或放置胸腔引流管。

（2）如果患儿症状较轻，可不采取特殊治疗措施，密切关注患儿情况，待气体自行吸收。

（3）在机械通气时如发生气胸应尽可能用较小的气道压力，对 RDS 应用 PS 治疗有助于降低气胸的危险性。

（二）纵隔气肿

（1）密切关注患儿情况，观察是否有病情恶化征象或发展为气胸的可能。

（2）一般纵隔气肿的临床意义不大，没有必要进行引流治疗；在纵隔积气不能通过进入胸腔、后腹膜、颈部软组织等途径进行减压而引起张力压迫时，需要纵隔引流，这种情况极少见。

（三）心包积气

（1）心包积气有可能进一步发展成心包填塞，急性期可采取穿刺排气缓解症状。

（2）通常由有经验的心外科医生进行穿刺，有时需借助超声的引导。

（四）间质性肺气肿

（1）对于单侧的间质性肺气肿，可将患儿置于患侧卧位，以帮助患侧肺部缓解症状。

（2）可通过机械通气或无创通气以减少肺部压力。

（3）也可采用高频通气对间质性肺气肿进行治疗。

五、护理措施

（一）观察病情变化

（1）重点观察患儿的面色、意识及生命体征的变化。

（2）密切监测患儿呼吸音的变化和胸廓运动的情况，若患儿出现胸廓运动减弱或呼吸音减弱或消失，可判断患儿病情加重，应做好抢救准备。

（二）胸腔闭式引流的护理

（1）评估患儿生命体征及病情变化，观察引流液的颜色和性质，如发现患儿气促、心动过速、面色灰暗、发绀等情况提示有活动性出血的可能，应及时通知医师处理。

（2）做好引流口的护理，保持胸壁引流口敷料清洁干燥，防止感染。

（3）每两小时为患儿翻身拍背，防止坠积性肺炎，促进肺尽早复张，密切观察切口有无炎症表现，为了防止切口及胸腔感染，应每天换药一次。

（4）注意事项：引流瓶出现破损或接头滑脱时，要立即夹闭或反折近胸端引流管。引流管自胸壁伤口脱出，应立即用手顺皮肤纹理方向捏紧伤口周围皮肤（注意不要直接接触伤口），并立即通知医师处理。患儿外出检查前必须夹闭引流管，积气过多的患儿不可夹闭引流管。

（5）拔管后密切观察患儿呼吸，有无憋气，皮下气肿，伤口渗出及出血等症状，有异常及时通知医师处理。

（三）吸氧的护理

重症患儿可吸入 80%～100%氧气，从而促进气肿的吸收，需密切监测血气分析结果防止氧中毒。

六、预后

患有气漏综合征患儿的预后主要取决于气漏的类型、程度以及对患儿整体的影响。新生儿自发性的气胸通常可以自行吸收气体，无需特殊治疗。患有心包积气、严重的间质性肺气肿、合并气胸的超低出生体重儿，或肺发育不良的新生儿死亡率高达 70%。

第六节　胎粪吸入综合征

胎粪吸入综合征（meconium aspiration syndrome，MAS）指胎儿在宫内或娩出过程中吸入被胎粪污染的羊水，导致呼吸道和肺泡发生机械性阻塞，引起呼吸困难、窒息等一系列症状。由于胎儿缺氧，出生后常伴有缺血缺氧性脑病、颅内出血等系统损害。多见于足月儿和过期产儿。

一、流行病学

（1）在所有的足月分娩和近足月分娩中，粪染羊水（meconium-stained amniotic fluid）的发生率占 11%～14%。

（2）MAS 的发病率为 1%～3%，且在剖宫产中发生 MAS 的概率较高。

（3）与 MAS 相关的死亡率在 5%～37%。

（4）在男婴和女婴中的发病率相似。

二、病理生理学

MAS 是吸入综合征中最常见的一类，其典型特征为早期出现的、严重的呼吸窘迫症状。在分娩过程中，胎儿由于缺氧和受到压力刺激，肠道蠕动增加，肛门括约肌松弛，胎粪随之排出。胎儿在呼吸过程中吸入含有胎粪的羊水，继而导致原发性或继发性呼吸暂停。

在吸入含有胎粪的羊水后，新生儿可能会发生部分气道阻塞。这就导致部分肺泡因为小气管的阻塞无法进行正常的气体交换，继而引起肺不张；此外，一些黏稠的胎粪颗粒可以使部分小气管不完全阻塞，可产生活瓣效应，吸气时小气管扩张，气体进入肺泡，呼气时活瓣关闭，气体无法呼出，肺泡通气量下降形成肺气肿，当肺泡破裂时则会演变成气漏综合征。约有 9.6% 患 MAS 的新生儿会并发气漏综合征。

胎粪中含有的胆汁盐会刺激新生儿的肺部引起化学性炎症，进一步引发炎症级联反应。肺的顺应性降低，肺血管阻力增加，继而加重低氧血症。胎粪使肺表面活性物质以及磷脂灭活或减少，增加了新生儿患呼吸窘迫综合征、低氧血症、酸中毒和新生儿持续性肺动脉高压的可能。

三、评估

（一）健康史

了解患儿出生前及娩出时的情况，有无复苏抢救、Apgar 评分等，重点评估羊水的量、性质。

（二）身体状况

（1）评估患儿是否有呼吸抑制或呼吸衰竭的症状，包括呼吸过速、鼻翼扇动、三凹征和低氧血症。

（2）评估患儿的皮肤、脐带和手指、足趾甲床是否有胎粪污染。

四、临床表现及诊断

诊断依据主要包括病史、体格检查和胸片检查。

（一）体格检查

（1）皮肤或甲床粪染。

（2）有呼吸窘迫综合征的症状。

（3）肺部听诊时有干啰音或湿啰音。

（二）诊断性检查

（1）胸片可表现为两肺纹理增多增粗，有斑点状、团块状高密度渗出影，同时伴有不同程度的肺气肿，严重病例伴有气漏。

（2）血气分析可诊断患儿是否有酸中毒（代谢性或呼吸性）。

五、治疗方法

（一）产房处理

如果新生儿在出生后即表现出较重的胎粪吸入综合征的症状，可气管插管吸引胎粪；必要时可重复吸引，以减轻 MAS 的严重程度。

（二）机械通气治疗

（1）病情需要时应用机械通气治疗。对于常频呼吸机应用无效或有气漏，如气胸、间质性肺气肿者，可使用高频振荡通气。

（2）进行血气分析，监测患儿的呼吸水平及是否出现酸中毒。

（三）肺表面活性物质和一氧化氮（NO）的应用

（1）MAS 时可将 PS 与高频通气、吸入 NO 等联合应用。

（2）如果患儿出现持续性肺动脉高压，可以考虑 NO 吸入。

六、护理措施

（一）保持呼吸道通畅

患儿入院后必须首先彻底清理呼吸道，先吸净口、鼻腔内的污染羊水和黏液，再经气管插管吸出气管内的污染羊水和黏液。

（二）应用肺表面活性物质的护理

用药前应监测患儿的各项生命体征，并将 PS 预热，准备好简易呼吸器、气管插管装置、吸痰装置;用药时协助医生气管插管及给药,密切观察患儿的皮肤颜色、胸廓运动状况和生命体征。

（三）NO 吸入的护理

大剂量吸入 NO 对肺有直接损伤作用,因此 NO 吸入时应持续监测 NO 的浓度,高限及低限均需设置报警值。由于吸入 NO 的半衰期短,仅能维持数秒钟,因此使用 NO 时应保持持续吸入。

（四）维持营养摄入充足

（1）洗胃的患儿在洗胃后禁食 2~4 h,严重者则需禁食 6~12 h,禁食期间监测血糖,遵医嘱静脉补充液体量和热卡。

（2）喂养时遵循少量多次的原则,开始喂奶时可先用少量糖水试喂,试喂无呕吐后方可喂奶;病情严重者可采用鼻饲喂养。

七、预后

轻度 MAS 的足月新生儿经过积极治疗和护理后,总体预后是很好的。如果临床表现伴有持续性肺动脉高压或严重窒息,死亡率可能会达到 40%。

第七节　新生儿感染性肺炎

新生儿感染性肺炎（infectious pneumonia）包括出生前（宫内和分娩过程）和出生后感染性肺炎,可由病毒、细菌、原虫或衣原体引起。

一、流行病学

（1）在发达地区,早产儿中新生儿感染性肺炎的发病率为 10%,足月儿中约为 1%。

（2）机械通气的早产儿中感染性肺炎的发病率为 28%。

（3）全世界每年有 200 万儿童死于新生儿肺炎。

二、病理生理学

新生儿感染性肺炎可分为先天性的和获得性的。

先天性肺炎又称为宫内感染性肺炎,是由于孕母妊娠期间原发感染或潜伏感染复发,病原体通过胎盘屏障感染胎儿。主要的病原体是病毒,如风疹病毒、巨细胞病毒、单纯疱疹病毒等。获得性肺炎指胎儿在娩出过程中或出生后由病原体感染引起的肺炎,也是新生儿最常见的感染性肺炎。

如果孕母患有绒毛膜羊膜炎,则新生儿患有先天性或在分娩过程中感染肺炎的概率会上升。胎儿在孕妇体内获得的感染可在出生前便发展为全身感染,在出生时或出生后短时间内便会表现出感染症状。炎症会导致肺泡和小气管水肿而增厚,气体交换受损,加上病原体的作用,可发生不同程度的缺氧和中毒症状,如低氧血症、低体温、反应差、昏迷、抽搐甚至呼吸、循环衰竭。

新生儿感染性肺炎也可在出生后数天至数周内发生,致病微生物通常来自其他患儿、工作人员或家属。引起新生儿肺炎的病原体主要是 B 群链球菌和革兰阴性菌(大肠杆菌、克雷伯氏菌、假单胞菌)。其他致病微生物包括金黄色葡萄球菌、表皮葡萄球菌、肺炎链球菌和念珠菌。病毒病原体也有报道,包括带状疱疹病毒、呼吸道合胞病毒(RSV)、肠道病毒、腺病毒和副流感病毒。

三、临床表现和诊断

诊断依据主要包括病史、体格检查、胸片检查和实验室检查。

(一) 母亲孕期病史

(1) 血清学检查。

(2) 孕期有无发热。

(3) 是否有绒毛膜羊膜炎。

(4) 妊娠期间是否应用抗生素。

(5) 孕周。

(二) 一般状况

产后病史:是否有插管;是否早产;近期有无接触感染源。

(三) 体格检查

(1) 呼吸系统症状表现(发绀、低氧血症、呼吸过速、三凹征等)。

（2）肺部听诊可闻及啰音或哮鸣音，呼吸音减弱。

（四）诊断性检查

1. 实验室检查
（1）全血细胞计数。
（2）采集血标本进行血液培养。

2. 胸片检查
（1）单侧或双侧的浸润影。
（2）弥漫性模糊影。
（3）与 RDS 的胸片表现相似。

四、治疗方法

（一）监测体温

体温过低时采取暖箱或者辐射台保暖；体温过高时采用物理降温法或遵医嘱用药。

（二）监测血压和循环系统情况

（1）治疗贫血。
（2）纠正低血压。
（3）密切监测出入量。

（三）呼吸支持治疗

（1）氧疗。
（2）无创辅助通气（CPAP、NIPPV）。
（3）气管插管和机械通气。
（4）监测血气分析调整呼吸机参数。

（四）药物治疗

（1）应用广谱抗生素。
（2）有指征时应用血管加压素。

五、护理措施

（一）保持呼吸道通畅

为患儿采取侧卧位，头偏向一侧，利于呼吸道分泌物的排出；按需吸痰，吸痰时动作轻柔，如果患儿痰液黏稠不易于吸出，则可在吸痰前轻轻叩背，促进痰液排出。

（二）吸氧和雾化吸入

（1）吸氧：患儿出现呼吸急促、呼吸困难或呼吸暂停、面色发绀或苍白时，立即予氧气吸入，随时观察缺氧改善情况，如呼吸、面色、口唇及血氧饱和度情况。

（2）雾化吸入：对新生儿肺炎的患儿行雾化吸入，对消炎、止咳化痰、湿润气管都有较好的效果。

（三）维持患儿体温稳定

患儿体温不升、四肢厥冷，应用暖箱或辐射台保暖；体温过高时采用物理降温法，每半小时测量一次体温。

（四）保证营养摄入充足

为了供给足够的热量和水分，增强机体免疫力，可根据病情采取经口喂养，喂养时注意避免溢奶和呛咳的发生；病情严重、无法经口喂养的患儿可采取管饲喂养，热量不足时可应用胃肠外营养。

六、预后

新生儿肺炎如果早期诊断、早期诊疗，可以遏制病情的进展，多数的新生儿肺炎，经过积极有效的治疗，都能够完全治愈，不留任何后遗症。但是如果是严重的肺炎合并全身其他脏器的感染或损害，尤其合并神经系统的损害，会有相应的后遗症，如果发展为全身多脏器的功能衰竭或感染性休克，抢救相当困难，甚至导致死亡。目前，在欠发达地区、发展中国家和一些落后的国家，新生儿肺炎仍然是新生儿死亡的一个非常重要的原因。

因此，为了达到最佳预后，避免更严重后果的发生，新生儿肺炎患儿一定要尽早诊断、尽早治疗。

第八节　新生儿持续性肺动脉高压

新生儿持续性肺动脉高压（persistent pulmonary hypertension of the newborn，PPHN）是指出生后肺血管阻力持续性增高，肺动脉压超过体循环动脉压，使胎儿型循环过渡至正常"成人"型循环发生障碍，而引起的心房及（或）动脉导管水平血液从右向左分流，临床出现严重和难以纠正的低氧血症等症状。

一、流行病学

（1）PPHN 的发病率为 1.9‰。

（2）77%的新生儿在出生后 24 h 内即可诊断，97%的新生儿在 72 h 内可以诊断。

（3）本病多见于足月儿或近足月儿。

二、病理生理学

患有 PPHN 的新生儿肺动脉压力升高是由肺血管阻力（PVR）升高引起的，这是新生儿不适应从胎儿型的循环系统过渡至"成人"型的循环系统所导致的。通常，患有 PPHN 的新生儿的心肺血管和心脏的结构都是正常的。

在娩出后，新生儿开始第一次呼吸，肺部开始膨胀、扩张。新生儿氧合状况主要取决于肺部的扩张情况、胎儿血液循环的停止、肺血管阻力的降低和肺血流量的增加。一般情况下，肺血管阻力在胎儿娩出后 24 h 内会降至出生前的 50%；然而，如果胎儿娩出后肺血管阻力没有降至正常水平或者不降反升，由胎儿型血液循环过渡至"成人"型血液循环这一过程就会被推迟。新生儿的肺动脉血管会对机体的低氧合状态和酸中毒做出反应，进一步收缩血管。肺血管阻力升高，使肺血流量减少，低氧血症和酸中毒的程度便会进一步加重。

增加新生儿患 PPHN 风险的疾病包括：胎粪吸入综合征、先天性心脏病、呼吸窘迫综合征、败血症、肺炎、低血糖、继发于红细胞增多症的高黏稠综合征、先天性膈疝、肺发育不良等。可以加重机体酸中毒程度的症状，如低体温，也会使肺血管收缩、阻力增加。这些新生儿有一些相同的症状，如肺血管阻力增加，肺血管反应性异常，对血管舒张因素（如氧气、血管舒张药物）的反应减弱，以及血管内血管收缩剂（如内皮素）的水平增高。

三、临床表现

患儿的基本生命体征(如体温、脉搏、呼吸、心率、经皮血氧饱和度、血压)可以为 PPHN 的诊断提供一些基础信息。体温过高或过低会改变机体代谢负荷。出现低氧血症和低血压的患儿常伴有呼吸系统疾病,需要尽快给予呼吸支持和对症治疗。

常见临床表现包括:

(1) 呼吸过速或呼吸频率增加(大于 60 次/分)是最早出现的呼吸系统症状。这是新生儿为维持气体交换和通气量的代偿机制。

(2) 辅助呼吸肌参与呼吸,包括三凹征、鼻翼扇动。

(3) 为维持机体通气量,新生儿胸腹部可能表现出"跷跷板"样呼吸;如果症状持续存在的话,可能会进一步发展成桶状胸或鸡胸。

(4) 新生儿面色苍白、全身散在花斑可能提示低血压或酸中毒。

(5) 新生儿皮肤、黏膜发绀或青紫是低氧血症的典型症状,如果得不到及时的呼吸支持和对症治疗,很可能会导致呼吸衰竭。

(6) 心动过速、心动过缓、血压和机体灌注异常都是先天性心脏病、持续性呼吸系统疾病或呼吸衰竭所表现出的循环系统症状。

(7) 肌张力降低或反应差。

四、诊断

诊断依据主要包括病史、体格检查、胸片检查和超声心动图。

(一) 产前病史和出生史

(1) 是否有羊水污染、母体感染、脐带绕颈、低血容量、母亲应用镇静剂等情况。

(2) 出生时是否有缺氧史或窒息史(低 Apgar 评分、产后复苏)。

(二) 体格检查

(1) 表现出 RDS 的症状。

(2) 低氧血症或伴有发绀。

(3) 在高流量高浓度氧气支持情况下血氧分压依旧低于正常值。

(三) 诊断性试验

(1) 胸片检查可以是正常或不正常的,通常是为了排除其他可以导致低氧血症的呼吸系统疾病。

（2）动脉血气分析可以用于监测机体的氧合状态和酸中毒程度。

（3）同时获得右桡动脉（导管前）和左桡动脉（导管后）的经皮血氧分压，可用于确定是否存在右向左分流（导管前的动脉血氧分压大于导管后）。

（4）高氧试验：头罩或面罩吸入 100% 氧气 5～10 分钟，如缺氧无改善或测定导管后动脉氧分压小于 50 mmHg，提示存在 PPHN 或发绀型先天性心脏病所致的右向左血液分流。

（5）彩色多普勒超声心动图：以动脉导管持续开放和血液右向左分流为主要征象，同时可以存在经卵圆孔的右向左分流和三尖瓣反流征象，结合临床血气分析及氧合状况，可以诊断为 PPHN。

五、治疗方法

PPHN 的治疗目的是降低肺血管阻力、维持体循环血压、纠正右向左分流和改善氧合。

（一）机械通气治疗

在临床上通常推荐高频通气用于 PPHN 的治疗，包括振荡和喷气式两种。

当患儿无明显肺实质性疾病时，呼吸频率可设置于 60～80 次/分；当有肺实质性疾病时，可设置较低的呼吸频率；除此之外，还可以考虑应用肺表面活性物质进行辅助治疗。

（二）纠正酸中毒、碱化血液

（1）高通气量。

（2）改善外周血液循环。

（3）使用碳酸氢钠。

（三）NO 吸入

NO 可以扩张患儿肺血管床，减少肺血管阻力。使用高频振荡通气联合 NO 吸入治疗比单一治疗更有效，可以持续改善氧合，减少体外膜肺氧合（extracorporeal membrane oxygenation，ECMO）治疗的需要，缩短住院时间。

（四）药物治疗

1. 镇静药物

患有 PPHN 的新生儿对于外界刺激十分敏感。操作时应注意动作轻柔，必要时配合镇静药物的使用。

2．血管活性药物

使用血管活性药物（如升压药）增加外周血管阻力、心输出量、心肌收缩力和全身血压。

3．体循环血管扩张剂

应用体循环血管扩张剂以减少肺血管阻力，如妥拉唑林、硝普钠、前列腺素E1。妥拉唑林因有胃肠道出血、体循环低血压等副作用，已较少应用于PPHN的治疗。

（五）体外膜肺氧合（ECMO）

当传统疗法效果不明显时可以考虑应用ECMO治疗。

六、护理措施

（一）机械通气的护理

进行机械通气的患儿不能有效咳嗽、咳痰，为保持呼吸道通畅，对机械通气的患儿进行呼吸道的护理和管理是十分重要的，包括湿化、吸痰等。需要注意的是，PPHN的患儿急性期需尽可能保持安静，减少刺激，不宜过多吸痰和翻身拍背。

（二）NO吸入的护理

由于大剂量NO吸入对肺有直接损伤作用，因此NO吸入时应持续监测NO浓度，高限及低限均需设置报警值。由于吸入NO的半衰期短，仅能维持数秒钟，因此使用NO时应保持持续吸入。

（三）皮肤护理

羊水粪染的患儿要尽早进行皮肤清洁和护理，避免擦伤、刺激皮肤，对皮肤已经出现破损的患儿可在清洁皮肤待干燥后涂皮肤保护剂或软膏。

七、预后

患有PPHN的足月儿的总体预后取决于该病的病因和疾病进程。PPHN的后遗症和远期影响可能包括因长期通气引起的慢性肺病、长期应用镇静药撤药后的戒断反应、神经性耳聋、进食困难和学习障碍。

第九节　新生儿支气管肺发育不良

支气管肺发育不良（bronchopulmonary dysplasia，BPD）是一种慢性肺疾病（CLD），指小于 32 周的早产儿在矫正胎龄 36 周时仍需依赖氧气或大于 32 周的早产儿在出生后 56 天仍需要氧气支持。轻度 BPD 不再需要额外的氧气，中度 BPD 需要氧气浓度<30%，重度 BPD 需要氧气浓度≥30%或需要持续 CPAP 或呼吸机支持。

一、流行病学

（1）BPD 的发病率与胎龄成反比。在胎龄小于 28 周的早产儿或体重低于 1000 g 的超低出生体重儿中，发病率高达 35%～50%。

（2）在男婴和女婴中的发病率相当。

二、病理生理学

BPD 是早产儿和超低出生体重儿中一种常见的、严重的呼吸系统晚期并发症，起病早，持续时间长。BPD 是肺损伤不断进展的过程，其产生的原因有以下几种：

（一）吸入高浓度氧

吸入高浓度氧可直接损伤肺泡上皮细胞、毛细血管内皮细胞，使肺泡毛细血管通透性增高，加重肺泡渗出，使肺泡气体交换膜增厚，气体交换变得困难，进而需要更高浓度的氧，形成恶性循环。

早产儿吸氧浓度越高，时间越长，BPD 发生率越高。即使长时间吸入低浓度的氧气，也可导致肺部病理改变。

（二）机械通气

机械通气时过高的潮气量和气道压可直接损伤气道和肺泡上皮细胞，破坏肺的结构，发生肺泡融合和肺气肿，加重肺泡渗出。未成熟的肺过度膨胀可导致毛细血管内皮细胞、上皮细胞和基底膜产生严重裂缝，导致严重的机械性损伤。同时机械通气促发严重的肺部炎症反应和促炎症因子的释放，导致进一步的肺损伤。

如果采用无创通气,包括持续气道正压通气(CPAP)和无创间歇正压通气(NIPPV),避免或减少机械通气,可以使 BPD 的发生率明显降低,严重程度减轻。

(三)感染

宫内感染及出生后肺部感染,都会释放大量炎症因子,引发肺部炎症反应及肺损伤,阻滞了肺泡化和发育的正常过程,容易发生 BPD。

(四)动脉导管未闭

早产儿动脉导管未闭(patent ductus arteriosus,PDA)发生严重左向右分流者,会导致肺充血水肿,长时间左向右分流者导致肺血管损伤增生,肺动脉高压,右心室负荷加重,肺部炎症反应加重。同时,PDA 分流量较大者撤离机械通气更加困难,致使长时间依赖机械通气。许多研究显示,早产儿 PDA 分流量越大、持续时间越长,BPD 发生率越高,病情越严重。

室间隔缺损由于上述原因,也是 BPD 的危险因素之一。

三、评估

(一)健康史

评估患儿是否存在急性肺损伤,如氧中毒、机械通气时造成的压力损伤和容量损伤;肺结构发育是否成熟;是否有宫内或围产期感染。

(二)身体状况

评估患儿是否有嗜睡、昏迷的现象,是否存在脑损伤、缺氧、缺血等情况。
观察患儿皮肤是否发绀、有花斑,以及呼吸状况,是否有"三凹征"现象。

四、临床表现及诊断

新生儿支气管肺发育不良的诊断依据主要包括病史、体格检查、血气分析、胸片检查和心脏评估检查。

(一)临床表现

BPD 可分为四期:
(1)Ⅰ期:呼吸急促,血气分析显示低氧血症、高碳酸血症。
(2)Ⅱ期:"三凹征"出现,有发绀迹象。

（3）Ⅲ期：需要氧气支持，氧气浓度应维持在 40%～60%，严重者需呼吸机支持。

（4）Ⅳ期：患儿有慢性肺功能不全表现，必须依赖于呼吸机生存。

（二）诊断性检查

1．胸片检查

（1）Ⅰ期：双肺呈磨玻璃样改变，与 RDS 的 X 射线改变相同。

（2）Ⅱ期：两肺野密度增加，完全不透明，心缘模糊。

（3）Ⅲ期：进入慢性期，双肺野密度不均，可见线条状或斑片状阴影间伴充气的透亮小囊腔。

（4）Ⅳ期：双肺野透亮区扩大呈囊泡状，伴双肺结构紊乱、有散在条状或斑片影以及充气过度和肺不张。

2．心脏评估

行心脏功能评估检查的目的是为了排除非肺源性的呼吸衰竭。心电图能够显示肺源性心脏病导致的逐步恶化的右心室肥大。

五、治疗方法

（一）呼吸支持治疗

尽可能早期使用 NCPAP，减少机械通气的应用，可以减少 BPD 的发生率，必要时再进行气管插管。

（二）合理氧疗

给氧时使早产儿经皮血氧饱和度维持在 85%～95% 即可，为避免新生儿对氧气产生依赖，可间断吸氧。

（三）液体管理

因患儿肺内液体平衡异常，对液体耐受性差，即使摄入正常量的液体也可导致肺间质和肺泡水肿，因此应严格控制液体量和钠的摄入，注意监测尿量，密切监测患儿的出入量是否平衡。

（四）药物治疗

1．肺表面活性物质

晚期由于 BPD 的影响，肺表面活性物质的产生会减少。外源性 PS 可促进肺泡恢复正常,改善肺功能,稳定终末气道,减少肺不张发生率,缩短机械通气时间及降低呼吸机参数,从而降低 BPD 的严重性和死亡率。

2. 支气管扩张药物

由于支气管痉挛肺阻力增加,可用茶碱类药物降低呼吸道阻力,使肺的顺应性增高、阻力下降,有利于降低氧气及机械通气需要。

3. 人重组抗氧化酶

由于早产儿内源性抗氧化酶系统缺陷,氧自由基在 BPD 的发病机制中起关键作用,因此,临床上已开展试用人重组抗氧化酶——超氧化物歧化酶(rhCuZn-SOD)预防 BPD。该药可减轻高浓度氧及机械通气引起的炎性反应和严重肺损伤。对于有可能发生 BPD 的小早产儿,出生时预防性气管内滴入 rhCuZn-SOD,可能会增加抗氧化防御能力,预防氧化应激反应导致的长期肺损伤。

4. NO 吸入

NO 是重要的肺血管张力调节剂。吸入 NO 能降低严重 RDS 婴儿肺血管和气道阻力,改进其氧合作用。研究发现,早期 BPD 的早产儿本身内源性 NO 缺乏,早期吸入小剂量 NO 能减少肺内、外分流,减轻炎症反应,改善氧合作用,减少氧需要,因此,可预防 BPD 发生,降低其发生率。

六、护理措施

(一) 保持呼吸道通畅

正确的体位和恰当的吸痰是保持呼吸道通畅的重要环节。

早产儿取俯卧位有助于减轻心脏对肺的压迫而缓解肺的局部受压,改善通气与血流情况,有利于肺内分泌物的引流。

如患儿肺部听诊有痰鸣音,应给予拍背排痰,拍背时力度要轻柔,密切观察患儿面色、呼吸等情况。

吸痰时压力为 8~10 kPa,时间不宜过长(不超过 10 秒),不要反复多次吸引。积极改善通气,做好呼吸道管理,及时清除呼吸道分泌物,解除气道梗阻,降低通气阻力,可缩短呼吸机的使用时间,从而降低 BPD 发生的风险。

(二) 用氧的护理

合理用氧,避免过多使用高浓度氧以减少 BPD 的发生风险,应尽可能给予低流量氧气吸入。一般早产儿经皮血氧饱和度维持在 85%~95% 即可。

为避免患儿对氧产生依赖,可采取低流量间断吸氧法,逐渐过渡到停止吸氧。患儿在此期间如能维持正常血氧饱和度且无发绀、气促表现,可逐渐撤氧。

（三）保证热量摄入充足

对喂养困难的患儿应早期给予微量喂养，根据胃肠耐受情况逐渐加奶。选择合适的喂养方式，患儿纠正胎龄小于 32 周时可完全管饲喂养。纠正胎龄达到 32 周时应开始训练吸吮力，从全管饲改为部分管饲，逐步过渡到经口喂养。

七、预后

患有严重 BPD 的新生儿在出生后一年死亡率为 10%～20%。吸氧时间越长，呼吸机的参数越高，患儿发生死亡的概率就会越高。引起死亡的主要原因是反复下呼吸道感染、败血症、PPHN、肺心病以及猝死。

部分胎龄较小的早产儿可能会出现预后不良，主要表现为肺炎、肺功能下降、长期缺氧引起的大脑损伤和发育迟缓。

第十节　新生儿肺出血

新生儿肺出血（pulmonary hemorrhage）是指肺部大面积出血，至少影响 2 个肺叶，可以是肺泡出血、肺间质出血，或两者同时存在。本病常是多种新生儿疾病的一个严重的并发症。

一、流行病学

（1）在体重低于 1500 g 的早产儿中发病率为 2%～12%。
（2）通常在生后的第 2～4 天发病。
（3）可能伴有其他并发症（如 PDA、败血症）。
（4）男婴发病率高于女婴。

二、病理生理学

新生儿肺出血病因仍未完全阐明，目前已知的有以下因素：

（一）缺氧因素

原发病主要为窒息、重症缺氧缺血性脑病、呼吸窘迫综合征、胎粪吸入综合征、青紫型复杂先天性心脏病等。肺出血多发生在生后第1~3天,其中30%发生在第1天,75%发生在生后4天内。

(二)感染因素

原发病主要为败血症、感染性肺炎、坏死性小肠结肠炎等。肺出血多发生在生后1周左右,其中88%发生在出生5天后。

(三)寒冷损伤

主要发生在寒冷损伤综合征和硬肿症,但同时合并缺氧或感染,多见于早产儿。

(四)早产

早产儿肺发育未成熟,发生缺氧、感染、低体温时更易发生肺出血。

此外,心力衰竭、高黏滞综合征、凝血功能障碍、弥漫性血管内出血、机械通气压力过高、输液过快过量等也可引起肺出血,但这些病因一般都与缺氧、感染病因同时存在。

新生儿肺出血的病理类型一般分为三类:点状肺出血、局灶性肺出血和弥漫性肺出血。

三、评估

(一)健康史

评估患儿是否存在 RDS、窒息史、感染、先天性心脏病、血性羊水吸入、严重低体温、肺栓塞等。

(二)身体状况

(1)主要观察患儿鼻腔或口腔是否有鲜红色或粉红色的血性分泌物,气管插管内是否有泡沫样血性液体;听诊肺部是否出现湿啰音。

(2)评估患儿是否有嗜睡或昏迷,是否存在脑损伤、缺血、缺氧等情况。

四、临床表现及诊断

新生儿肺出血的诊断依据主要包括病史、体格检查和胸片检查。

（一）临床表现

患儿的症状体征根据原发性疾病的不同而异，但肺出血的表现基本类似，即肺部出现湿啰音，从鼻孔或口腔流出或喷出血性分泌物，或于气管插管内发现泡沫样血性液体，患儿体温大多不升。

（二）胸片检查

在肺部原发病变基础上出现肺实变阴影；早期出现小的斑片影，演变过程中出现大片融合病变或两肺广泛不均匀实变阴影；肺透光度减低；肺纹理增多；心脏阴影增大；大量出血时两肺可呈"白肺"，常为临终前的表现。

五、治疗方法

（1）输注血制品，补充血容量。

（2）机械通气：正压通气和呼气末正压是治疗肺出血的关键措施，一旦发生肺出血，应立即予气管插管行正压机械通气。

（3）气管内应用止血药物。

（4）纠正酸中毒和贫血。

（5）评估患儿是否存在 PDA，是否需要手术治疗。

（6）治疗潜在并发症（如败血症）。

六、护理措施

（一）维持患儿体温稳定

低体温是肺出血的原因之一，应从各方面做好患儿的保暖工作，患儿使用的床单、"鸟巢"等都需要预热。摄片时应将 X 射线板用床单包裹。测量体重时尽量使用暖箱上的体重秤进行称重，在暖箱外称体重需采用烤灯预热物品。

无需对危重患儿进行常规沐浴，保持皮肤清洁即可。及时更换潮湿的床单、"鸟巢"等。

（二）吸氧的护理

根据患儿的临床表现给予相应氧疗方法，大量肺出血需使用呼吸机治疗，及时有效清除呼吸道内血液及分泌物。密切观察患儿面色、呼吸、缺氧状况有无改善。

（三）保证营养摄入充足

为了供给足够的热量和水分,增强机体免疫力,可根据病情采取经口喂养,喂养时注意避免溢奶和呛咳的发生;病情严重、无法经口喂养的患儿可采取管饲喂养,热量不足时可应用胃肠外营养。

（四）预防感染的发生

严格执行消毒隔离规范,严格无菌操作,防止交叉感染。接触患儿前后用快速手消毒液消毒手,接触患儿体液及污染物后应采用流动水洗手。

六、预后

如果患儿肺部出血量较大且无法止住或缓解,则预后通常很差。如果出血量较小,且没有严重的并发症,一般情况下可以康复。

第十一节　先天性呼吸系统畸形

一、先天性膈疝

膈疝在膈肌疾病中最为常见,在膈肌发育过程中,如胚胎时的裂隙未能完全闭合,而在横膈上遗留成为裂孔,即可形成疝。

（一）流行病学

（1）在 2500 名活产新生儿中约有 1 例会发生先天性膈疝。
（2）出生时的症状多表现为呼吸窘迫综合征。
（3）多数膈疝发生在左侧。

（二）病理生理学

膈疝通常在妊娠早期便已形成,并且会继发引起肺发育不良。肺发育不良的严重程度与内脏疝形成的时间和程度有关,临床表现与肺泡的数量和肺动脉血管床的表面积以及存在的其他畸形有关。

膈疝婴儿出生后,因肺发育不良和肺功能不足,可立即影响生命。临床表现为不同程度的呼吸窘迫、缺氧、呕吐、纵隔移位等。

先天性膈疝的好发部位有三处:①胸腹裂孔(Bochdalek 孔):双侧肋骨后缘与腰部肋弓外缘之间各有一个三角形小间隙,称为胸腹裂孔,此处可形成后外侧疝,即胸腹裂孔疝(Bochdalek 疝)。先天性膈疝中 85%～90%是胸腹裂孔疝,其中左侧占 80%,右侧占 15%,少于 5%是双侧性。② 胸骨后疝(Morgagni 疝):胸骨外侧缘与双侧肋骨内侧缘之间各形成三角形小间隙,称为 Morgagni 孔。在临床上比较少见。③食管裂孔疝:食管裂孔呈梭形,周缘与食管壁之间有较坚韧的结缔组织连接,其前后壁连接紧密而两侧较弱,如有缺损,称为食管裂孔疝。

(三)评估

1. 健康史

了解患儿出生前的情况及出生时的详细记录。

2. 身体状况

评估患儿是否有呼吸困难,面色青紫,呼吸频率增加等呼吸系统症状;是否有舟状腹。部分患儿可在胸部听诊听到肠鸣音,在右侧听诊听到心音。

(四)临床表现及诊断

先天性膈疝的诊断依据主要包括病史、体格检查、胸片检查和实验室检查。

1. 体格检查

(1) 呼吸窘迫综合征的症状(发绀、低氧血症、高碳酸血症、呻吟、"三凹征"和呼吸过速)。

(2) 呼吸音减弱。

(3) 可能在胸部听诊听到肠鸣音。

(4) 可能会有右位心的表现。

2. 先天性膈疝的诊断性检查

(1) 胸片检查。

(2) 全血细胞计数。

(五)治疗方法

(1) 禁忌使用持续气道正压通气,以防止气体进入消化道导致腹胀,使胸部脏器受到进一步压迫。

(2) 行气管插管,为新生儿提供呼吸支持。

(3) 插鼻胃管行胃肠减压。

(4) 对于有 PPHN 症状的新生儿考虑使用 NO。

(5) 对于有手术指征的新生儿建议行外科手术治疗。

（六）护理措施

1. 保持呼吸道通畅及用氧护理

（1）抬高床头30°，稍卧于患侧，有利于健侧肺功能。

（2）给予鼻导管或气管插管氧气吸入，切勿用面罩加压给氧，以免使胃部膨胀而加重缺氧、呼吸困难的症状。

2. 防止误吸

保持呼吸道通畅，定时翻身、叩背、吸痰，及时清理呼吸道分泌物。

3. 预防感染

（1）严密观察有无气胸，如放置胸腔闭式引流，做好胸腔闭式引流管护理，观察伤口敷料是否清洁、干燥，及时更换。

（2）严格执行消毒隔离规范，严格无菌操作，防止交叉感染。接触患儿前后用快速手消毒液对手消毒，接触患儿体液及污染物后应采用流动水洗手。

4. 健康教育

告知家长新生儿膈疝的疾病状况及手术治疗方案，讲解术前术后的护理措施，取得配合。

5. 潜在并发症的观察

观察术后并发症，包括张力性气胸、呼吸功能不全、疝复发、腹壁切口裂开和肠梗阻。

（七）预后

患先天性膈疝的足月新生儿整体预后较差，发生PPHN和需要ECMO进行支持治疗的概率较高。

二、后鼻孔闭锁

后鼻孔闭锁（choanal atresia）是比较少见的新生儿先天性畸形，也是严重的鼻部畸形。可以有单侧性或双侧性，单侧性不影响生命，有一侧鼻腔可以通气；双侧性在出生后短时间内即可出现呼吸困难，可能会导致窒息和死亡。

（一）流行病学

（1）50%的后鼻孔闭锁的患儿为双侧鼻孔闭锁。

（2）该病易合并其他部位先天性畸形，可归纳为六个方面，以"CHARGE"来表示，包括：眼组织缺损（coloboma），心脏病（heart defects），后鼻孔闭锁（atresia of the choanae），生长发育迟缓（retardation of growth and development），生殖器

官和泌尿系统异常（genital/urinary abnormalities），耳畸形和耳聋（ear abnormalities and/or hearing deficit）。

（3）女婴的发病率较男婴更高。

（二）病理生理学

婴儿在经口进行喂养时需要通过鼻腔呼吸，当鼻腔被组织、黏液堵塞或阻塞的时候，新生儿便会表现出 RDS 的症状。后鼻孔闭锁导致了鼻腔与鼻咽部不相连，继而使上气道与鼻腔不相连。

（三）评估

1. 健康史

了解患儿出生前的情况及出生时的详细记录。

2. 身体状况

评估患儿是否有呼吸困难症状。如果患儿为双侧后鼻孔堵塞，则在出生时就表现出严重的呼吸困难症状，需要保持口腔通气道的开放，保证气体交换；如果患儿是单侧鼻孔堵塞，则在经口喂养或健侧鼻孔有分泌物阻塞时表现出呼吸系统症状。

（四）临床表现及诊断

后鼻孔闭锁的诊断依据主要包括病史和体格检查。

（1）严重的呼吸系统症状（呼吸困难，"三凹征"）。

（2）当患儿有发绀时，哭泣会使其面色转红。

（3）经单侧或双侧鼻孔插入鼻胃管遇到阻隔，检查口咽后壁看不到该鼻胃管即可诊断。

（4）将碘油慢慢滴入鼻腔，行 X 射线造影，可显示有无后鼻孔闭锁及其闭锁深度。

（五）治疗方法

（1）开放口腔气道。

（2）有指征时行气管插管。

（3）减少对患儿的刺激，使其保持安静状态。

（4）评估患儿是否有"CHARGE"症状，对症治疗。

（5）行外科手术治疗。

（六）护理措施

1. 保持呼吸道通畅

使用橡胶奶嘴建立经口呼吸,将奶嘴的顶端剪去部分,置于患儿口内,并固定于头部,帮助患儿经口呼吸。及时清理呼吸道分泌物,保持呼吸道的通畅。

2. 防止窒息

将患儿置于侧卧位,或头偏向一侧,根据患儿呼吸道分泌物的情况及时吸痰,正确调节负压,避免引起鼻黏膜的损伤或肿胀。喂奶时,注意观察患儿有无呛咳、气促及发绀,如有上述症状发生,立即停止喂奶,可以用压舌板将舌下压,建立经口呼吸,使窒息症状得到缓解。

3. 保证营养摄入充足

因患儿经鼻无法呼吸,在吮奶时常出现憋气,应采取少量多次间歇喂养法。

4. 预防感染

做好口腔护理,每天用生理盐水棉签擦拭口腔黏膜。更换鼻腔内纱条时,严格执行无菌操作,鼻腔内分泌物过多时,应及时更换敷料,防止逆行感染的发生。

（七）预后

患后鼻孔闭锁的足月儿通常预后良好,因手术治疗导致死亡的发生率小于1%,且并发症很少。

三、皮埃尔·罗班综合征

皮埃尔·罗班综合征(Pierre Robin syndrome)主要表现为合并小下巴、下巴后缩、腭裂、舌后垂等症状。此疾病为胚胎时期下腭发育不良所致。

（一）流行病学

（1）60%皮埃尔·罗班综合征的患者都有腭裂。

（2）该病可单独发病(50%～70%),或与其他畸形(主要是 Stickler 综合征,GⅡ缺失综合征,特雷彻·柯林斯综合征)合并发生。

（3）每 8500 至 14000 名新生儿中约有一名该病患儿。

（4）当家族中有其他儿童患皮埃尔·罗班综合征的时候,新生儿患该病的概率会增加。

（5）皮埃尔·罗班综合征患儿的其他家族成员可能有 13%～27.7%患有唇裂。

（二）病理生理学

皮埃尔·罗班综合征为胚胎时期下腭发育不良所致，正常状况下，胎儿于母亲妊娠 7～10 周时，下腭会快速发展，让舌头能置于上下腭间，如下腭无法正常生长而过小，使舌头无法安置于正确位置，会塞在口腔中，阻碍腭盖的关闭，导致腭裂；出生后，过小的下腭会使舌头挤在口腔后方，阻碍呼吸，严重者会造成呼吸困难。

造成皮埃尔·罗班综合征的原因很多，与下腭发育有关的染色体或基因突变最为常见，除此之外，环境问题也会导致畸形，例如：母亲于妊娠期抽烟、喝酒、不当用药等皆可能导致此疾病；子宫内有纤维瘤或有双角子宫等也可能干扰胎儿下腭的发展。

（三）评估

1. 健康史

了解患儿出生前的情况及出生时的详细记录；了解患儿家族中有无相关疾病史。

2. 身体评估

患有皮埃尔·罗班综合征的患儿通常在出生后即发生不同程度的呼吸困难，需评估患儿是否有发绀或呼吸窘迫的症状。

（四）临床表现及诊断

皮埃尔·罗班综合征的诊断依据主要包括病史和体格检查。

（1）患儿表现为小下颌。

（2）当将患儿置于俯卧位时，RDS 的症状会减轻。

（3）舌头相较于口腔过大，无法正常安置于正确位置。

（五）治疗方法

（1）俯卧位可以让患儿的舌头向前伸展。体位管理可以解决 70% 患儿的气道梗阻的问题。

（2）喂养时采取俯卧位或侧卧位，或者为不能耐受经口喂养的患儿插鼻胃管行管饲喂养。

（3）下颌骨牵引成骨术是一种成熟的、用于治疗合并严重气道阻塞的皮埃尔·罗班综合征的治疗方法。事实证明下颌骨牵引术的治疗效果稳定，使气管切开率减少了 50%。

（六）护理措施

1．保持呼吸道通畅

（1）注意观察患儿的面色、呼吸和生命体征，一旦出现呼吸困难立即给予纠正。

（2）为保持呼吸道通畅，可将患儿置于俯卧位或侧卧位。

2．保证营养摄入充足

喂养时为患儿取侧卧位，可少量多次、间歇喂养；有腭裂的患儿在吸乳时无法在口腔形成必要的负压，以致吸入困难或发生呛咳，必要时可为患儿插胃管行管饲喂养。

3．健康教育

做好出院前宣教，教会家长合理喂养及居家照护的相关知识；告知需要行手术的患儿家长疾病状况及手术治疗方案，讲解术前、术后的护理措施，取得配合。

（七）预后

该病患儿生存率通常都很高。若患儿未合并其他综合征，只是单纯患有皮埃尔·罗班综合征，智能应为正常，需注意其饮食与呼吸的问题，并定期到小儿科、耳鼻喉科、复健科（语言治疗）等就诊，检查有无其他并发症的发生，通常预后良好。

参 考 文 献

［1］ Kenner C. Comprehensive neonatal nursing care［M］. New York：Springer Publishing Company，2019.

［2］ Reuter S，Moser C，Baack M. Respiratory distress in the newborn［J］. Pediatrics in review，2014，35(10)：417.

［3］ Mahoney A D，Jain L. Respiratory disorders in moderately preterm，late preterm，and early term infants［J］. Clinics in perinatology，2013，40(4)：665－678.

［4］ Lee J C，Bradley J P. Surgical considerations in Pierre Robin sequence［J］. Clinics in plastic surgery，2014，41(2)：211－217.

［5］ 张玉侠.实用新生儿护理学［M］.北京：人民卫生出版社，2015.

［6］ 范玲.新生儿护理规范［M］.北京：人民卫生出版社，2019.

［7］ 邵肖梅，叶鸿瑁，丘小汕.实用新生儿学［M］.北京：人民卫生出版社，2019.

［8］ 贺文琪，王坤.危重症专职护理在新生儿呼吸窘迫综合征中的应用［J］.护理实践与研究，2019(11)：119－121.

［9］ 王刚，侯珊珊，李玉梅.足月儿湿肺的临床特点及病情轻重影响因素的研究［J］.中国妇幼保健，2011(32)：5011－5013.

[10]　刘艳丽,毕丹,黄启坤,等.新生儿气胸危险因素临床分析及胸腔闭式引流对气胸治疗的影响[J].中国妇幼保健,2019(24):5655－5658.

[11]　赵芳萍,石静云,易彬.新生儿持续肺动脉高压的治疗进展[J].中国妇幼保健,2012(22):3521－3524.

[12]　张国强,刘欣,刘曼,等.新生儿支气管肺发育不良从经典到新型的研究进展[J].中国儿童保健杂志,2015(11):1163－1165.

[13]　李瑞利,葛夕洪,祁吉.主动脉缩窄的影像学评价[J].国际医学放射学杂志,2011(4):325－328.

（锁彤晖　周维涛）

第二章　心血管系统

第一节　概　　述

胎儿宫内循环与宫外循环存在着很大的不同,其主要原因包括:

(1) 肺血管阻力大于全身血管阻力。

(2) 气体交换的部位由胎盘转换为肺部。

(3) 胎儿在宫内时肺内充满液体,出生后肺内液体被排出。

(4) 卵圆孔、动脉导管、静脉导管参与胎儿血液循环。

胎儿血液循环系统详见图 2-1-1。

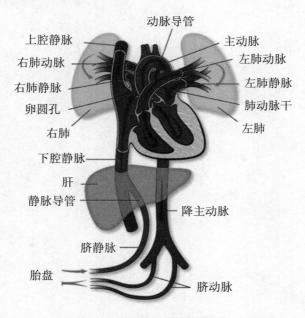

图 2-1-1　胎儿血液循环系统

一、由宫内过渡至宫外环境

胎儿在娩出后,血液循环发生的变化包括:

(1)肺血管阻力下降,全身血管阻力增加。

(2)动脉导管和静脉导管关闭。

(3)卵圆孔关闭,左向右分流停止。

正常心脏的解剖及血流示意图见图 2-1-2。

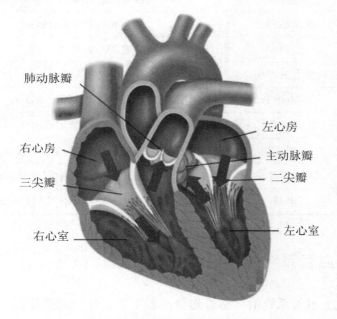

图 2-1-2　正常心脏解剖及血流示意图

二、母亲对胎儿心脏发育的影响

母亲在妊娠期间所患的疾病或服用的药物可能会影响胎儿心血管系统的发育。表 2-1-1 详细描述了与母亲病史、用药史相关的新生儿先天性心脏疾病。

表 2-1-1 母亲孕期情况及新生儿先天性心脏疾病

孕期情况		新生儿先天性心脏疾病
母亲疾病	糖尿病	心肌病,大动脉转位,房间隔缺损,动脉导管未闭
	红斑狼疮	先天性心脏传导阻滞
	胶原病	先天性心脏传导阻滞
	先天性心脏病	先天性心脏病患病概率增加
	风疹病毒	动脉导管未闭,肺动脉分支狭窄
	巨细胞病毒	各种心脏和其他疾病
	疱疹病毒	各种心脏和其他疾病
	柯萨奇 B 型病毒	各种心脏和其他疾病
服用药物	安非他命	房间隔缺损,动脉导管未闭,室间隔缺损,大动脉转位
	苯妥英	肺动脉狭窄,主动脉狭窄,主动脉缩窄,动脉导管未闭
	三甲双酮	大动脉转位,法洛四联症,左心发育不全综合征
	孕酮(黄体酮)	房间隔缺损,法洛四联症,大动脉转位
	酒精	房间隔缺损,动脉导管未闭,室间隔缺损,法洛四联症

三、心血管系统的一般评估

对新生儿心血管系统的评估首先要回顾母亲在怀孕期间的病史和家族遗传史,以了解是否有导致新生儿心血管疾病的危险因素。

其次要对新生儿的身体状况进行评估,包括外观表现和症状。

观察和评估新生儿皮肤和黏膜的颜色及温度。发绀是指由于动脉血氧饱和度下降而导致的新生儿皮肤、嘴唇、耳垂、甲床及男婴的阴囊颜色呈淡蓝色。发绀可分为两种:中心型及周围型(出现在手、足和口周)。在新生儿出生的前两天内出现周围型发绀是正常现象。

皮肤苍白和全身散在花斑也可能是心脏疾病的表现。皮肤苍白是因为血管收缩,血液从皮肤分流至重要内脏器官引起的。全身散在花斑可能与心源性休克有关,这可能是由心输出量减少或低血容量引起的。一些低体温的新生儿也可能出现全身散在花斑的现象,应注意与其区分。

除此之外,也应当关注患儿的灌注情况,毛细血管充盈时间在 3 秒以上时是不正常的。

第二节　房间隔缺损

房间隔缺损(atrial septal defect，ASD)为临床上常见的先天性心脏畸形，是原始房间隔在胚胎发育过程中出现异常，致左、右心房之间遗留孔隙。在所有的先天性心脏病中，房间隔缺损占 5%~10%，常为许多复杂型先天性心脏病的合并畸形。

一、病理生理学

房间隔缺损是指左右心房之间的异常通道，血液从压力较高的左心房向压力较低的右心房分流。根据解剖病变的不同分为三种类型：① 原发孔型：发生在房间隔底部，可能合并有瓣膜畸形；② 继发孔型：位于房间隔中央；③ 静脉窦型：发生在靠近上腔静脉回流至右心房的开口处，可能合并有部分性肺静脉异位引流。

房间隔缺损通常在肺血管阻力、右心室舒张末压和右心房压下降时才出现症状。由于右心室顺应性大于左心室，血液通过缺损由左向右分流。在心房水平存在左向右分流，右心房、右心室和肺动脉及其分支血流量增多，表现为右心房、右心室和肺动脉增大，同时显示肺血流量增加，而左心室、主动脉和整个体循环血流量减少。

二、临床表现和诊断

（一）听诊

新生儿 ASD 症状通常不明显，但可以在左胸骨上缘听到Ⅱ~Ⅲ级收缩期杂音；肺动脉瓣区第二心音亢进和固定分裂，系因右心室排血量增多导致肺动脉瓣关闭迟于主动脉瓣关闭所致；在大型的房间隔缺损中，可以在左胸骨下缘听诊到由于三尖瓣狭窄而引起的舒张中期隆隆样杂音。该特征性心音的存在对于房间隔缺损具有诊断意义。

（二）胸片检查

胸片显示 ASD 的患儿心脏外形增大，以右心房、右心室扩大为主，扩大的程度取决于通过缺损的分流量的大小。肺动脉瓣明显，肺血管影增粗，透视下可见肺门舞蹈征。

（三）心电图检查

心电图可以进一步确诊 ASD。超声心动图会显示患儿右心轴偏移，轻度的右心室肥厚，以及不完全或完全性的右束支传导阻滞。

（四）超声心动图检查

超声心动图会显示右心房和右心室增大，左心室后壁与室间隔呈"矛盾运动"。通过二维彩超即可显示缺损的大小和位置，从而进行诊断。

ASD 的患儿通常体型瘦削，容易疲劳。在婴儿晚期时，右心的增大可能会引起心前区的隆起。

三、治疗方法

未经治疗的、严重的 ASD 可能会导致成年后发生充血性心力衰竭（congestive heart failure，CHF）、肺动脉高压和房性心律失常。

约有 40% 的患儿在出生后 5 年内房间隔缺损会自然闭合，针对那些缺损面积较大、无法通过自然闭合而自愈的患儿，通常采取内科治疗和手术治疗，其根本目的是预防和治疗 CHF。

（一）内科治疗

当患儿发生 CHF 时，应给予强心、利尿、扩血管及抗感染的药物治疗。如符合适应证，可采取经心导管介入堵闭 ASD 的治疗方法。

（二）手术治疗

当患儿发生 CHF、肺动脉高压和心律失常时应尽早实施外科手术治疗。ASD 的外科修补术需要在低温体外循环、心内直视下完成，通过胸骨正中切口进行直接缝合或用自体心包片修补。

手术通常在患儿 2～5 岁进行，但具体的手术时间应取决于缺损的大小和左向右分流的严重程度。手术的死亡率一般小于 1%。合并发生 CHF 和肺动脉高压的患儿死亡率更高。

第三节　室间隔缺损

室间隔缺损(ventricular septal defect,VSD)是由于胚胎期原始间隔发育不全,而致左、右心室间存在的异常交通。VSD在所有的先天性心脏病中占20%～25%,是最常见的先天性心脏病。它可以单独存在,也常常是复杂型先天性心脏病的重要组成部分,如法洛四联症、动脉单干和主动脉弓离断等。

一、病理生理学

室间隔缺损可以发生在室间隔的任意位置,包括肌性和膜性间隔。

VSD的临床表现和严重程度与肺血管阻力的大小相关,与缺损发生的位置关系不大。面积较小的缺损对左向右的分流产生的阻力较大,其分流不太依赖于肺血管阻力;当缺损面积较大时,左向右分流产生的阻力就相对较小,其分流依赖于肺血管阻力。

二、血流动力学

VSD的血流动力学情况通常取决于缺损的大小。

(一) 小型缺损

小型缺损口的直径≤0.5 cm。通过小型缺损产生的分流最少,可能不表现任何迹象和症状。胸片和超声心动图的检查可能也显示正常。听诊时,仅可在胸骨左缘第三、四肋间听到特征性的响亮的全收缩期杂音。

(二) 中等缺损

中等缺损口的直径为0.6～0.9 cm。由于左心室压力高于右心室,会通过缺损口发生左向右分流。分流通常发生在收缩期。当右心室收缩射血时,血流流入肺动脉而不是停留在右心室内,这样可以防止右心室肥大。

(三) 大型缺损

大型缺损口的直径大于1.0 cm。左向右分流的量的多少取决于缺损口的大小,面积越大,分流量就越大,这就使得右心室和肺动脉的压力增大。当肺动脉压力明显增大时,肺动脉壁增厚,阻力增大,左向右分流继而减少。当肺动脉压力持续增加时,可能会发生右向左分流,患儿出现青紫。

三、临床表现和诊断

VSD 患儿的临床表现取决于缺损口的大小和分流量的多少。小型的 VSD 患儿可能无明显症状,血流动力学也没有明显改变。较大的 VSD 可能会引起活动耐力不足、反复的肺部感染、生长发育不良以及 CHF 的相关症状。严重的 VSD 会导致肺动脉高压和青紫。

(一)触诊及听诊

左侧胸骨下缘可触及收缩期震颤,听诊到Ⅱ～Ⅴ级反流性的收缩期杂音。较大的 VSD 可导致心前区隆起。在分流量大的时候,可以在心尖部闻及舒张中期隆隆样杂音。

(二)胸片检查

胸片检查可以诊断出中度至重度的 VSD。主要表现为心脏外形增大,双心室增大,肺动脉段突出,肺野充血,主动脉结缩小,左心房也可表现增大。

(三)超声心动图

超声心动图可以明确 VSD 的位置和大小,同时也可以估测分流的方向和大小。图像显示左心房、左心室内径增大,伴肺动脉高压时右心室、右心室流出道和肺动脉也有增宽。MRI 可以显示进入肺的血流量的多少。

如有大型的 VSD 在新生儿阶段未被诊断,在婴儿时期进行体格检查时可以发现患儿体重增加不足以及青紫。

四、治疗方法

VSD 的治疗方法取决于严重程度及症状表现。如果是小型的 VSD 且不引发其他症状,通常在 6 岁之前就可自行闭合。发生在肌部和膜周部的 VSD 相较于其他类型的 VSD 更易自然闭合。

对于较严重的 VSD 需要医疗手段来监测 CHF 出现的症状,并尽早开始治疗。

(一)内科治疗

内科治疗主要是控制心力衰竭和防治呼吸道感染。为了控制 CHF,年龄稍大一点的婴儿可以采用洋地黄和利尿剂,除非合并患有肺动脉高压。此外,要注意预防呼吸道感染和细菌性心内膜炎。

(二) 外科治疗

VSD 的根治可以通过在低温体外循环心内直视下将室间隔缺损封闭,大型的缺损可以用补片进行缝合。

手术治疗的时间通常是在患儿 2~4 岁进行,但具体的时间还需根据机体循环情况以及肺损害的程度。由于部分 VSD 有自然闭合倾向,因此无严重并发症者手术适宜年龄为 4~5 岁。新生儿大型 VSD 并发顽固性心力衰竭、肺动脉高压或肺炎不易控制者,应尽早考虑手术治疗。

第四节　动脉导管未闭

动脉导管原本系胎儿时期肺动脉与主动脉间的正常血流通道,由于此时肺呼吸功能障碍,来自右心室的肺动脉血经导管进入降主动脉,而左心室的血液则进入升主动脉,故动脉导管为胚胎时期特殊循环方式所必需的。新生儿出生后,肺膨胀并承担气体交换功能,肺循环和体循环各司其职,不久导管因废用自行闭合。如持续不闭合则形成动脉导管未闭(patent ductus arteriosus,PDA)。PDA 占先天性心脏病的 15%~20%,女婴中多见。

一、病理生理学

动脉导管是连接肺动脉与主动脉之间的维持胎儿循环的重要通道,它使来自胎盘的含氧血绕过肺直接进入胎儿循环。通常,在新生儿出生后的 15 h 之内动脉导管会自行关闭。在出生后的 24 h 之内,由于全身血管和肺血管阻力的改变,血液的间歇性的分流很常见。在新生儿开始用肺呼吸后,动脉血的血氧饱和度增加会使动脉导管关闭。前列腺素 E(PGE)的减少和乙酰胆碱、缓激肽的增加也有助于动脉导管的闭合。

当存在某些因素如导管壁发育不良、前列腺素分泌异常等情况时,动脉导管可能会延迟关闭或者不关闭。这时,血液会从主动脉经动脉导管流入肺动脉。通过动脉导管流入肺动脉的血流量主要取决于动脉导管的口径和体循环与肺循环之间的压力差。流入肺动脉的血流量持续增加会使肺血管阻力增加、肺动脉高压和右心室肥大。

二、评估

PDA 的严重程度取决于未闭合的动脉导管的口径和长度以及流入肺循环的血流量多少。

当 PDA 较小时患儿可能无明显症状表现,PDA 较大时会造成严重分流,可引发充血性心力衰竭的症状,如呼吸急促、呼吸困难和哭声嘶哑。如果患儿的 PDA 未得到及时治疗,日后可能会表现出频繁的呼吸道感染、咳嗽以及体重增长迟缓。

三、临床表现和诊断

PDA 的诊断依据主要包括病史、体格检查、胸片检查和超声心动图。

(一)体格检查

(1)足背动脉可触及水冲脉。
(2)脉压增大超过 25 mmHg。
(3)心前区波动强烈。
(4)左侧胸骨上缘可触及收缩期震颤。
(5)可在左侧胸骨上缘或锁骨下区域听诊到 Ⅰ～Ⅳ 级杂音。

(二)超声心动图

PDA 可通过超声心动图明确诊断。通过超声心动图可显示动脉导管的长度、直径和形状以及导管分流的类型、肺动脉压力、导管分流量以及肺灌注情况。

(三)胸片检查

当存在中、重度分流时可见不同程度的心脏扩大,肺纹理增加,肺门血管影增大,搏动强烈,可见肺门舞蹈征。

四、治疗方法

(一)内科治疗

针对早产儿或新生儿早期的 PDA 可使用抑制前列腺素合成的药物使动脉导管闭合,如吲哚美辛、布洛芬。

（二）手术治疗

（1）通过心导管手术置入弹簧圈或 Amplatzer 堵闭器。

（2）针对有明显的血流动力学变化的 PDA 患儿可行 PDA 结扎术或切断动脉导管。

五、预后

患有 PDA 的足月新生儿的整体预后良好，行手术结扎的死亡率低于 1%，手术并发症（喉返神经损伤、左膈神经损伤、胸导管损伤）十分少见。

第五节　法洛四联症

法洛四联症（tetralogy of Fallot，TOF）是一种常见的先天性心脏畸形。其基本病理为室间隔缺损、肺动脉狭窄、主动脉骑跨和右心室肥厚。法洛四联症在儿童青紫型心脏畸形中居首位，约占所有先天性心脏病的 10%。

一、病理生理学

TOF 是在胎儿时期右心室漏斗部或圆锥发育不良而发展起来的。它的主要病理改变包括大型的室间隔缺损、肺动脉狭窄或其他右心室流出通道阻塞、主动脉骑跨和右心室肥厚。室间隔缺损的存在使左右心室压力相同，非氧合血通过室间隔缺损流入主动脉。

二、临床表现和诊断

TOF 的主要症状是出现青紫、低氧血症和呼吸困难。

由 TOF 引起的青紫程度主要取决于右心室流出道梗阻的程度。新生儿可能表现为响亮的心脏收缩期杂音和青紫。年龄稍大一点的儿童可表现"蹲踞"，这样可以减少全身的静脉回流，缓解呼吸困难和发绀。长期的动脉血氧饱和度下降会使红细胞和血红蛋白代偿性增多，血液黏稠度增加，甚至导致脑血管意外。

（一）胸片检查

心脏大小可表现为正常或缩小，肺血流量减少，表现为肺门血管影缩小。由于肺动脉段凹陷，心尖向上，心脏可能呈"靴形"。也可表现出右心房增大。

（二）超声心动图

超声心动图可以显示室间隔缺损的大小、主动脉骑跨的程度、右心室流出道梗阻的程度和左右肺动脉分支的大小。

三、治疗方法

法洛四联症的根本治疗方法是手术治疗。手术包括修补室间隔缺损、矫正骑跨主动脉、疏通右心室流出道。是否需一期根治，取决于肺动脉发育情况。

（一）姑息手术

若肺动脉发育不良，且年龄较小，出现发绀较重，一般做姑息手术：① 对年龄大的儿童多采用锁骨下动脉-肺动脉吻合术，或右心室流出道补片加宽术，后者适于两侧肺动脉过于狭小的病例；② 3 个月以内的婴儿则采用升主动脉-肺动脉吻合术或中心分流术。

（二）一期根治治疗

若肺动脉发育较好，一般考虑一期根治治疗。新生儿主张在深低温停循环和低流量体外循环下进行。一般采用 4 ℃冷血心脏停搏液行冠状动脉灌注诱导心脏停搏进行心肌保护。心内矫正手术包括室间隔缺损修补、妥善解除右心室流出道梗阻。

第六节　主动脉缩窄

主动脉缩窄（coarctation of the aorta，CoA）是指主动脉弓峡部区域狭窄，约占先天性心脏病的 8%，男婴的发病率高于女婴。本病常合并其他心脏畸形，如二叶式主动脉瓣（80%）和室间隔缺损（40%）。

一、病理生理学

主动脉缩窄常见于左锁骨下动脉下方。CoA 可因为主动脉的发育不良单独出现，或与动脉导管的收缩有关。

根据缩窄段所占据的位置可将 CoA 分为三种类型：导管前型、导管后型和正对导管型。CoA 的严重程度取决于缩窄的程度以及所在的位置。导管前型 CoA 的发生率占 40%，缩窄位于主动脉峡部，在左锁骨下动脉和动脉导管之间，多呈广泛狭窄，常合并其他心脏畸形，如室间隔缺损、大动脉转位和动脉导管未闭，患儿多在早期死亡。导管后型 CoA 的症状表现通常不明显，狭窄范围较局限，动脉导管多已关闭，有广泛侧支循环，一般也不合并其他缺陷。

二、血流动力学

CoA 使主动脉血流受阻，继而导致主动脉内的压力不等。主动脉近端发生的狭窄会使左心室压力升高，可能会进一步引起左心室肥厚和扩大。CoA 的产生会代偿性地建立侧支循环（包括锁骨下动脉、乳内动脉、肋间动脉、脊柱动脉），缩窄段近端动脉压力增高，血管扩张，上肢及头颈部血供增多；远端血压降低，下肢血供减少，会导致上肢高血压、下肢低血压。

三、临床表现和诊断

CoA 的症状表现和严重程度取决于缩窄的程度和位置、起病的时间以及有无其他合并心脏畸形。

部分 CoA 的症状可能包含慢性心衰的症状，例如下肢脉搏微弱、延迟甚至无法扪及。心脏听诊可闻及奔马律和收缩期杂音，在胸骨左上缘和左肩胛旁可闻及Ⅱ～Ⅲ级血流杂音。然而，在新生儿中，超过 50% 的患儿都无法听到杂音，因此无法作为诊断依据。

CoA 的诊断依据主要包括病史、体格检查、胸片检查、超声心动图和心电图。

（一）胸片检查

1. 无症状表现的患儿

心脏可表现为正常大小或轻微增大，可看到升主动脉扩张。在食管钡餐检查中可看到"E"字征，这是由于在主动脉缩窄区，狭窄后扩大的胸降主动脉或扩大的右侧肋间动脉在食管左壁形成的压迹。

2. 有症状表现的患儿

可表现为心脏肥大以及肺静脉充血明显。

（二）超声心动图

超声心动图的二维切面超声与多普勒相结合能实时显示 CoA 部位、程度以及合并畸形，可准确测量缩窄段流速及压差，对初步筛查 CoA 具有一定作用。

（三）心电图

患儿的心电图可表现为正常或电轴右偏。

四、治疗方法

CoA 的根治方法是手术治疗，如果患儿的病情得到控制，手术可推迟到 3～5 岁进行；然而，对于那些有严重症状的患儿需尽快行外科手术治疗。

（一）内科治疗

主要治疗方法包括氧疗、预防 CHF 及感染性心内膜炎的发生。可使用前列腺素以维持动脉导管开放而增加降主动脉的血流供应。

（二）外科手术治疗

针对那些有 CHF 症状的患儿，即使没有发生循环性休克也应尽快手术。近年来，经右侧股动脉介入球囊扩张主动脉缩窄联合手术修补室间隔缺损的新型镶嵌治疗方法，减少了手术时间，降低了并发症的发生。

第七节　新生儿先天性心脏病的护理

一、护理问题

（1）活动无耐力。与体循环血量减少或血氧饱和度下降有关。

（2）营养失调，低于机体需要量。与喂养困难及体循环血量减少、组织缺氧有关。

（3）生长发育迟缓。与体循环血量减少或血氧下降影响生长发育有关。

（4）有感染的危险。与肺循环血量增多及心内缺损易致心内膜损伤有关。

（5）潜在并发症。如心力衰竭、感染性心内膜炎、脑血栓。

（6）家长的焦虑。与家长对疾病的相关知识不了解和对手术担忧有关。

二、护理措施

（一）维持体温稳定

新生儿体温调节中枢发育不全,体表面积相对较大,皮肤薄,缺乏皮下脂肪,极易出现低体温。尽早将患儿置于暖箱或辐射台保暖,选择合适的温湿度。

（二）合理用氧

采用头罩或箱式给氧。应特别注意选择合适的用氧浓度及方式,氧浓度为21%～40%,必要时给予人工气道机械辅助通气。

对于非导管依赖型的先天性心脏病,如单纯室间隔缺损、房间隔缺损等,氧气吸入有助于改善低氧血症及心肌缺血缺氧,但对于部分青紫型先天性心脏病应给予低流量吸氧,流量为0.5～1.0 L/min。以最低的吸入氧浓度维持血氧饱和度,避免因吸入高浓度氧使动脉导管的管壁肌肉收缩导致导管关闭。

注意完全性大动脉转位(transposition of the great arteries,TGA)患儿不能进行吸氧,因其最明显的特征是主、肺动脉相对位置异常,常见于主动脉在肺动脉的右前方,与解剖右心室相连,肺动脉则与解剖左心室相连,从而形成两个截然分开的并行循环系统,因此新生儿出生后必须伴有两个大循环间的分流交通,才能维持生命,交通的部位可在心房、心室或大动脉,大多数患儿在出生后即出现青紫,吸氧后不能改善,充血性心力衰竭会逐渐加重。

（三）合理喂养

母乳喂养是先天性心脏病患儿喂养的最佳选择,必要时添加配方奶或母乳强化剂,密切监测患儿喂养的耐受情况。

（四）预防感染

严格执行手卫生,遵守无菌操作原则,集中操作,及时发现发生感染的症状体征,并及时处理。

（五）监测患儿一般情况

密切关注患儿的体温、肌张力、活力反应、体重、尿量等情况,特别需要注意心率、呼吸及血氧饱和度的变化情况。在护理动脉导管未闭患儿的过程中注意监测出入量，限制液体量，过多的液体摄入会增加早产儿 PDA 的危险性，使 PDA 患儿发生肺充血、心力衰竭，病情加重。

参考文献

[1] Kenner C. Comprehensive neonatal nursing care[M]. New York: Springer Publishing Company, 2019.

[2] Lilly L S, Braunwald E. Braunwald's heart disease: a textbook of cardiovascular medicine [M]. London: Elsevier Health Sciences, 2012.

[3] Kenner C, Lott J W. Neonatal nursing care handbook[M]. New York: Springer Publishing Company, 2016.

[4] 张玉侠. 实用新生儿护理学[M]. 北京：人民卫生出版社，2015.

[5] 范玲. 新生儿护理规范[M]. 北京：人民卫生出版社，2019.

[6] 邵肖梅，叶鸿瑁，丘小汕. 实用新生儿学[M]. 北京：人民卫生出版社，2019.

[7] 张又祥，杜薇云，汪灏，等. 先天性房间隔缺损对新生儿心脏结构和血流动力学的影响[J]. 中国妇幼保健，2006(7)：927－929.

[8] 戴婷. 彩色多普勒超声对胎儿先天性心脏病的临床诊断价值[D]. 延吉：延边大学，2012.

[9] 谭梅娟，黄民主，李登清，等. 孕早期环境因素与儿童先天性心脏病关系的病例－对照研究[J]. 环境与健康杂志，2006(5)：427－430.

[10] 徐更田，付荣. 超声心动图在新生儿先天性心脏病筛查中的应用[J]. 实用儿科临床杂志，2012(13)：1047－1048.

[11] 姜睿，闫军，李守军，等. 法洛四联症根治术 178 例临床分析[J]. 临床心血管病杂志，2011(9)：702－704.

（锁彤晖　周维涛）

第三章　神　经　系　统

第一节　概　　述

在胎儿胎龄3周时,随着神经板、神经褶和神经管的形成,神经系统开始发育。当神经管形成一个封闭的系统之后,不同的脑泡开始发育。至第4周,大脑开始分为前脑、中脑和后脑。前脑负责处理来自感官输入的信息,并负责记忆的形成,思考、推理和解决问题。中脑主要起一个"中继站"的功能,将从外界接受的信息传递到最终的"目的地"。后脑的主要功能是调节心率、呼吸以及肌肉的运动功能。在第7周时,大脑可以形成能被检测到的脑电波。到第9~11周时,大脑基本的结构已经形成。

随着大脑不同的区域开始分化,中枢神经系统(central nervous system,CNS)遵循着以下几个过程进行发育:原始诱导过程,脑室脑池发育过程,细胞增生过程,神经元迁移过程。

在神经胚形成期间发生的先天性缺陷和异常称为神经管缺陷(neural tube defects,NTD),这种发育异常是最常见也是最具有毁灭性的。80%的神经管关闭失败都发生在神经管的前段和尾端。神经管前段关闭失败最终会表现为无脑畸形,这种患儿在出生时或出生前便会死亡。神经管尾端关闭失败会表现为脊髓裂、脊膜膨出等,在出生时即面临着很高的风险,即使存活下来,在以后也面临着伴随终身的残疾和神经系统、泌尿系统、胃肠道系统疾病。

NTD的发病被认作是多种因素、多基因共同作用导致的。除此之外,环境因素也是影响NTD发病的一个重要因素。一些遗传疾病与NTD的发病有关,如18-三体综合征。此外,近些年来,越来越多的证据表明,外界环境因素可以改变基因的表观遗传和转录过程,使其发生相应疾病。例如,母亲过度肥胖和糖尿病会增加胎儿患NTD的风险;母亲在妊娠早期发烧会增加其风险;母亲抽烟或酗酒也会增加胎儿患NTD的概率。

NTD 的发病受基因易感性、表观遗传的改变和环境因素的共同作用影响。因此，了解神经管的发育过程和 NTD 的发病原因至关重要。

第二节　神经系统的评估

对神经系统功能评估的主要目的有以下两个：① 判断新生儿对宫内至宫外这一环境转换的适应能力；② 评估围产期出现的病理问题对新生儿中枢神经系统和周围神经的影响。神经系统功能评估和功能障碍的诊断主要包括以下几个部分：病史、体格检查、神经系统检查、实验室检查和其他诊断性技术。

一、病史

（一）家族史

询问患儿家族是否有 NTD 相关病史、染色体异常或遗传疾病以及其他疾病和畸形。

（二）母亲病史

询问患儿母亲年龄、是否有药物滥用情况、是否有慢性病病史以及是否曾接触过致畸药物。

（三）围产期情况

患儿是否为早产儿或过期产儿，有无胎盘问题（如胎盘早剥、前置胎盘），有无镇静药物或麻醉药物的使用，产程有无延长，是否使用产钳等助产，出生时羊水情况及是否有窒息复苏史，出生后的 Apgar 评分。

二、神经系统检查

（一）目的

评估和确定神经功能障碍是否存在以及功能障碍的程度；监测患儿康复的程度；作为预后指征之一。

（二）评估时需考虑的因素

胎龄、健康状况、用药情况和喂养的时机。

（三）进行神经系统检查时婴儿的最佳状态

最佳状态为安静、觉醒时。

（四）意识状态分级

分为高度觉醒、嗜睡和昏迷。

1. 高度觉醒

对感官刺激的敏感性增加，眼睛睁开，眨眼次数减少，追随动作减弱。

2. 嗜睡

对有害刺激的反应减弱或迟钝。

3. 昏迷

对有害刺激无反应。

（五）姿势、肌张力和运动

（1）正常的姿势、肌张力和运动需要整个神经系统的共同配合和协作完成；任何中枢神经系统或周围神经的损伤都有可能造成新生儿的姿势、肌张力和运动不正常。

（2）新生儿的自发性运动或引导性运动应具有对称性；当新生儿的面部、躯干和四肢在静止状态下或自发性运动不对称时，应考虑先天性疾病、出生时造成的损伤或神经系统疾病。

（3）异常运动包括肢体颤动和抖动。

如果发生频率不高的话，在新生儿中可以是正常表现；需与惊厥、癫痫区别。

① 颤动。与下列疾病鉴别诊断：

（a）代谢性疾病，窒息，新生儿撤药综合征：小幅度、高频率的运动。

（b）中枢神经系统疾病：大幅度、低频率的运动。

② 抖动：由于锥体束缺乏髓鞘化，新生儿对外界刺激敏感；不存在眼睛凝视的特征表现；可由自发性运动或引导性运动引出。

（4）肌张力。

① 静止状态：观察新生儿仰卧时的静止状态。

② 被动运动：通过检测新生儿躯干的翻正反射和颈部的屈伸动作来评估其肌肉的伸展程度。

③ 主动运动：改变新生儿的姿势以观察其直接动作反应。

④ 有肌肉疾病的肌张力减退：周围神经损伤，神经肌肉型疾病或脊柱损伤。

⑤ 无肌肉疾病的肌张力减退：由窒息、颅内出血、染色体疾病、基因缺陷或代谢性疾病引发的中枢神经系统障碍。

⑥ 明显的肌张力亢进、角弓反张：严重的缺血缺氧性脑病，细菌性脑膜炎或出血量较多的颅内出血。

（5）反射。新生儿的原始反射受胎龄的影响，在胎龄 28～32 周时会出现不同程度的反射。

① 吸吮反射，握持反射，觅食反射，拥抱反射，颈紧张反射，踏步反射。此类反射是存在的、对称的、可重复引出的；在婴儿时期逐渐消失。

② 腱反射和跖反射（如肱二头肌反射，膝腱反射，踝阵挛）。在胎龄 33 周以后出现；除了确定运动的对称性以外诊断意义不大。

三、体格检查

（一）生命体征

测量患儿的体温、心率、呼吸频率和节律、血压，观察患儿皮肤颜色。

（二）外观

（1）检查患儿是否有出生时造成的淤青、血肿或皮肤破损。

（2）观察患儿是否有惊厥的表现、活动状态和行为的改变。

（3）患儿哭声是否响亮，对外界刺激有无反应，以及音调是否正常。

（三）头围、形状以及生长情况

1．出生时测量头围，以后每周或每天测量头围

（1）足月儿头围：平均为 32～34 cm。

（2）24～40 周胎龄的新生儿的平均头围增长范围：每周 0.1～0.6 cm。

2．颅缝：过近、变宽或重叠

（1）正常范围：除颞顶骨之外，其他颅缝宽度为 4～5 mm。

（2）颞顶骨：颅缝宽度不超过 3 mm。

（3）不正常的现象：颅缝持续存在或不断变宽；颅缝持续增宽可能提示颅内压增加。

（4）颅缝早闭：不同部位的颅缝过早闭合。

3．囟门

（1）前囟：呈菱形，足月儿的前囟通常为长 3～4 cm、宽 1～3 cm。

① 出生后 8~16 个月关闭。

② 婴儿哭闹时可轻微隆起。

③ 婴儿保持直立时可轻微凹陷。

（2）后囟：如果未闭合呈三角形，通常宽为 1~3 cm，可在 8 个月胎龄至出生后 2 个月之间闭合。

（3）"第三囟门"：顶骨缺损，较少见。

① 有时在一些正常的婴儿中也可触及。

② 常伴有唐氏综合征或甲状腺功能减退。

③ 凹陷：可能提示脱水。

④ 膨出：颅内压增高。

（4）脊柱：脊柱部位皮肤有无陷窝、肿物、色素痣、毛发等，警惕脊柱裂、脊膜膨出等；或是否有瘘管存在。

（5）颅骨：骨折、硬膜外出血、头皮水肿或血肿。

四、实验室检查及其他诊断性技术

（一）实验室检查

（1）脑脊液检查：出血（红细胞增多、蛋白质增多、葡萄糖减少、色泽黄染）；排除感染（细菌培养）。

（2）完善血常规和血培养检查。

（3）败血症/脓毒症检查：筛查弓形虫病、风疹病毒、巨细胞病毒、单纯疱疹病毒和梅毒感染。

（4）基因检测及其他代谢性疾病检查。

（二）其他诊断性技术

（1）脑电图（electroencephalogram，EEG）。

（2）床旁振幅整合脑电图。

（3）头颅超声、头部 CT 或 MRI。

（4）脑电听觉诱发电位和视觉诱发电位。

五、神经系统疾病的一般护理常规

（1）监测内容：患儿的意识、活动状态、反应、头围和基础生命体征、出入量和水电解质是否平衡。

（2）为患儿提供舒适的外界环境；尽量减少声、光、护理操作产生的刺激。

（3）定期更换体位，保持皮肤的清洁和完整。

（4）严格执行无菌操作，预防感染。

（5）注意监测患儿是否有颅内压升高的表现。

（6）保持头部正中位，颅内压升高时可适当抬高头部以降低颅内压。

（7）为患儿的家属提供健康教育和心理护理，为出院做准备。

第三节　新生儿神经结构发育异常性疾病

一、无脑畸形

无脑畸形（anencephaly）是神经管畸形的一种，发病的主要因素为父母是遗传致病基因的携带者或外界环境因素的影响。约有 75% 的胎儿在出生前便已死亡。

（一）病理生理学

无脑畸形的发生通常是由于神经管在发育过程中未能成功关闭，致使已分化的神经组织暴露于羊水中，随之前脑的生发细胞全部退化；由于中胚层得不到神经外胚层的正常诱导，乃不能分化为体节，不能形成颅骨和脊椎的原基。因此，无脑畸形的表现就是大脑缺失，小脑、脑干、脊髓很小，眉以上颅盖骨缺失（图 3-3-1）。

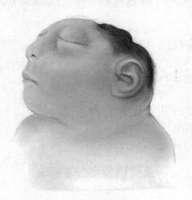

图 3-3-1　无脑畸形

无脑畸形通常发生在妊娠的第 24～26 天。由于妊娠前期补充叶酸这一疗法的广泛应用，无脑畸形的发病率已经有所下降。

（二）临床表现

无脑畸形的患儿主要表现为神经组织的外露。如果患儿出生后仍存活，可见缓慢、刻板的运动及去大脑体位，脑干功能仍存在。

（三）诊断

（1）产前诊断：羊水中的 α 胎儿球蛋白（AFP）增高。

（2）检测胎儿是否发生 NTD（无脑畸形、脊柱裂、脊膜膨出等）的主要筛查手段是在孕妇妊娠中期时行超声检查，由此可以观察到胎儿头颅和脊柱的成像以评估是否有 NTD。

（3）出生后可以通过肉眼明确诊断无脑畸形。

（四）预防及管理

（1）预防：叶酸自 20 世纪以来被证实可预防大多数的脊柱裂和无脑畸形；补充叶酸预防神经管畸形的最佳时期是准备怀孕前 3 个月至怀孕后 3 个月。

（2）因为无脑畸形是致命的，因此在怀孕的任何时期诊断出胎儿患无脑畸形均可要求终止妊娠。

（3）若患无脑畸形的患儿已经出生，应给予支持性的照护，包括提供温暖和舒适的环境直至死亡。

（4）应给予患儿家庭相应的临终关怀和照护，帮助他们应对和接受子女罹患疾病、去世的现状。

（五）预后

75%的无脑畸形患儿在出生前就已经死亡，即使出生，患儿在出生后的数日内也会死亡（通常在一周内）。

二、脑膨出

脑膨出（encephalocele）指的是组织从颅骨缺损口向外膨出犹如蕈状，故又称脑蕈。发病的主要因素是基因遗传和环境因素。

（一）病理生理学

脑膨出是由于神经管的前端闭合失败，通常在妊娠的第 24～26 天形成；也有可能是神经管闭合后一些因素的作用使其在发育过程中形成畸形。脑膨出较多发生在枕部，较少发生在额叶、颞叶或顶叶区域。脑积水是脑膨出最常见的并发症，常发生在出生时或脑膨出修复术后。

（二）临床表现

脑膨出一般多为圆形或椭圆形的囊性膨出包块，大小不一，多数发生在枕部（图3-3-2）。膨出包块的大小与其中是否含有脑组织没有确定的关系。表现与发生的部位及受损的程度有关，症状轻者无明显神经系统症状，重者可表现智力低下，抽搐及不同程度的瘫痪，腱反射亢进，不恒定的病理反射。大多数患有脑膨出的胎儿会发生流产。

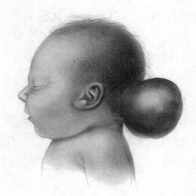

图 3-3-2　脑膨出

（三）诊断

（1）妊娠中期时行超声检查可诊断出脑膨出。

（2）头颅超声检查。

（3）CT 或 MRI 检查。

（四）治疗及护理

（1）维持患儿体温正常。

（2）如果膨出部分有皮肤覆盖，可在完善评估检查后择期行手术；如果出生时有脑脊液从包块流出，则需立即行手术修复。

（3）如果出现脑积水，应行脑室-腹腔分流术。

（4）患儿若发生癫痫应对症给予支持治疗。

（5）预防感染。

（6）将患儿置于对膨出部位产生压力最小的体位。

（五）预后

单纯的脑膜脑膨出，经过手术治疗后，一般效果较好，可降低死亡率，降低脑积水的发生率，减少或缓解神经系统的损害；而脑膜脑室膨出一般均合并有神经功能障碍及智力低下和其他部位畸形，预后较差。

三、脊柱裂

脊柱裂（spinal bifida）又称椎管闭合不全，是一种常见的先天畸形。它是由胚胎发育过程中，椎管闭合不全而引起的。基因遗传因素、环境因素或母亲患有胰岛素依赖型糖尿病会增加胎儿患 NTD 的风险，孕妇在备孕期或妊娠早期缺乏叶酸也会增加患病的风险。

（一）病理生理学

脊柱裂是一种表现为脊髓和椎骨畸形的神经管尾端发育不良的疾病，可分为隐性脊柱裂和显性脊柱裂（图 3-3-3）。

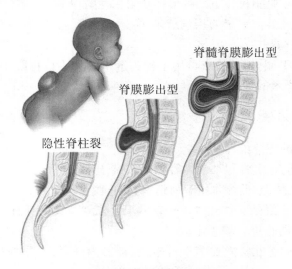

图 3-3-3　隐性脊柱裂和显性脊柱裂

1．隐性脊柱裂

隐形脊柱裂主要发生在第五腰椎或第一骶椎，是由于在妊娠第 5 周或妊娠早期时椎弓根闭合失败导致的。隐形脊柱裂的缺损处通常有真皮层覆盖，缺损处可表现为皮肤凹陷、肿物或毛发存在。很多时候由于症状不明显，隐性脊柱裂很容易被漏诊。

2．显性脊柱裂

显性脊柱裂通常伴有椎管内容物的膨出，如脊髓、脊膜或两者兼有，分别称为脊髓膨出型、脊膜膨出型和脊髓脊膜膨出型。脊髓损伤的严重程度决定了神经功能受损的程度。如果膨出物表面有脑脊膜覆盖，则在分娩过程中会有膨出物破裂、脑脊液渗出的危险，继而引发感染和脱水。

（二）临床表现及诊断

1．产前诊断

（1）产前超声检查。

（2）母体血清 α 胎儿球蛋白。

（3）羊膜穿刺术。

（4）产前 MRI 检查。

2．患儿出生后

（1）明显的病变在出生时即可被诊断。

（2）患儿下肢活动频繁，可呈"青蛙"样姿势。

（3）如果膨出物涉及肠管和膀胱，可有排泄物流出。

（4）通常有小脑扁桃体下疝畸形伴随阻塞性脑积水。

（5）可能伴随其他系统的疾病或畸形：肾功能障碍，心脏、胃肠道相关疾病和其他神经系统疾病。

（6）超声、CT 或 MRI 检查可用于检查脑室的大小以排除小脑扁桃体下疝畸形，同时检测脑积水的情况。

（三）治疗方法

（1）脊柱裂的应急处理：

① 在产房：防止囊性包块及内容物的破损、感染。

② 维持患儿体温，监测水电解质情况，防止脱水。

（2）大多数脊髓脊膜膨出型脊柱裂的患儿需要立即行手术关闭治疗，以预防感染、提高预后，防止进一步恶化。

（3）脊柱裂的患儿常需要多学科随访：神经内外科、泌尿外科、骨科以及心理治疗。

（4）在国外，已率先开展为脊柱裂胎儿行宫内修复手术的治疗，通常在妊娠 26 周后进行。通过这类手术可以恢复大脑正常的结构，减少并发症的发生，提高预后。

（四）护理措施

（1）遵照神经系统疾病的一般护理常规。

（2）严密监测患儿是否有感染的征象，包括败血症、脑膜炎或局部感染征象（如囊性包块发红、有渗出液）。

（3）促进患儿舒适：操作轻柔，减少刺激，必要时可使用24%蔗糖水从舌尖滴入以起到镇静的效果，或使用镇静药物。

（4）将患儿置于使其囊性包块所受压力减小的体位。

（5）及时清洁患儿的大小便，防止污染伤口。

（6）为患儿家庭提供有关疾病的健康教育，包括皮肤护理、体位选择、功能康复训练以及喂养相关知识，以促进患儿的生长发育。

（五）预后

脊柱裂患儿的预后取决于脊柱裂的类型和严重程度。对于那些无重大颅脑损伤、出血、感染、脑积水的脊髓脊膜膨出型患儿，尽早进行积极治疗可以极大改善预后。

四、全前脑畸形

全前脑畸形（holoprosencephaly）也称前脑无裂畸形，是前脑发育障碍引起的一组复杂的颅面畸形，病变几乎累及幕上所有结构。全前脑畸形是一种神经系统和面部多发性的畸形，该畸形发生率约为1/8000。

（一）病理生理学

全前脑畸形是指在胚胎4~8周时，原始前脑分化发育过程中发生障碍，使前脑大部分没有分开，而出现中脑与间脑的高度形成不全。

基本的病理特征是侧脑室没有完全分开，没有大脑镰、胼胝体、透明隔膜和大脑半球间裂，脑重量只有100 g左右，只有残留的原始中线沟，沟结构大而简单，没有基底核和丘脑核的区别。

（二）临床表现与诊断

1. 临床表现

（1）颜面部畸形：独眼畸形，在眼上方有鼻状结构；中央面裂、唇裂、腭裂（图3-3-4）。

（2）神经功能损害（损害程度与脑畸形的严重程度相关）。

（3）与顽固性癫痫有关的呼吸暂停发作。

（4）体温不稳定和体温过低。

（5）高钠血症或低钠血症。

（6）多数不能存活（与无法吮吸、吞咽有关）。

（7）合并其他系统畸形（心血管系统、消化系统、泌尿生殖系统）。

（8）原始反射持续存在。

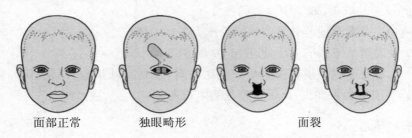

面部正常　　　　　　独眼畸形　　　　　　　面裂

图 3-3-4　全前脑畸形患儿颜面部畸形

2．诊断

86%的患儿可由产前超声诊断。患有该病的新生儿可通过 CT 和 MRI 检查确诊，CT 和 MRI 表现依畸形程度而定。

（三）治疗和预后

针对该种患儿临床上暂无特殊治疗，通常采取姑息疗法，最大程度给予舒适和支持性照护。患儿存活的时间长短与脑畸形的严重程度有关，合并感染的患儿通常存活期不超过一年。

五、先天性脑积水

先天性脑积水（congenital hydrocephalus）也称婴儿脑积水。正常情况，颅内脑脊液是不断地产生和吸收的，保持着一个动态平衡；若出现产生过多或（和）吸收回流障碍，则脑室系统或（和）蛛网膜下腔将积聚大量脑脊液而扩大，形成脑积水。

增加新生儿患先天性脑积水风险的因素包括：头胎，母亲在妊娠前三个月使用过抗抑郁药物或母亲患有糖尿病。

（一）病理生理学

先天性脑积水的发生多与神经管发育障碍有关。按脑脊液系统功能障碍的性质可分为梗阻性（非交通性）脑积水及非梗阻性（交通性）脑积水。前者是由于室间孔、第三脑室、中脑导水管、第四脑室及其中孔和侧孔以及小脑延髓池的不通畅，脑脊液流出通道阻塞而引起的脑积水；后者多因脑脊液分泌过多或吸收障碍所致。

（二）临床表现

（1）头颅增大、颅缝分离、前囟饱满、头皮静脉曲张（图 3-3-5）。

（2）双眼落日征。

（3）可有呕吐、嗜睡、烦躁等表现。

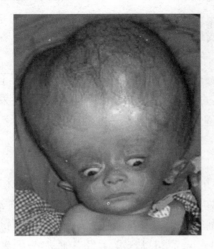

图 3-3-5　先天性脑积水

（三）诊断

（1）测量头围（患儿每周头围增加 2 cm 以上）。

（2）CT 或 MRI 检查。

（3）头颅超声检查。

（四）治疗及预后

针对先天性脑积水的患儿目前主要的治疗方法是行脑室腹膜腔分流术，其术后存活率可达 90%。然而对那些行分流术后仍无法进行颅脑减压的患儿预后较差，可能存在认知功能和运动功能上的缺陷。

第四节　早产儿常见颅脑损伤

一、早产儿生发层基质-脑室内出血

早产儿生发层基质-脑室内出血（germinal matrix-intraventricular hemorrhage，GM-IVH）简称脑室内出血（IVH），是新生儿最常见的脑出血类型，通常只发生在早产儿身上,尤其是体重不足 1500 g 的早产儿。

(一) 病理生理学

早产儿 IVH 的发病机制如下:

1. 生发基质脆弱

早产儿脑室内出血一般起源于生发基质内,即室管膜下区(在胎儿发育期发生神经元和神经胶质细胞的脑室下区)富含细胞和血管的生发层。随着胎儿的成熟,生发基质从 28 周开始逐渐消失,表现为细胞结构和血管减少,一般足月时完全消失。

2. 脑血流不稳定

脑室内出血与早产儿脑血流的波动有关。与足月儿相比,早产儿由于脑血流自动调节功能受损,特别容易发生脑血流改变。脑血流自动调节功能受损导致压力被动性血流,在全身血压发生变化时婴儿不能保持恒定的脑血流。

IVH 的主要危险因素除了与早产儿生发基质部分的解剖特征有关,还与围产期和产后的一些因素有关。任何可以改变新生儿颅内血流和压力,以及造成颅内缺氧的情况都有可能增加患 IVH 的风险。根据出血所在部位和程度可将 IVH 分为以下四级:

Ⅰ级:单侧或双侧室管膜下胚胎生发层基质出血。

Ⅱ级:单侧或双侧室管膜下胚胎生发层基质出血破入脑室。

Ⅲ级:IVH 伴脑室扩张。

Ⅳ级:Ⅲ级 IVH 伴脑实质的髓静脉出血性梗死。

IVH 的发病与血管内、血管、血管外多种因素共同作用有关。在许多早产儿中,可能只是局限于室管膜下区域的生发基质内的毛细血管出血。当出血量较多时,血液可能破入侧脑室,然后进入第三和第四脑室。最终,血液会聚集在后颅窝的蛛网膜下腔,甚至蔓延到基底池。出血严重时,血液也可在脑室周围白质中发现。但是这通常不是脑室血液外渗引起的,而是由于相应的脑白质损伤造成的出血,可能会继而造成神经运动功能受损的后果。

(二) 危险因素

(1) 在围产期发生的使胎儿或婴儿缺氧的情况,包括母亲大出血、胎儿先天性疾病、产程延长、母体疾病、早产等。

(2) 导致新生儿缺氧的疾病,包括呼吸困难、呼吸暂停、低血压等,这些会进一步增加 IVH 的风险。

(3) 使静脉回流受阻或静脉压增加的情况,包括辅助通气,通气时间延长,持续性正压通气以及气漏。出生时产道挤压、产钳的使用也会增加新生儿颅内的静脉压。

（4）快速输注高渗溶液、快速扩容、高钠血症、高钙血症、护理操作和环境造成的压力会增加新生儿脑血流量和颅内压。

（三）临床表现和诊断

（1）50%的出血发生在出生后 24 h 内，90%的出血发生在出生后 72 h 内；约有 10%的新生儿是在出生后几天、甚至数周出现出血现象，主要是有严重呼吸困难的早产儿。

（2）活动程度改变，肌张力降低；追随动作减弱；颈部肌力减弱。

（3）当出血量较大时，病情会在数分钟至数小时内迅速恶化：患儿会由嗜睡发展为昏迷，由呼吸困难发展为呼吸暂停、全身强直、去大脑体位、瞳孔对光反射消失。伴有红细胞比积下降、前囟饱满、低血压、心动过缓、体温改变、低血糖、抗利尿激素分泌异常综合征。

（4）可通过头颅超声诊断出血的部位、量和进程；注意监测后期并发症的发生，如脑室周围白质软化、脑室扩张和脑积水。

（5）实验室检查结果包括：红细胞比积下降，输血后红细胞比积不升；脑脊液检查结果包括：红细胞和蛋白质水平升高，葡萄糖水平降低。

（四）治疗方法

1. 紧急处理

（1）提供基本生命支持。

（2）尽量减少护理操作和外界环境对患儿的刺激，以减少低氧血症、血压波动和脑血流量改变的风险。

（3）将头置于正中位或偏向一侧，可以稍抬高头部。

（4）严密监测患儿的生命体征和意识状态。

2. 进行性脑室扩张患儿的处理

（1）首先进行观察，因为大多数脑室扩张会在没有治疗干预的情况下自动停止扩张。

（2）伴有颅内压增加的进行性脑室扩张的患儿应当首选脑室腹膜腔分流术；对于暂时不能耐受手术的患儿则应先置脑室引流管降低颅内压。

（五）护理措施

（1）遵照神经系统的护理常规。

（2）尽量避免使颅内压增加或动、静脉血压剧烈波动的操作，尤其是在出生后72 h 之内；在进行吸痰或静脉穿刺等使患儿不适感强烈的侵入性操作时，应提供相应的护理措施促进患儿舒适,以使患儿的生命体征快速平稳。

(3) 密切关注可能提示患儿有进行性脑出血或脑室扩张的症状表现,包括生命体征、意识状况、头围大小、囟门情况、双眼落日征、头皮静脉曲张、颅缝分离等。

(4) 进行液体治疗时滴速切忌过快,密切关注患儿血压。

(5) 适当抬高床头以降低颅内压,避免患儿双脚高于头部。

对于行脑室腹膜腔分流术患儿的护理如下:

(1) 术后将患儿安置于引流管的对侧体位,床头放平或适当抬高以防止脑脊液迅速减少和颅内压降低过快。

(2) 注意观察切口状况,是否有局部感染或全身性感染的症状:

① 切口局部发红,体温改变,喂养困难。

② 观察引流管是否阻塞(脑脊液积聚,头围增大,有颅内压增加的症状表现)。

③ 关注患儿的液体出入量和水电解质平衡状况,防止因脑脊液丢失过快而引起的脱水(囟门凹陷,患儿烦躁不安,尿量增加及水电解质异常)。

④ 为患儿家长提供健康教育,包括体位安放,皮肤护理,教会其识别引流管阻塞、颅内压增加、感染和脱水的征象。

(六) 预后

IVH 的死亡率和发病率主要取决于出血的严重程度以及是否发生了并发症。出血量越少,死亡率和发生后遗症及脑室扩张的概率就越小。后遗症的表现包括:脑瘫、发育迟缓、认知功能障碍和脑积水。中度 IVH 的患儿后遗症出现的概率约为 15%,重度 IVH 患儿发生后遗症的概率则为 35%～90%不等。

二、脑室周围白质软化

脑室周围白质软化(periventricular leuko-malacia,PVL)是早产儿发生脑损伤和脑瘫的主要原因。在极低出生体重儿中,3%～15%的新生儿会发生囊性局灶型 PVL,更常见的是弥漫型 PVL,在幸存的早产儿中发病率约为 50%。

(一) 病理生理学

PVL 是一种对称性的、非出血的双侧病变,通常是由动脉循环改变引起的缺血造成的。可分为两大类:① 局灶型:由大脑深部白质神经细胞丢失导致的局灶性坏死,多形成小囊泡;② 弥漫型:由大脑少突胶质细胞的前体细胞丢失和星形胶质细胞及小胶质细胞增生引起的弥漫性损伤,多形成胶质瘢痕。

PVL 的发病涉及三个因素之间的相互作用:① 为脑白质区域供血的血管发育不成熟;② 大脑自我调节功能不成熟;③ 未成熟的少突胶质细胞的前体细胞对于

缺血引起的自由基损伤十分敏感。少突胶质细胞的损伤又会进一步引起细胞因子和自由基的释放,继而少突胶质细胞的前体细胞便会发生损伤和凋亡。因此,围产期感染和免疫介导的炎症反应在 PVL 的发病机制中起着重要的作用。

（二）危险因素

（1）包括产前、分娩期和产后发生的任何可以导致胎儿或新生儿脑缺血的疾病或事件,如窒息、IVH、低氧血症、高碳酸血症、低血压、心脏骤停和感染等。

（2）主要危险因素为 IVH、窒息和绒毛膜羊膜炎。

（三）临床表现和诊断

局灶型 PVL 由于累及深部的白质,包括支配下肢运动功能的皮层脊髓束下行纤维,远期后遗症为明显的运动缺陷,如痉挛型双下肢瘫等;而弥漫型 PVL 则可能涉及运动、认知、行为和视觉等方面的广泛缺陷。

一般来说,在出生后的前几天,除非脑白质损伤严重,否则不会出现 PVL 特有的临床表现。头颅超声可以鉴别出有 PVL 风险或有早期症状的患儿;MRI 检查也可以识别早期的病理改变,通常对弥漫型 PVL 更有诊断价值。

（四）治疗方法

针对 PVL 患儿应首先去除病因,预防可能发生的并发症和进一步缺氧缺血损伤,主要措施包括:预防和尽量避免低血压、低氧血症、酸中毒、严重窒息和心动过缓。

此外,应根据病情进行多次的头颅超声或 MRI 检查,以监测疾病的进展。

（五）护理措施

（1）遵照神经系统疾病的一般护理常规。

（2）护理操作集中进行,提供舒适的环境,尽量减少环境压力给患儿带来的不良影响。

（3）对患儿家长进行健康教育,告知 PVL 患儿应定期至门诊随访,评估生长发育和运动情况;此外,应在出院时指导家长做早期干预治疗(如口腔按摩训练、新生儿按摩和被动操)。

（六）预后

PVL 患儿在日后可能会出现运动、认知和视觉上的障碍。最常见的后遗症是痉挛性双下肢瘫和脑积水。对于弥漫型 PVL 患儿来说,更容易出现运动、认知、行为和视觉等方面的广泛缺陷。

第五节 新生儿缺氧缺血性脑病

新生儿缺氧缺血性脑病(hypoxic ischemic encephalopathy,HIE)是指在围产期窒息而导致脑的缺氧缺血性损害。此后,受损大脑区域的血液再灌注又会加重新生儿大脑受到的损害。HIE 可继发于产前、分娩期和产后新生儿发生的缺氧,在足月儿和早产儿中均有可能发生。

一、病理生理学

(一)HIE 的五种病变

(1)选择性神经元坏死。
(2)基底神经节和丘脑的神经元大理石样变性。
(3)大脑矢状旁区神经元损伤。
(4)脑室周围白质软化。
(5)脑水肿。

(二)缺氧造成的主要损伤

大脑和小脑的神经元损伤,脑沟深处的灰质受损。

(三)缺血造成的主要损伤

大脑皮质矢状旁区及其下的白质最易受损。

二、临床表现和诊断

(一)前 72 h 患儿的主要症状表现

主要症状表现有惊厥、意识状态改变、肌张力改变、呼吸不规律、呼吸暂停、拥抱反射减弱或消失、哭声异常、吸吮力弱、瞳孔对光反射改变。60%的 HIE 患儿会发生惊厥,通常在出生后 12~14 h 内发生。足月儿通常表现为肌阵挛发作。

(二)根据 HIE 的严重程度可将其分为三个阶段

(1)轻度:轻度亢奋,易激惹,交感神经兴奋(心动过速,瞳孔扩张),拥抱反射和深部腱反射正常。

（2）中度：嗜睡或伴有短时间的觉醒，肌张力减弱，原始反射改变，副交感神经兴奋（心动过缓，瞳孔缩小，血压降低），可能发生惊厥。

（3）重度：最开始意识状态表现不同，后期发展为昏迷；深部腱反射和拥抱反射抑制，肌张力低，大多发展为惊厥。

（三）诊断性检查

临床上可通过一系列的检查来确诊 HIE 的类型、程度和损伤的位置，包括：头颅超声、脑干听觉诱发电位、MRI、EEG、脑血流量的测定、颅内压以及肌酐激酶监测。

（四）实验室检查

血糖、血钙、血镁，血常规、尿常规，血尿素氮、血清肌酐水平。

三、治疗方法

HIE 患儿通常会有多器官、多系统的症状表现，因此需要团队合作，最好是能在Ⅲ级 NICU 病房进行治疗。

（一）紧急处理、产房复苏

（1）处理严重的、甚至危及生命的心血管系统、呼吸系统、消化系统和肾脏系统的症状表现。

（2）及时识别和控制惊厥的发生以防止颅内压和脑血流量的进一步改变。

（3）处理重点在于消除原始缺氧病因，减轻组织缺氧，促进脑血流灌注，使葡萄糖供给充足。

（二）NICU 治疗

（1）保证通气和灌注。

（2）尽量避免低血压、低氧血症、酸中毒、颅内血流和血压的快速改变，以及严重的呼吸暂停和心动过缓。

（3）避免氧浓度过高（可能会导致脑血管收缩和灌注减少）。

（4）监测和记录患儿的意识状态。

（5）与其他由创伤、感染、中枢神经系统疾病引起的神经功能障碍相区分。

（三）亚低温治疗

亚低温治疗可以起到保护神经、减少组织损伤的作用，尤其推荐用于足月儿中重度 HIE 的治疗。

（1）不管是选择头部降温还是全身降温，都需要在新生儿病房进行，且全程需要医护人员的密切关注。

（2）在患儿进行亚低温治疗之前应由儿科医生或团队来评估该疗法是否适用，目前常用的入选条件包括：① 胎龄≥36 周，未发现重大的先天性疾病或常染色体疾病；② 出生后 6 h 内；③ 评估为中度至重度的 HIE。

（3）亚低温治疗最佳的开始时间是在出生后 6 h 之内，如果在患儿发生惊厥或脑电图发生严重变化之后再开始进行亚低温治疗，治疗效果较差；亚低温治疗通常持续 72 h。

四、护理措施

（一）急性期和亚低温治疗阶段

（1）护理操作和环境引起的压力可能会使患儿的血压和颅内压发生波动，继而加重病情，因此应为患儿提供舒适、安静的环境，护理操作动作轻柔，尽量集中进行。

（2）提供支持性照护，促进患儿舒适。

（3）对昏迷的患儿注意更换体位和保护皮肤。

（4）监测患儿的生命体征、意识状态以及是否发生惊厥。

（二）恢复阶段

（1）持续监测患儿的生命体征。

（2）密切关注患儿的意识状态、肌张力以及是否发生惊厥。

（三）对患儿家庭的支持

（1）告知家长患儿反应差的原因，包括处于镇静状态、意识不清或昏迷。

（2）告知家长患儿可能会有后遗症甚至死亡的危险，帮助其做好心理准备。

（3）给家长提供相关知识和健康教育，主要目的在于促进患儿的健康和生长发育。

五、预后

HIE 患儿的预后取决于脑缺血缺氧和脑损伤的程度。有的患儿可能预后良好，无后遗症发生；有的患儿可能会有后遗症，但是在短时间内不会显现出来；病情较为严重的患儿会表现出严重的神经损伤和后遗症,甚至最终导致死亡。HIE 患儿的后遗症与损伤的位置有关,主要包括发育迟缓、小头畸形、皮质盲以及癫痫。

第六节　新生儿产伤

新生儿产伤(birth injury)是指分娩过程中因机械因素对胎儿或新生儿造成的损伤。在自然分娩中,与产伤发生有关的因素包括:产钳的使用,胎儿体重超过 3500 g,第二产程超过 60 min。在剖宫产中也可能发生产伤,最常见的是软组织损伤,多因子宫壁过薄或术者用力过猛,致使器械划伤胎儿的先露部位。

发生在神经系统的最常见的产伤有头皮产伤、颅内出血、颅骨骨折、脊柱损伤和臂神经丛损伤。

一、头皮产伤

头皮产伤分为产瘤(头皮水肿)、头皮血肿和腱膜下出血。

(一)病理生理学

头皮产伤是因头皮牵拉或外力的作用导致头皮血管破裂破入头皮下、腱膜下甚至骨膜下。

(1)产瘤是由于头皮的外伤造成表浅部位的出血性水肿,通常发生于头位分娩过程中,临床上不需要特殊治疗,通常在出生数天后可自行吸收。

(2)头皮血肿较常发生于使用产钳助产的婴儿,它可以发生于颅骨任何部位,但只局限于单一骨缝内,不会超越头骨中线,大部分血肿在几周内自然消失,少部分会有钙化情形发生。

(3)腱膜下出血是新生儿最严重的头皮产伤类型,发生原因是由于胎头在通过骨盆腔时,受到外力的压迫和拖拉造成的。当血液流入腱膜和骨膜之间的区域时,这片区域的容量会迅速扩张到 260~280 mL。它可能合并大量出血造成休克死亡。触诊时有波动感,临床上需观察有无大量失血、黄疸等并发症发生。

(二)临床表现和诊断

头部可触诊到球状或隆起的有波动感的肿块,通常在出生时即可发现,在出生后 1~3 h 内肿块可能会持续增大,常伴随局部触痛阳性。具体症状可包括:贫血、低血容量、面色苍白、低血压、心动过速、呼吸过速、肌张力低或其他休克症状。血常规可表现为红细胞比积、血小板、凝血因子迅速下降。

（三）治疗及护理

(1) 快速识别。

(2) 监测患儿的心率、血氧饱和度、血压和呼吸频率。

(3) 补液治疗,维持血容量,必要时输血。

(4) 保证热量摄入充足。

(5) 建立中心静脉导管。

（四）预后

如果患儿安全度过了急性出血期且没有发生 HIE,血肿或水肿通常在产后 2~3 周便可自行吸收。导致患儿死亡的主要原因是患儿并发了 HIE。

二、颅内出血

新生儿发生颅内出血的主要类型包括:IVH,自发性蛛网膜下腔出血,硬膜下出血和小脑出血。发生后三种颅内出血的主要原因是出生时产伤和缺氧。

（一）自发性蛛网膜下腔出血

自发性蛛网膜下腔出血(primary subarachnoid hemorrhage,SAH)是新生儿颅内出血最常见的类型,通常与出生时严重的窒息和产伤相关。

1. 病理生理学

在新生儿中,SAH 通常是静脉血,而在儿童和成人中则多为动脉血。主要受外力作用和缺氧的影响,桥静脉和破裂的血管中的血液进入蛛网膜下腔。

2. 评估

评估患儿在围产期是否有以下情况发生:产伤、产程延长、难产、脑组织缺血缺氧。自发性蛛网膜下腔出血有时是在腰穿过程中发现的,表现为脑脊液中有血。

3. 临床表现和诊断

有些患儿可无明显症状表现。足月儿在出生后 2~3 天时会有惊厥发作,早产儿则会表现为呼吸暂停。当出血量较大时,患儿的情况会迅速恶化甚至死亡。

临床上通常通过 MRI 和 CT 来确诊,超声检查结果并不准确。

4. 治疗方法

对于易发生 SAH 的高危儿需密切关注其有无意识状态改变、反应差、惊厥等表现。如果患儿发生惊厥,需给予抗惊厥药物对症治疗。临床上主要是以对症治疗为主。

5. 预后

SAH 是一种自限性疾病,大多预后较好;然而,对于 SAH 较为严重的患儿可能会存在后遗症,有时会出现脑积水。

(二)硬脑膜下出血

硬脑膜下出血(subdural hemorrhage,SDH)主要是分娩时的产伤使横跨硬膜下腔的动静脉窦撕裂、出血所致。在新生儿中的发病率较低。

1. 评估

(1)围产期病史:是否为急产、难产或产程延长,是否使用产钳,是否是早产、头盆不称、巨大儿,臀位情况。

(2)偶尔可伴有头皮血肿,巩膜下、结膜下或视网膜出血,颅骨骨折。

2. 临床表现和诊断

(1)患儿出血量较少时可无明显症状表现,或仅表现为激惹。

(2)如果患儿出血量增多,在出生前两天可表现为局灶性癫痫;出生后表现为轻偏瘫;双侧瞳孔不对称,对光反应迟钝;囟门饱满;心动过缓、呼吸不规则。

(3)如果血肿持续存在,患儿在出生后第 4 周至第 6 个月时会表现出头围增大、喂养困难、发育不良、意识状态改变,甚至会出现因慢性硬膜下积液而引起的癫痫发作。

(4)SDH 可由 MRI 或 CT 检查诊断。

3. 治疗

主要观察患儿的意识状态和神经系统表现,如果出现惊厥需及时对症处理治疗。

如果患儿出血量较大,血液积聚在后颅窝,则需进行开颅手术引流血液,降低颅内压。

4. 预后

SDH 患儿的预后主要取决于出血的位置和血量。没有明显症状表现或只表现为短暂的惊厥发作的患儿通常预后较好,严重出血者死亡率可高达 45%。

(三)新生儿颅内出血的护理

(1)遵照神经系统疾病的一般护理常规。

(2)保持患儿绝对安静,治疗和护理操作集中进行,避免引起患儿烦躁,加重出血,必要时可遵医嘱给予镇静剂。

(3)病情观察:

① 意识和精神状态的观察:注意有无烦躁不安、反应迟钝、嗜睡或昏迷现象。

② 观察瞳孔和各种反射:瞳孔大小不等、边缘不规则表示颅内压增高;双侧瞳

孔扩大,对光反应和各种反射均消失,表示病情危重。

③ 囟门的观察:前囟饱满时提醒颅内压增高,颅内出血量大。

④ 生命体征的观察:密切观察患儿的体温、呼吸、血氧饱和度等情况。

(4)健康教育。住院时向家属讲解颅内出血的严重性以及可能出现的后遗症,使家属做好心理准备;同时给予安慰,缓解家属焦虑和紧张的情绪。临床上一旦发现患儿有脑损伤,应尽早指导家长开始早期功能训练和智能开发,鼓励家长对患儿进行长期治疗和随访,提升患儿的生存质量。

三、新生儿脊髓损伤

新生儿脊髓损伤是指在分娩过程中,脊柱由于过度的牵拉、旋转和扭转而发生的脊柱骨折或脊髓损伤(可伴有血肿形成)。

(一)临床表现和诊断

(1)脊髓休克:肌张力减退、四肢无力、感觉缺失、腹肌松弛、腹式呼吸、霍纳综合征(上睑下垂,无汗,少尿)。

(2)患儿可出现反常呼吸运动。

(3)神经功能受损的程度在脊髓休克症状消失和血肿吸收之后才能准确评估判断。

(4)脊髓超声、CT 和 MRI 检查可以确定脊髓损伤的程度和范围。

(二)治疗及护理

(1)对症处理和积极治疗相关并发症,如窒息、出血和休克症状。

(2)观察患儿的呼吸情况,颈椎中上段和脑干部位损伤的患儿可能需要辅助通气;观察患儿有无呼吸道感染和肺炎的症状。

(3)保护瘫痪部位的皮肤。

(4)对于肠道功能和膀胱功能受损的患儿,根据情况使用开塞露纳肛促进排便或留置导尿管。

(5)后期需要多学科团队的合作和治疗。

(三)预后

脊髓损伤患儿的预后取决于受损的部位和程度,但总体来说预后较差,很多患儿在出生后不久便会死亡。幸存下来的患儿通常会有不同程度的残障、呼吸问题以及肠道和膀胱功能的障碍。

四、周围神经损伤

周围神经损伤是在外力作用的情况下，神经组织过度拉伸、压迫、扭曲或分离造成的，可以发生在出生前、分娩期间和出生后，多发生于足月儿和过期产儿。发生周围神经损伤较常见的部位有桡神经、正中神经、坐骨神经、面神经、膈神经和臂丛神经。

（一）桡神经损伤

通常是由于臀位分娩时肱骨骨折或子宫内压迫手臂而造成的神经损伤。症状表现为手腕下垂，但握持反射正常。可在数周至数月内自行恢复。

（二）正中神经和坐骨神经损伤

通常是由于产后医源性事件造成的损伤。

1．正中神经损伤

正中神经损伤可能是在患儿桡动脉或肱动脉穿刺时造成的损伤，主要症状为大拇指力量减弱和无名指弯曲。

2．坐骨神经损伤

坐骨神经损伤主要是由于肌肉注射时注射部位错误或是高渗溶液注入臀部肌肉引起的局部缺血而造成的永久性损伤，主要症状为外展肌和远端关节的活动障碍。

（三）面神经麻痹

新生儿面神经麻痹通常是由于在分娩过程中产钳使用不当，或新生儿在通过母亲骶骨岬部位时受到长时间的压迫，或是胎儿在宫内胎位不正受到压迫而造成的。

在诊断时应注意将其与莫比斯综合征相区分，后者是一种十分罕见的先天性神经疾病，主要表现为患者的面部神经彻底瘫痪。

1．临床表现

新生儿面神经麻痹的临床表现各异，主要取决于损伤的部位是在中枢神经还是周围神经，或者是周围神经支。

（1）完全性周围神经损伤：单侧不能闭眼或张口，哭闹时患侧嘴唇不下垂，额头无皱纹，患侧鼻唇沟消失，喂奶时可有奶液漏出。

（2）中枢神经损伤：患侧面部下半部痉挛性麻痹，不累及前额和眼睛。

（3）周围神经损伤：前额、眼睛和下面部出现不同程度的麻痹，主要取决于受损的神经支。

2．预后

几乎所有的患儿可在出生后 1～4 周内自行恢复。

（四）膈神经麻痹

膈神经麻痹是由于膈神经受损,神经冲动被阻断而产生的一侧或两侧的膈肌麻痹上抬,运动障碍。通常是由于 C3、C4 神经根损伤,主要发生于经自然分娩的过期产儿,肩位、臀位、产程延长和难产的新生儿。

1．临床表现

(1) 呼吸困难。

(2) 反复出现的发绀。

(3) 呼吸时主要以胸式运动为主,腹部几乎不参与呼吸运动,与正常的新生儿呼吸运动相反。

(4) 如果双侧神经均损伤或发生完全撕脱,则患儿在出生时即表现出严重的呼吸困难。

2．治疗方法

(1) 吸氧以满足机体氧气需求。

(2) 患儿呼吸困难症状严重时,可行正压辅助通气。

(3) 将患儿置于患侧卧位。

(4) 在患儿呼吸困难症状改善之前避免经口喂养。

(5) 如果患儿情况没有好转或在出生后 4～6 周仍需要呼吸机辅助通气,则可考虑手术切除膈肌。

3．预后

患儿通常在出生后 6～12 个月可恢复,尽管这些患儿在临床上没有症状表现,但是通过影像学检查仍可观察到膈肌的异常运动。

（五）臂丛神经损伤

臂丛神经是由 C5～C8 与 T1 神经根组成,由于产伤可使神经鞘水肿、出血甚至神经根撕脱,可能会合并锁骨骨折。主要发生于经自然分娩的过期产儿,肩位、臀位、产程延长和难产的新生儿。

1．临床表现

臂丛神经损伤的临床表现主要取决于损伤的位置和程度。

(1) 上臂丛神经根损伤(C5～C7):主要牵涉肩膀和上臂,三角肌、冈上下肌、肩胛提肌、大小菱形肌、桡侧腕屈肌、旋前圆肌、肱桡肌、旋后肌等,出现瘫痪或部分瘫痪。肩关节不能外展与上举,肘关节不能屈曲,腕关节虽能屈伸但肌力减弱,前臂旋转障碍,上肢伸面感觉大部分缺失。

（2）下臂丛神经根损伤（C8～T1）：主要表现为手和臂内侧感觉过敏或感觉缺失，手无力，继而瘫痪。骨间肌、小鱼际肌、尺侧腕屈肌和指屈肌萎缩。常伴霍纳综合征。

（3）全臂丛损伤（C5～T1）：表现为整个上肢呈迟缓性麻痹，各关节不能主动运动，但被动运动正常。无深部腱反射，拥抱反射不能引出。

2. 治疗方法

（1）保护患侧手臂，直至局部水肿和疼痛消退。

（2）使手臂保持放松，不需要用夹板固定。

（3）评估是否有并发症的发生：骨折，继发于膈神经麻痹的呼吸困难。

（4）在水肿消退后7～10天，开始进行物理康复训练。在完全康复前，通常需要数个月的物理治疗训练和按摩康复。

3. 预后

患儿的预后取决于损伤的位置和严重程度。有65%～95%的患儿可在4个月至3岁期间恢复，全臂丛损伤的患儿可能会出现持续的功能缺陷：肩关节及肘部、前臂的活动严重受限，手无力。

参 考 文 献

［1］ Goetzinger K R,Stamilio D M,Dicke J M,et al. Evaluating the incidence and likelihood ratios for chromosomal abnormalities in fetuses with common central nervous system malformations[J]. American journal of obstetrics and gynecology,2008,199(3):285.

［2］ Wilde J J,Petersen J R,Niswander L. Genetic, epigenetic, and environmental contributions to neural tube closure[J]. Annual review of genetics,2014,48:583-611.

［3］ Kenner C. Comprehensive neonatal nursing care[M]. New York:Springer Publishing Company,2019.

［4］ Volpe J J,Kinney H C,Jensen F E,et al. The developing oligodendrocyte:key cellular target in brain injury in the premature infant[J]. International Journal of Developmental Neuroscience,2011,29(4):423-440.

［5］ Levene M I,Chervenak F A. Fetal and neonatal neurology and neurosurgery[M]. London:Elsevier Health Sciences,2009.

［6］ Stoll C,Dott B,Alembik Y,et al. Associated malformations among infants with neural tube defects[J]. American Journal of Medical Genetics Part A,2011,155(3):565-568.

［7］ Martin R J,Fanaroff A A,Walsh M C. Neonatal-perinatal medicine:diseases of the fetus and infant[M]. St Louis:Elsevier/Mosby,2011.

［8］ Ballabh P. Intraventricular hemorrhage in premature infants:mechanism of disease[J]. Pediatric research,2010,67(1):1－8.

［9］ Takenouchi T,Perlman J M. Intraventricular hemorrhage and white matter injury in the preterm infant［M］//Neurology:Neonatology Questions and Controversies. 2nd ed. Philadelphia:WB Saunders Co,2012:27－45.

［10］ 张玉侠.实用新生儿护理学［M］.北京:人民卫生出版社,2015.

［11］ 邵肖梅,叶鸿瑁,丘小汕.实用新生儿学［M］.北京:人民卫生出版社,2019.

［12］ 李竹,Berry R J,李松,等.中国妇女妊娠前后单纯服用叶酸对神经管畸形的预防效果［J］.中华医学杂志,2000(7):9－14.

［13］ 章乐,曹敏恺,蒋犁.中国人群早产儿脑室周围白质软化危险因素的 meta 分析[J].临床儿科杂志,2011(1):81－85.

［14］ 邵肖梅.新生儿缺氧缺血性脑病的诊治进展及相关问题[J].临床儿科杂志,2007(3):179－182.

［15］ 王慧,罗蓓,童笑梅.新生儿产伤发生率及高危因素的单中心研究[J].中国当代儿科杂志,2019(3):249－252.

［16］ 蔡清,薛辛东,富建华.新生儿缺氧缺血性脑病研究现状及进展[J].中国实用儿科杂志,2009(12):968－971.

（锁彤晖　周维涛）

第四章　消化系统

第一节　消化系统解剖生理特点

一、消化系统的胚胎发育

消化系统包括消化管和消化腺,通常在妊娠的第 3 周至第 4 周开始发育,并且在第 20 周时基本发育完成。胚胎发育到第 20 天时,由于胚胎头尾向和侧向折叠,扁平的胚盘卷成圆筒形,内胚层卷入筒状的胚体内,成一盲管,形成原始的消化管。消化管被分为三个区域:前肠、中肠和后肠。

前肠演化成咽、食道、胃、肝、胆囊、胰腺和十二指肠近端,其血液供给主要来自腹腔动脉。与前肠发育异常有关的消化系统畸形包括:食道闭锁、气管食管瘘、幽门狭窄、十二指肠闭锁或狭窄、胆道闭锁、环状胰腺。

中肠演化成十二指肠远端、空肠、回肠、阑尾、升结肠和横结肠,其血液供给主要来自肠系膜上动脉。与中肠发育异常有关的消化系统畸形包括:脐膨出、腹裂、脐疝和肠扭转不良。

后肠是横结肠远端、降结肠、直肠和泌尿生殖窦的前体,其血液供给主要来自肠系膜下动脉。与后肠发育异常有关的消化系统畸形包括:尿直肠隔序列征、肛门闭锁、肛门发育不全、先天性巨结肠。

二、消化系统的生理发育特点

消化系统吸收、消化和分泌的功能从胎儿时期便开始发育,并在出生后逐渐发育成熟。在 33～34 孕周时,胎儿已经可以耐受肠内营养。出生后影响新生儿消化系统发育和功能的因素包括:遗传因素、开奶的时间、喂养的方式、喂养食物种类、激素调节机制。

（一）胎粪

胎粪一般在胎龄 10～12 周出现，在胎龄 16 周时进入结肠。在妊娠中期的羊水中可以发现少量胎粪，直到胎龄 20～22 周时肛门括约肌功能发育，胎粪才不会进入羊水中。

在新生儿出生后，胎粪的排出是启动肠道功能的一个必要步骤。胎粪中包含羊水、黏液、胎毛、胆汁以及从皮肤和消化道脱落的细胞。大多数健康的足月新生儿在出生后 12 h 内排出胎粪，或可延迟至 12～24 h，极少数在 24～48 h 才开始排便；有消化系统疾病、无法耐受肠内喂养的早产儿则需要更久的时间来完成胎粪的排出。

（二）吞咽动作

吞咽动作一般在 10～14 周胎龄的时候出现，在胎龄第 16 周时，胎儿每天可以吞咽下 2～6 mL 的羊水，足月的时候可以增加到每天 500～1000 mL。在此期间，吞咽的液体有 20% 是肺液，如果胎儿无法吞咽足够的羊水，会导致羊水过多和消化道感染。

通常情况下，吞咽动作在 28～30 周时就已经趋于成熟，呕吐反射在 18 周胎龄时已经出现，直到 34 周时才发育完全。

（三）吸吮动作

吸吮 - 吞咽 - 呼吸这一系列动作在 28 周胎龄时即已出现，然而只有当这三个动作同时协调进行时才可以保证新生儿安全地进行经口喂养。吸吮动作可以刺激消化系统调节肽的分泌，促进胃排空。

吸吮 - 吞咽动作额发展有以下几个阶段：

（1）27～28 周：出现有节律的非营养性吸吮。

（2）33～34 周：不规则的快速低压吸吮。

（3）34 周以后建立吸吮 - 吞咽模式，吸吮和吞咽比率达 1∶1，吸吮 - 吞咽的速率逐渐加快，每次吸吮奶量逐渐增多。

（4）40 周左右吸吮功能达到成熟。

（四）食管蠕动

食管本身并没有任何的消化作用，其主要功能只是将食物从咽喉传递到胃中。当食物进入咽喉时会触动吞咽反射动作，食管蠕动以将食物推入胃中。

在食管和胃的交界处有食管下括约肌，其主要作用是防止胃内容物反流至食管中。新生儿食管下括约肌较短,张力不够,容易发生反流。食管下括约肌的肌张力会在胎儿出生一周后迅速增加,并在 6～12 月龄期间发育成熟。

(五)胃排空

新生儿胃排空通常会有延迟,尤其是在出生后 3 天之内。影响胃排空的因素包括:

(1) 肌张力:肌张力低会延迟排空。

(2) 幽门括约肌张力。

(3) 胃内有羊水存在。

(4) 胃泌素水平:升高时会导致排空延迟。

(5) 激素水平。

营养物质的种类也会影响胃排空的时间:

(1) 碳水化合物:促进胃排空。

(2) 脂肪:胃排空时间延长。

(3) 中链甘油三酯(MCT)比长链甘油三酯(LCT)所需要的胃排空时间短。

(4) 母乳所需要的胃排空时间是配方奶的一半。

(5) 高热量的配方奶比正常的配方奶所需要的胃排空时间长。

(六)肠道蠕动

肠道通过蠕动将食物由胃推动至小肠内,当食物进入到小肠内,肠道蠕动会更加活跃以促进食物的消化和吸收。早产儿小肠的肌肉发育和运动机制都不成熟,导致肠蠕动不规则。不规则的肠道蠕动会导致:

(1) 吸收功能下降。

(2) 食物转送时间增长。

(3) 在回肠和结肠的转运速度加快。

早产儿的小肠结构和功能发育不完善,不能有效吸收和利用营养物质;随着年龄的增加,小肠绒毛和上皮细胞的数量也随之增加,从而促进了对营养的吸收。出生后肠内营养进一步促进了小肠上皮细胞的增生,也刺激了脂肪酶、淀粉酶、胰蛋白酶的产生。初乳和母乳具有促进小肠表面细胞成熟的作用,而缺血、缺氧和感染等因素则有抑制作用。

第二节　消化系统的评估

一、消化系统的产前评估

消化系统产前评估的重点是回顾家族是否有遗传或先天性消化道畸形的病史。一些消化系统的疾病与常染色体遗传或单基因缺陷有关，或者是作为多系统疾病中的一部分存在。常见的疾病包括：

（1）Apert 综合征：腭裂，幽门狭窄。

（2）13－三体综合征：唇裂，腭裂，脐膨出，肠扭转不良。

（3）21－三体综合征：肛门闭锁，气管食管瘘伴食管闭锁，十二指肠闭锁，先天性巨结肠。

（4）囊性纤维化：约有 95% 的患儿会发生胎粪性肠梗阻。

产前评估最好的方法是在孕中期和孕晚期的时候行超声检查。超声检查可用于：

（1）观察腹壁发育情况。

（2）观察胃和肠管扩张情况。

（3）观察是否有囊性异常回声。

（4）如果能观察到胎儿面部，应注意是否有唇裂或其他面部畸形。

（5）若出现羊水过多，则可能提示胎儿存在消化系统梗阻。

二、消化系统的产后评估

在对新生儿进行消化系统的评估时，应特别注意三个可能提示消化道梗阻的征象：持续呕吐、腹胀、胎粪排出失败。

当患儿持续呕吐时，应注意观察呕吐物的性状，以判断梗阻的位置。当呕吐物呈胆汁样时，则梗阻位置可能位于法特氏壶腹的远端；当呕吐物不呈胆汁样时，则梗阻可能位于法特氏壶腹的近端。

若患儿在出生后 48 h 仍未排出胎粪，则可能提示肠梗阻。

三、消化系统的体格检查

（一）视诊

在消化系统的体格检查中，很多疾病通过肉眼即可清楚辨别和诊断，如：

（1）口腔-面部结构：观察位置、大小、形状、对称性，嘴唇、腭部是否完整。

（2）腹部：观察腹部的轮廓、颜色、对称性和完整性，如果患儿腹壁可以观察到肠型和蠕动波，且伴随呕吐和腹胀，则可能提示梗阻；观察脐带的大小、形状和位置是否正常。

（3）肛门：检查新生儿是否存在肛门以及位置是否正常，观察会阴区域是否有瘘管。

（二）听诊

肠鸣音是腹部听诊时的一个重要检查项目之一。新生儿在刚出生时是没有肠鸣音的，然而随着新生儿吞咽空气和胃肠道运动的激活，在出生后 30 min 即可听到肠鸣音。在听诊肠鸣音时应注意以下现象：

（1）肠鸣音正常：正常情况下，肠鸣音每分钟 4～5 次，其频率、声响和音调变异较大。

（2）肠鸣音活跃：肠鸣音达每分钟 10 次以上，但音调不特别高亢，称为肠鸣音活跃。

（3）肠鸣音亢进：如次数多且肠鸣音响亮、高亢，呈高调金属音，称为肠鸣音亢进，见于机械性肠梗阻。

（4）肠鸣音减弱：各种原因导致肠壁肌肉劳损，肠蠕动减弱时，肠鸣音亦减弱、减少，可能数分钟才听到一次，称为肠鸣音减弱。

（5）肠鸣音消失：如持续听诊 3～5 min 未听到肠鸣音，称为肠鸣音消失，见于急性腹膜炎或麻痹性肠梗阻。

（三）触诊

触诊最好在新生儿出生后 24 h 内、安静平卧时进行，因为此时新生儿的腹壁肌肉最松弛。使用指腹进行触诊，保持双手温暖以减少对新生儿的刺激。

1. 肝部触诊

将食指放在右腹股沟区域，缓慢向上推进，直到触碰到肝缘。

（1）正常表现：肝脏紧实，但不坚硬，肝缘应当在右侧肋缘下 1～2 cm 处。

（2）异常表现：肝脏坚硬、肝缘扩大。当新生儿的肝缘长于 3.5 cm 时，应当考虑肝脏肿大,肝脏肿大常见的原因是感染和胆道梗阻。

2. 脾脏触诊

脾脏触诊与肝脏触诊的方法类似,但在正常情况下脾脏是无法触及的,即使触到了脾脏也应当只有小拇指大小。

3. 肾脏触诊

肾脏通常在脐以上的侧腹区域,足月儿的肾脏通常有 4.5～5 cm 长。肾脏触诊的方法如下:

(1) 双手触诊:一只手托起后背,支撑起侧腹区域,另一只手的大拇指或手指在对应区域缓缓向前移动。

(2) 单手触诊:一只手托起后背,支撑起侧腹区域,同时用这只手的大拇指在对应区域缓缓向前移动。

四、消化系统评估时的相关发现

(一) 呼吸系统疾病

(1) 患有气管食管瘘的患儿口腔分泌物过多或吸入胃内容物导致呼吸困难。

(2) 腹胀会影响膈肌的运动,继而导致呼吸运动受阻。

(3) 腭裂的患儿舌头会向后坠入咽下,导致气道梗阻。

(二) 黄疸

由于胆道闭锁、先天性巨结肠、肠闭锁和胎粪性肠梗阻等问题而引起的胆红素排出受阻。

第三节　消化系统疾病诊断性检查

当怀疑新生儿有消化系统疾病时,可以借助多种检查来确诊,包括影像学检查、超声检查、实验室检查等。

一、影像学检查

临床上常用的影像学检查包括胸腹部平片和消化道造影。

（一）胸腹部平片

X 光片对于诊断消化道梗阻具有较高的临床价值。在新生儿出生 30 min 后，胃内应可见空气；3～4 h 后，小肠内应可见空气；6～8 h 后，整个结肠和直肠内应可见空气存在。当患儿出现消化道梗阻时，梗阻部位的远端没有空气存在。然而，患儿会持续吞咽空气，继而导致梗阻部位的近端空气聚积，肠管扩张。关于疾病的诊断和摄片体位之间的关系如下：

（1）食管闭锁和小肠闭锁：拍摄平片时通常为患儿摆直立位。

（2）肠梗阻：侧位平片可以用于观察患儿直肠中的空气。

（3）坏死性小肠结肠炎或胃穿孔：患儿取左侧卧位时可以用于判断腹腔内游离空气的多少。

（二）上消化道造影

上消化道造影有助于诊断幽门狭窄和肠扭转不良，但是在诊断胃食管反流症时并不可靠。患儿行上消化道造影的步骤大致如下：

（1）患儿在行检查前应禁食 4～6 h。

（2）通常选用钡餐作为造影剂，患儿通过口服造影剂或用胃管将造影剂注入消化道后，再通过 X 射线透视进行检查。

（3）整个过程约需要 4 h，主要取决于小肠的蠕动情况。

（三）下消化道造影

下消化道造影通常用于诊断肠扭转不良、先天性巨结肠、胎粪性肠梗阻和胎粪阻塞综合征。患儿行下消化道造影的步骤大致如下：

（1）检查通常使用钡餐作为造影剂，通过灌肠将造影剂注入患儿消化道内。

（2）检查前通常无需特殊准备。

（3）术后可使用温盐水进行灌肠来清除残留钡剂和滞留的空气。

二、超声检查

超声诊断是利用回声原理，由超声诊断仪向人体发射超声束，超声束进入体内遇到不同声阻抗的两种组织（介质）的交界面（界面），即有超声反射回来，由仪器接收后显示于屏幕上，形成图像，供临床诊断。在患儿的肝内或肝外胆道扩张时，可以借助超声检查来判断患儿有无幽门狭窄和胆道闭锁。

三、实验室检查

（一）胃内容物

临床上通常利用胃管抽吸出胃内容物以测定 pH 值。实验室至少需要 1 mL 的胃内容物才可以完成检测。

（二）APT 试验（碱变试验）

临床上常用于鉴别胎儿出血是自身原因还是由于吞下了来自母体的血液。

（三）大便培养

常用于判断血性腹泻的患儿是由于肠黏膜损伤还是肠道感染。通常从患儿的尿布中获得样本送至实验室检查。

（四）大便隐血试验

隐血试验是一种快速且便捷的检测患儿大便中是否有血的方法，主要用于检测肉眼不可见的少量的出血。

（五）食管 24 h pH 监测

食管 24 h pH 监测是诊断胃食管反流症的"金标准"，检查方法如下：

（1）将一根细小的可以监测食管内实时 pH 值的探针置于食管远端。

（2）该探针可以记录食道处于酸性环境下的时间。具体监测内容包括时刻、持续时间、反流发作的频率、最长持续的时间以及患儿在 24 h 内发生反流的时间占比。

（3）监测的结果可能受婴儿的体位、活动以及喂养的频率和食物种类的影响。

（4）护士在此过程中的职责是记录患儿体位改变的时间、喂养的时间以及喂养的食物、喂养的药物（如有）。

（六）胃食管同位素闪烁扫描

可测出食管反流情况，并观察食管廓清能力和胃排空能力。

第四节 消化系统疾病常见护理措施

一、胃肠减压

新生儿行胃肠减压的主要目的是防止误吸、减轻胃肠道内压力和腹胀的程度，以及防止穿孔。具体护理措施如下：

（1）将鼻胃管或口胃管的末端连接到负压吸引盘。

（2）保持导管通畅，以确保持续负压吸引。

（3）及时、准确地记录引流液体的颜色及性状。

二、维持水电解质平衡

新生儿呕吐、腹泻、胃液引流过多时可能会造成脱水、低血容量和电解质失衡。此时需要通过液体疗法来维持水电解质平衡。

（1）维持液体量：前 24 h 按 60～80 mL/kg 补充液体，此后每天增加 10 mL/kg 或增加至 120～160 mL/(kg·d)。

（2）监测患儿尿量：正常情况下患儿的尿量应在 1～2 mL/(kg·h)。

对于钠离子和钾离子丢失风险较高的患儿，应适当地补充钠离子和钾离子：钠离子补充 2～3 mEq/(kg·d)；钾离子补充 2 mEq/(kg·d)。

胃肠道液体丢失可导致代谢性碱中毒、代谢性酸中毒和呼吸性酸中毒：代谢性碱中毒与幽门狭窄和高位空肠梗阻导致的胃酸丢失有关；代谢性酸中毒与小肠远端梗阻导致的大量碱性消化液丢失有关。

三、体温调节

对于有腹壁缺损的患儿，应注意保暖以维持正常体温：

（1）监测热量丢失，尤其是肠管暴露在外的腹壁缺损的患儿。

（2）提供外部热源，置于暖箱保暖，包裹头部以减少热量丢失，每小时监测一次体温。

四、体位管理

使患儿头部适当抬高可以减少胃内容物的反流：

（1）对于有气管食管瘘的患儿,将头部适当抬高可以减少胃内容物通过瘘管反流。

（2）对于有胃食管反流症的患儿,将头部抬高可以减少反流。

五、预防感染

（1）严格执行消毒隔离制度。

（2）严密观察患儿是否有感染指征。

（3）有指征时可预防性使用抗生素。

六、疼痛管理

疼痛被认为是人体第五大生命体征,即使新生儿不会用语言表达疼痛,临床上也应当对患儿的疼痛进行评估和干预,尤其是术前和术后疼痛的管理。运用有效、适合患儿的疼痛评估工具尤为重要。应当每隔一段时间或在应用镇痛措施后评估患儿的疼痛,来判断镇痛措施是否有效。

非药物镇痛措施包括袋鼠式护理、安抚奶嘴、微量糖水舌尖滴入、音乐疗法。

镇痛药物包括阿片类药物,如吗啡和芬太尼。

七、营养

因为消化系统的患儿常在术前禁食,并且在术后数天才能经口喂养,因此为患儿术前和术后提供充足的热量十分重要。通常采用富含热量的胃肠外营养经外周静脉或中心静脉输注来满足患儿的代谢和营养需求。当由胃肠外营养转为经口喂养时,需要注意以下事项：

（1）应从成分简单、低敏的配方奶开始喂养,或者行母乳喂养配合胃肠外营养。

（2）少量多次喂养,在患儿可耐受的范围内逐步加量。

（3）患儿喂养不耐受的症状包括呕吐、腹泻、腹胀或大便中有不消化奶瓣。

八、术前、术后护理

（一）术前护理常规

（1）补充丢失液体量。

（2）胃肠减压。

（3）维持正常体温。

（4）保证充足的氧合、通气，维持酸碱平衡。

（5）保证足够的热量供给。

（6）预防感染。

（7）疼痛管理。

（二）术后护理常规

（1）保持皮肤完整性。

（2）为有造口的患儿行造口护理。

（3）监测并发症的发生，如感染、水电解质失衡、呼吸困难、伤口破裂、疼痛、短肠综合征、腹膜炎和肠梗阻。

九、提供家庭护理

消化系统疾病的患儿，尤其是那些先天性消化系统畸形的患儿，其家属常常沉浸在一种悲伤、失落、内疚的情感里，这时医护人员的沟通和安慰能起到很大的作用。在这种情况下，护士可以：

（1）为患儿家庭提供有关疾病、预后和家庭照护的相关知识。

（2）加强与家庭成员的沟通，尽可能为他们提供帮助，为患儿家庭提供一个支持的环境。

（3）鼓励家长参与到患儿的照护和护理中来，如皮肤接触、换尿布和喂奶。

（4）在患儿出院前给家长进行出院宣教，使家庭为患儿的出院做好准备，并告知家属应定期随访。

第五节　新生儿唇腭裂

　　唇腭裂是口腔颌面部常见的先天性畸形。唇裂（cleft lip）是上唇部的先天性裂，腭裂（cleft palate）不仅有软组织畸形，大部分腭裂患者还可伴有不同程度的骨组织缺损和畸形，在吮吸、进食及语言等生理功能方面的障碍远比唇裂严重。唇裂和腭裂可单独发生，也可同时发生（图 4-5-1）；发生时可以是单侧的，也可以是双侧的（图 4-5-2）。最严重的情况是双侧唇裂和双侧腭裂同时发生。

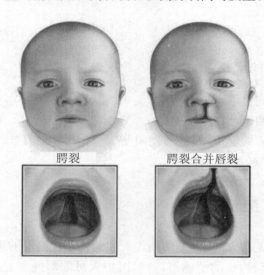

腭裂　　　　　　　　　腭裂合并唇裂

图 4-5-1　腭裂及腭裂合并唇裂

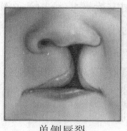 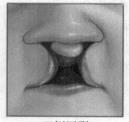

单侧唇裂　　　　　　　　双侧唇裂

图 4-5-2　唇裂

一、病理生理学

正常的胎儿胎龄 5 周以后,胚胎端原始口腔周围的 5 个突起开始逐渐互相融合形成面部,如未能正常发育便可发生畸形,包括唇裂和腭裂。当唇裂和腭裂同时发生时,第二种裂发生的原因很可能是因为第一种裂的存在而使后续的闭合困难。

与唇腭裂发生的母亲相关性危险因素包括抽烟、酗酒、糖尿病、维生素缺乏症/维生素中毒、流感和发热。孕妇在产前接触的某些药物也可能导致唇腭裂,这些药物包括苯二氮草类、苯妥英钠、阿片类、青霉素、水杨酸类、可的松和大剂量的维生素 A。在妊娠期服用叶酸的孕妇可以将胎儿患唇腭裂的概率降低三分之一。

二、治疗

针对唇腭裂患儿的治疗除了面部畸形的外科手术修复外,还包括通过询问病史确定病因,以及对患儿家庭的心理护理和情感上的支持。

外科手术修复的目标主要包括减小对上颌骨生长发育的影响、降低牙齿发育畸形的概率以及促进语言功能的正常发育。

唇裂修复手术可以在患儿 3 个月的时候进行,腭裂修复手术往往延迟进行,使腭突进一步向内侧移动。通常在患儿 14~16 个月时进行硬腭的修复;软腭的修复则更迟,通常在 18 个月时进行。如果需要进一步的面部美容整形,一般需等到患儿 12 岁时。

患有唇腭裂的患儿无法创造出口腔内真空的环境,在经口进行喂养时家长和护士可应用一些小技巧来帮助喂养:

(1) 可用一只手轻轻捏住患儿两侧的脸颊使裂缝暂时闭合。

(2) 喂养时将患儿置于直立位或半直立位。

(3) 可使用辅助工具或唇腭裂患儿专用奶嘴(图 4-5-3)进行喂养。

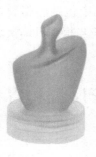

图 4-5-3　唇腭裂患儿专用奶嘴

（4）腭裂患儿吸吮能力差，进食容易疲劳，可以采取"少量多次"的方式喂养，减少单次喂养的时间。

（5）可在医生护士或母乳喂养指导师的帮助下进行母乳喂养。

三、护理措施

（一）合理喂养

定期测量体重，注意生长发育是否符合同龄儿水平。吸吮困难者用滴管或唇腭裂患儿专用奶嘴喂养。

（二）维持体温稳定

体温保持在正常范围内，避免上呼吸道感染。

（三）局部护理

随时清洁口、鼻腔，尤其是进食后，保持局部清洁，无湿疹、炎症，无局部皮肤完整性受损的表现。

（四）预防感染

保持面部清洁，避免湿疹及口炎等。

四、预后

虽然唇腭裂患儿的整体预后较好，没有生命危险，但是这类患儿往往存在语言发育迟缓、相关听力障碍和口腔问题（包括咬合不正、牙齿不规则和龋齿），并且需要密切随访。

约有300种疾病的症状表现中包括唇腭裂，但在早期可能不会被诊断出来。对于伴有其他不同症状的患儿，应当根据具体疾病来判断其预后情况。

第六节　胃食管反流和胃食管反流性疾病

胃食管反流（gastroesophageal reflux，GER）是指胃内容物逆行进入食管的一种生理性状态；胃食管反流症（gastroesophageal reflux disease，GERD）则是指胃内容物反流至食管,并可导致食管组织损害的疾病。多见于小于 32 周的早产儿。

一、病理生理学

胃靠近食管的一端开口称为贲门,胃贲门左侧,食管末段左缘与胃底所成的锐角称为贲门切迹,也叫 HIS 角。

早产儿胃部的 HIS 角度数减小,胃内容物反流至食管的概率增加。通常情况下,食管远端的压力比食管近端和胃内压力要大,从而阻止胃内容物反流,然而在早产儿中,食管内压力常低于胃内压力,便会导致反流。此外,早产儿的食管下括约肌较为松弛,也会导致反流症状。

二、临床表现

GER 最典型、常见的临床表现是呕吐、溢奶。呕吐可发生在喂食过程中、打嗝时或喂奶后 2～3 h。GERD 患儿除了呕吐症状外,还可能伴有反流、哭闹、拒食、呼吸暂停和心动过缓。此外,有一些临床证据表明 GERD 与支气管肺发育不良有关。

三、诊断

对于没有其他疾病、仅存在餐后反流的健康婴儿来说,应考虑 GER 的存在。评估可能引起反流的疾病,包括脓毒症、配方奶不耐受、颅内压增高、药物毒性和肾积水。诊断性实验和检查包括食管 24 h pH 监测、胃食管同位素闪烁扫描。关于检查的相关内容详见本章第三节。

四、治疗方法

GER 和 GERD 的治疗方案包括非药物治疗、药物治疗和手术治疗。

(一)非药物治疗

75% 的 GERD 可通过非药物性治疗痊愈,具体措施包括少量多次喂养、抬高床头。禁止将患儿置于俯卧位,防止增加患儿猝死的风险。此外,可以使用食品增稠剂使奶液增稠,让其更容易停留在胃内。常见的食品增稠剂包括大米、玉米淀粉、槐豆胶等。然而使用增稠剂可能会增加患儿腹泻、咳嗽、生长发育不良和吸收不良的风险。

（二）药物治疗

当非药物治疗无效时可以考虑使用药物治疗，然而药物治疗只能抑制胃酸、缓解胃食管反流造成的不适，并不能根治。

H2 受体阻断药可以通过抑制胃酸的产生以减少对食管黏膜的损害，这类药物包括雷尼替丁、西咪替丁和法莫替丁。然而使用此类药物可能会增加患儿患迟发性败血症、NEC 和缓慢性心律失常的风险。

质子泵抑制药（PPI）是继 H2 受体阻断药后的一类重要的抑制胃酸分泌药，也是目前抑制胃酸分泌作用最强的一类药物。目前临床常见的有奥美拉唑、兰索拉唑、泮托拉唑、雷贝拉唑和艾司奥美拉唑等。尽管 PPI 对儿童的安全性尚未确立，但是临床上这类药物在婴儿中的应用呈指数增长的趋势。

此外，还有一类促进胃动力的药物可用于 GER 的治疗，胃动力药可促进胃排空，增强食管和食管下括约肌的动力和肌力，此类药物包括甲氧氯普胺和红霉素。西沙比利和多潘立酮可导致严重的心律失常和 QT 间期延长，不推荐用于婴幼儿。

（三）手术治疗

当以上两种治疗方法都无效时，可以考虑采用胃底折叠术来治疗严重的、威胁生命的 GERD。胃底折叠术主要包括包括 Nissen 术和 Thal 术。该手术的主要操作是用胃底包绕食管下段，并缝到食管右侧，在胃的上段缝成一个像"衣领"一样的结构包裹食管，可以增加食管下段的压力，减少胃食管反流。目前多在腹腔镜下进行手术，可以减小创面，促进恢复，缩短住院时间。常见的术后并发症包括：胃造口管出血，腹胀，呕吐、吞咽困难，胃排空延迟，食管裂孔疝。

五、护理措施

（一）密切观察病情变化

监测患儿的心率、呼吸、血氧饱和度，加强巡视，密切监测管饲患儿的心电监护。若发现患儿反流后有误吸，立即清理呼吸道，并用消毒湿巾擦净口鼻。

（二）合理喂养

（1）少量多餐。对于需要管饲的患儿，应遵循少量多次的原则，管饲前抽空胃内残留液，再缓慢注入奶液，每次管饲时间不少于 15 min，可减少呕吐并起到持续缓解胃酸的作用。管饲完毕，护士在床边观察 10 min，喂奶后 1 h 内加强巡视，发现呕吐及时处理。对于反复出现呼吸暂停的患儿不主张采用管饲法。

（2）呕吐患儿可用温开水或生理盐水进行洗胃，反复清洗 2～3 次，直至胃液洗至澄清。洗胃前将胃管接 10 mL 注射器抽出胃内容物，洗胃后 1 h 给予母乳喂养或选用早产儿配方奶粉喂养。

（三）保持排便通畅

腹部按摩能促进胃肠道蠕动，减少呕吐和反流的发生，也能有效防止呼吸暂停的发生。

（四）体位护理

患儿的体位护理应有专人准确记录，当发现体位不当时及时纠正。重力作用可以防止胃内容物反流，因此头高仰卧位可明显减少食管反流，有助于胃排空，减少误吸的风险及能量的消耗，对减少肺部疾病的发生也是有益的。

（五）疼痛管理

采用非药物性镇痛措施缓解疼痛或者遵医嘱使用止痛、镇静药物。

（六）健康教育

（1）教育家长认识疾病，掌握疾病的护理要求。

（2）讲解药物知识，指导家长遵医嘱规律给患儿喂药，坚持治疗，避免服用对食管、胃黏膜有刺激性的药物。

（3）做好出院指导，向患儿家长讲述胃食管反流病发病机制，并说明综合护理治疗，尤其是体位治疗和合理喂养的重要性，指导家长掌握保持患儿正确体位及合理喂养的要点。胃食管反流症状顽固，治愈后易复发，因此必须向家长强调出院后仍要坚持用药，定期门诊复查。

六、预后

GERD 的预后风险相对较多，最常见的是将胃内容物吸入肺部，引起发育不良、食管炎、贫血、食管狭窄和食管息肉。75% 的 GERD 患儿可通过药物治愈，有 10%～15% 的患儿需要进行长期药物治疗，患儿的反流症状通常在 15 个月时消失，此时可以停药，还有 10%～15% 的患儿需要手术治疗，一般来讲，术后患儿的长期预后较好。

参 考 文 献

［ 1 ］ Van Leeuwen A M,Bladh M L. Davis's Comprehensive Manual of Laboratory and Diagnostic Tests with Nursing Implications［M］. Philadelphia：FA Davis,2019.

［ 2 ］ Djeddi D,Kongolo G,Lefaix C,et al. Effect of domperidone on QT interval in neonates［J］. The Journal of pediatrics,2008,153(5)：663 – 666.

［ 3 ］ Czinn S J,Blanchard S. Gastroesophageal reflux disease in neonates and infants［J］. Pediatric Drugs,2013,15(1)：19 – 27.

［ 4 ］ Kenner C. Comprehensive neonatal nursing care［M］. New York：Springer Publishing Company,2019.

［ 5 ］ Sherman P M,Hassall E,Fagundes-Neto U,et al. A global,evidence-based consensus on the definition of gastroesophageal reflux disease in the pediatric population［J］. American Journal of Gastroenterology,2009,104(5)：1278 – 1295.

［ 6 ］ 张玉侠.实用新生儿护理学［M］.北京：人民卫生出版社,2015.

［ 7 ］ 邵肖梅,叶鸿瑁,丘小汕.实用新生儿学［M］.北京：人民卫生出版社,2019.

［ 8 ］ 王国民,杨育生,张勇,等.唇腭裂治疗现状与展望［J］.上海口腔医学,2006(2)：113 – 116.

［ 9 ］ 桂媛媛.连续 24 h 食管 pH 监测在早产儿胃食管反流中的临床研究［D］.合肥：安徽医科大学,2018.

［10］ 王小卉,邵彩虹,张冰峰,等.小儿消化道、呼吸道症状与胃食管反流病［J］.临床儿科杂志,2004(6)：369 – 370.

（锁彤晖　范　洁）

第五章　泌尿系统

第一节　泌尿系统解剖生理特点

泌尿系统由肾脏、输尿管、膀胱和尿道组成(图 5-1-1)。肾脏负责调节液体和电解质平衡,维持体内动脉血压,以及向外输送多余的水分和代谢产物。这些调节机制与尿液的形成密切相关,主要包括三个步骤:肾小球的滤过、肾小管和集合管重吸收、肾小管和集合管分泌与排泄。

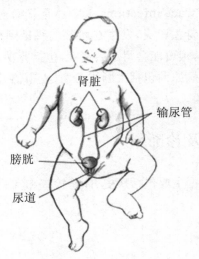

肾脏

输尿管

膀胱

尿道

图 5-1-1　泌尿系统

肾单位是肾脏的结构和功能单位,也是尿液形成的部位。肾单位由肾小球和肾小管组成,肾小管包括三个部分:近球小管、髓袢和远球小管。当肾单位产生尿液以后,尿液进入肾小盏和肾大盏,然后进入肾盂,通过输尿管进入膀胱。

当血液由肾动脉流入肾脏后,由入球小动脉传送至肾小球。肾小球的主要作用是滤过,血浆经肾小球毛细血管过滤后进入肾小囊,再由出球小动脉进入肾静脉。

肾小球滤过率(glomerular filtration rate,GFR)是反应液体经肾小球滤过速率和肾脏功能的重要指标。尿液生成过程中的动力包括肾小球毛细血管静水压和肾小囊内超滤液胶体渗透压。阻力包括肾小球毛细血管内血浆胶体渗透压和肾小囊内的静水压。肾小球有效滤过压=(肾小球毛细血管静水压+肾小囊内液胶体渗透压)-(肾小球毛细血管内血浆胶体渗透压+肾小囊内压)。

肾脏通过对钠和水的重吸收和分泌来维持机体水电解质平衡。肾小管的重吸收、分泌和排泄功能是紧密联系在一起的。重吸收是指原尿中全部的葡萄糖,大部分的水、氨基酸和维生素及部分无机盐等会被重新吸收到毛细血管中。无机盐中67%的钠离子和一定数量的氯离子被主动转运出去,99%的水会被重吸收,最终原尿中仅有1%会成为尿液。

第二节 尿路感染

尿路感染(urinary tract infections,UTIs)是指肾脏和/或膀胱发生的感染。发生在肾脏的感染称为肾盂肾炎,发生在膀胱的感染则称为膀胱炎。如果尿路感染得不到及时治疗的话,很可能会留下后遗症,包括肾功能下降、高血压和肾瘢痕。引起尿路感染最常见的病原菌包括大肠埃希菌、克雷伯菌、假单胞菌、变形杆菌、肠球菌、葡萄球菌和念珠菌。

一、临床表现及诊断

尿路感染的诊断依据主要包括病史、体格检查和实验室检查(包括尿细菌培养和硝酸盐还原实验)。

(一)体格检查

患儿可能表现为体温不稳定、喂养困难、发绀、腹胀、体重增加不足、肝脏肿大、黄疸和发热。

(二)诊断性检查

(1)白细胞计数可能增加或降低。
(2)C反应蛋白增加。

（3）尿常规检查中白细胞或亚硝酸盐阳性。

（4）在无菌操作下留取中段尿，菌落数超过 $10^5/mL$ 即可诊断。

（5）肾脏超声主要用于评估患儿是否存在肾积水、肾瘢痕、严重的膀胱输尿管反流或梗阻性尿路疾病。当肾脏超声异常时，可行膀胱尿道造影。

二、治疗方法

（一）应用抗生素

（1）静脉输注广谱抗生素治疗。

（2）根据细菌培养结果调整抗生素的使用。

（3）一般持续应用 7～14 天抗生素。

（4）在开始治疗 48～72 h 后再次进行尿培养检查。

（二）非药物治疗

非药物治疗包括蔗糖水舌尖滴入、袋鼠式护理、非营养性吸吮，可以减轻疾病带来的疼痛和不适。

三、护理措施

（一）一般护理

（1）补充水分：急性期需补充水分，通过增加尿量起到冲洗尿路的作用，还可降低肾髓质及乳头部组织的渗透压，从而抑制细菌繁殖。

（2）合理喂养：早期喂养，按需调整喂养方式，增加机体抵抗力。

（3）维持体温稳定：监测体温变化，高热患儿给予物理降温或药物降温，补充足够液体量和热量。

（4）皮肤护理：保持皮肤清洁，每天沐浴 1 次，勤换尿布。

（二）密切观察病情变化

观察生命体征及皮肤颜色、神志改变及体温变化、喂养情况、体重增长情况。观察尿量、尿色及有无尿痛，定期复查尿常规及尿培养，了解病情变化和治疗效果。

（三）维持电解质和酸碱平衡

根据病情及时抽血做生化检验，根据化验结果及时处理。

（四）用药护理

遵医嘱应用抗菌药物，注意用药时间、方法和药物副作用。注意有无少尿、无尿、血尿、恶心呕吐及食欲减退等副作用。应用氨苄西林、头孢类抗生素等，注意观察药物使用过程中有无过敏反应，备好抢救药品和用物。

（五）健康教育

（1）向患儿家长讲解有关疾病的护理要点及预防知识。
（2）指导家长按时给患儿服药，定时复查，防止复发与再次感染。

四、预后

尿路感染治愈的关键在于及时诊断、及时治疗。及时治疗尿路感染可以有效地预防并发症的发生，如肾瘢痕，继而防止高血压和肾衰竭。一般来讲，尿路感染的预后较好。

第三节　急性肾衰竭

急性肾衰竭（acute renal failure，ARF）是指肾小球滤过率突然或持续下降，引起氮质废物在体内潴留，水、电解质和酸碱平衡紊乱，导致各系统并发症的临床综合征。任何影响肾脏正常功能的情况都有可能引起和导致急性肾衰竭。

一、病理生理学

ARF 可分为肾前性、肾性和肾后性。肾前性 ARF 是最常见的类型，占 75%～80%，其主要原因是肾脏灌注不足（如各种原因导致的液体丢失和出血，有效动脉血容量减少，肾内血流动力学改变等）。任何未能得到及时治疗的肾前性肾衰竭均可能造成永久性的肾损害。

肾性 ARF 是指由肾实质损伤或者肾前性、肾后性 ARF 继发引起的肾衰竭。此外，感染、深静脉血栓的形成和药物引起的肾脏毒性反应也可能引起肾性 ARF。急性肾小管坏死（acute tubular necrosis，ATN）是肾性 ARF 最常见的原因，是由于严重的缺氧、脱水、脓毒症或失血引起的肾小管细胞损伤的结果。其他引起肾性 ARF 的原因包括肾脏结构异常，如肾发育不良或多囊肾。

肾后性 ARF 通常是由尿路梗阻引起的。常见的梗阻原因包括输尿管梗阻、神经源性膀胱、梅干腹综合征（prune-belly syndrome）。尿液回流至肾盂也会对肾实质造成损害。

二、临床表现和诊断

ARF 的诊断依据主要包括体格检查、实验室检查和诊断性检查。

（一）体格检查

(1) 重要指标：尿量少于 1 mL/(kg·h)。
(2) 非少尿性肾衰竭的患儿可能表现为尿量正常或偏高。
(3) 水肿。
(4) 高血压。
(5) 可能存在生殖器异常或其他泌尿生殖系统的畸形。

（二）实验室检查

(1) 血尿素氮和肌酐水平增高。
(2) 高磷血症、低钠血症、低钙血症和代谢性酸中毒。
(3) 血尿和蛋白尿。
(4) 低渗尿：尿液渗透压和血浆渗透压的比值≤1：1。

（三）诊断性检查

(1) 家族史及围产期病史：包括产前超声检查、羊水检查、有无使肾血流量减少的因素以及妊娠期是否使用有肾毒性的药物。
(2) 静脉输注 10～20 mg/kg 的等张溶液可用于区别肾前性和肾性 ARF：如果 2 h 内尿量至少为 1 mL/(kg·h)，可诊断为肾前性 ARF。
(3) 钠排泄分数（FENa）大于 3%、肾衰指数小于 3% 时提示肾前性 ARF。
(4) 肾脏超声可以评估肾性和肾后性 ARF 的病因。

三、治疗方法

（一）早期防治重点

去除病因，对症治疗，如纠正低氧血症、休克、低体温及防治感染等。对高危儿密切监护血压、电解质、记录出入量。如无充血性心力衰竭存在，可给等渗盐水

20 mL/kg,2 h 静脉内输入,如仍无尿液排出,可静脉推注呋塞米 2 mg/kg,可取得较好的利尿效果。同时应用呋塞米与多巴胺以增加 GFR,促进肾小管中钠的再吸收。

(二)控制液体入量

每天计算出入量。严格控制液体入量=非显性失水+前日尿量+胃肠道失水量+引流量-内生水。足月儿非显性失水为 30 mL/(kg·d),早产儿或极低出生体重儿可高达 50～70 mL/(kg·d),每天称量体重,以体重不增或减少 0.5%～1%为宜。注意少尿期及无尿期水钠潴留可引起心力衰竭、肺水肿、肺出血等严重并发症。

(三)纠正电解质紊乱

(1)高钾血症:应停止摄入一切外源的钾,给予葡萄糖酸钙静注以拮抗钾对心肌的毒性,并可同时应用 5%碳酸氢钠 1～2 mL/kg 碱化血液促进钾转移至细胞内。但如并发高钠血症和心力衰竭,应禁用碳酸氢钠。

(2)低钙血症:血清钙含量<1.75 mol/L 时,可给 10%葡萄糖酸钙 1 mL/(kg·d)静脉滴入。

(四)纠正代谢性酸中毒

pH<7.2 或血清碳酸氢盐含量<15 mmol/L 时,应给予碳酸氢钠,可先按提高 2～3 mmol/L 给予,于 3～12 h 内视病情分次输入,避免矫枉过正。

(五)保证营养摄入充足

充足的营养摄入可减少组织蛋白的分解和酮体的生成,而适当的热量摄入及外源性必需氨基酸的供给可促进蛋白质的合成及新细胞生长,并从细胞外液摄取钾、磷。

(六)腹膜透析

当下列情况出现时应考虑为患儿进行透析:① 严重液体负荷,出现心力衰竭、肺水肿;② 严重代谢性酸中毒(pH<7.15);③ 严重高钾血症;④ 持续加重的氮质血症,已有中枢抑制表现,或 BUN>35.715 mmol/L 者。禁忌证为腹腔炎症,低灌注者。每次输入透析液初始量为 10 mL/kg,于 10 分钟内缓慢流入,透析液在腹腔留置时间为 0.5～1 h,流出腹腔时间为每次 20～30 min。之后入液量逐渐增加至 30 mL/kg,液体在腹腔留置时间逐渐延长至 3 h,透析次数为 8～10 次/天。

四、护理措施

（一）病情观察

观察患儿的生命体征变化，注意膀胱充盈度及水肿、体重等变化，关注血气分析及电解质变化。观察精神反应，警惕惊厥、脑水肿、肺水肿及心力衰竭等并发症的发生。

及时准确记录出入量，如有异常随时汇报医师并及时处理，尿量的观察与记录尤为重要。密切观察患儿生命体征，观察有无恶心、呕吐、四肢麻木、烦躁、胸闷、心率减慢及心律不齐等高钾血症表现。高钾血症是临床危急表现，应密切监测血钾的浓度，当血钾超过 6.5 mmol/L，心电图表现为 QRS 波增宽等明显变化时，应紧急协助医师处理。此外，高钾血症患者禁用库存血，限制摄入含钾高的食物，停用含钾药物，并及时纠正酸中毒。

（二）预防感染

加强手卫生，严格执行无菌操作，遵守消毒隔离制度，保持患儿皮肤清洁，加强口腔护理，预防肺部感染。

（三）水肿的护理

定时监测体重，重度水肿有腹水的患儿应测量腹围。保持皮肤清洁，减少摩擦，防止损伤和感染。重度水肿患儿应防止压疮的发生，定时更换体位，骨隆突处必须做好防护措施，每次翻身时要观察皮肤受压处有无红肿、破损，如有需要及时处理。下肢水肿患儿可抬高下肢。

各种穿刺前应严格消毒皮肤，进针前适当按压局部将组织间液推开，拔针后用棉签按压直到不渗液为止。刺激性药物尽量不要选择在水肿明显部位注射，以防药物滞留、吸收不良或注射后针孔药液外渗，导致局部组织坏死、感染。

（四）健康教育

告知患儿家长肾衰竭各期的护理要点、早期透析的重要性，以取得理解。指导家长在恢复期给患儿加强营养、增强体质，保持患儿的清洁卫生，注意保暖，避免受凉。告知家长注意观察本病的并发症，定期进行复查。慎用氨基糖苷类抗生素等对肾脏有损害的药物。

四、预后

早期诊断和治疗急性肾衰竭可预防肾脏功能的进一步恶化、改善预后。ARF 的预后与病因和严重程度有关；并且，ARF 会导致长期和短期的并发症，包括肾功能不全和高血压。

第四节 肾 积 水

肾积水（hydronephrosis）是指由于泌尿系统的梗阻导致肾盂与肾盏扩张，其中尿液潴留、压力升高，最终导致不可逆的肾实质损害（图 5-4-1）。它可由肾盂输尿管交界处、输尿管膀胱瓣膜或尿道膀胱瓣膜交界处的梗阻阻碍尿液流动而引起。非梗阻性病因，如膀胱输尿管反流、梅干腹综合征以及肾结石或肿瘤也可导致肾积水。肾积水的严重程度可根据肾盂前后径（APD）值和肾盏扩张情况分为 1～5 级（表 5-4-1）。

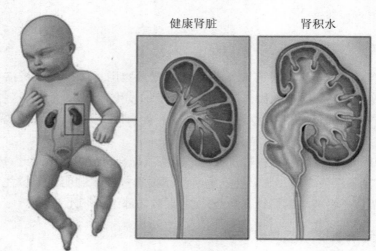

健康肾脏   肾积水

图 5-4-1 肾积水

表 5-4-1 APD 分级系统

级别	肾盂前后径值(cm)	肾盏扩张情况
1级	<1	无肾盏扩张
2级	1~1.5	无肾盏扩张
3级	>1.5	轻度肾盏扩张
4级	>1.5	中度肾盏扩张
5级	>1.5	肾盏严重扩张,肾实质变薄

一、临床表现和诊断

肾积水的诊断依据主要包括病史、体格检查、肾脏超声和膀胱尿道造影。

(一)体格检查

(1)当双肾积水严重时可表现为尿量减少和急性肾衰竭的症状。

(2)由羊水过少导致的波特综合征。

(3)尿路感染的症状:尿常规检查时红细胞、蛋白质和白细胞呈阳性;尿细菌培养呈阳性。

(4)触诊时可触及肿大的、表面光滑的、质地硬的腹部肿块。

(5)高血压。

(二)诊断性检查和实验

(1)产前超声显示肾盂扩张。

(2)产后肾脏超声:通常在出生后 24~72 h 行肾脏超声检查以确定是否存在肾积水,以及肾积水的严重程度和病因。

(3)膀胱尿道造影是为了评估是否有尿液回流至肾脏。

二、治疗方法

肾积水治疗的根本目的是为了保护肾脏功能,治疗方案的选择通常取决于疾病的严重程度。期间应严密监测患儿生命体征,尤其是血压;此外,要监测机体的水电解质、血尿素氮和肌酐水平。

(一)轻度至中度肾积水

通常采取保守治疗,期间密切行超声检查以监测病情有无变化。

（二）重度肾积水

（1）保守治疗无效时可行肾盂成形术。

（2）如果存在尿液反流，可预防性使用抗生素防止尿路感染。

（3）严重肾积水或脓肾，在对侧肾功能正常的情况下可行患侧肾切除术。

三、护理措施

（一）术前护理

1. 预防泌尿系统感染

遵医嘱给予抗生素抗感染治疗，建立静脉通路，准确记录 24 h 出入量，纠正水电解质紊乱和营养不良，贯彻无菌操作原则。

2. 健康教育

与患儿家属进行沟通，术前着重向患者家属讲解肾积水发生的原因、治疗方法、影响手术效果的因素、可能出现的并发症及不适，使其有正确的认识和对手术效果有适当的期待，对手术后可能出现的并发症有心理准备，以减轻焦虑、痛苦程度。

3. 体温护理

护理人员要调节好室内的温湿度，密切监测患儿体温，维持体温恒定。

（二）术后护理

1. 严密观察生命体征

密切监测和按时记录患儿的血压、体温、呼吸、血氧饱和度和心率的变化。

2. 保持呼吸道通畅

护理人员要观察患儿口腔内是否有痰液或奶汁，若有应及时吸出，以免堵塞呼吸道或发生误吸造成窒息或吸入性肺炎。

3. 合理安置体位

将患儿置于平卧位，头偏向一侧，保持呼吸道通畅，防止误吸。

4. 妥善固定导管

术后应妥善固定留置管道，防止受压、扭曲、折叠、脱管。严密观察新生儿的反应，如患儿表现烦躁，哭闹，肌张力略高，护理人员应及时向医生汇报，遵医嘱给予镇静、止痛治疗，防止患儿烦躁抓扯导管。观察并记录引流量、颜色及性质。

（三）皮肤护理

加强翻身，避免因长时间受压皮肤发红等。如遇有导管的患儿要注意导管是否有受压和扭曲,应预留出翻身的导管长度,评估导管有无折叠。

臀部亦是新生儿皮肤容易感染区域,要注意勤换尿布,如遇红臀、破损等可遵医嘱适当使用药膏或解开尿布将患儿置于俯卧位,暴露臀部,通过远红外辐射台给予臀部皮肤干燥的环境。

(四)出院宣教

告知家属患儿出院后需定期到泌尿外科随访。家长还需观察患儿有无腹胀、排便次数、大便性状、有无发热等,如有异常及时就医。

四、预后

肾积水的预后取决于原发病、严重程度和是否存在不可逆的肾损害,患儿最终可能完全康复,也可能发展成终末期肾病。并发症包括高血压、尿路感染和进行性肾损害。重度双侧肾积水对预后影响较大,单侧肾积水尽早治疗对以后的生存质量没有影响。

参 考 文 献

[1] Roberts K B. Urinary tract infection: clinical practice guideline for the diagnosis and management of the initial UTI in febrile infants and children 2 to 24 months[J]. Pediatrics,2011,128(3):595-610.

[2] Basu R K,Devarajan P,Wong H,et al. An update and review of acute kidney injury in pediatrics[J]. Pediatric Critical Care Medicine,2011,12(3):339-347.

[3] Haycock G B. Management of acute and chronic renal failure in the newborn[J]. Semin Neonatol,2003,8(4):325-334.

[4] Sweetman D U,Riordan M,Molloy E J. Management of renal dysfunction following term perinatal hypoxia-ischaemia[J]. Acta Paediatrica,2013,102(3):233-241.

[5] Wedekin M,Ehrich J H H,Offner G,et al. Renal replacement therapy in infants with chronic renal failure in the first year of life[J]. Clinical Journal of the American Society of Nephrology,2010,5(1):18-23.

[6] 张玉侠.实用新生儿护理学[M].北京:人民卫生出版社,2015.

[7] 邵肖梅,叶鸿瑁,丘小汕.实用新生儿学[M].北京:人民卫生出版社,2019.

[8] 周婧婧,张鹏,程国强.新生儿尿路感染研究进展[J].临床儿科杂志,2013(6):588-592.

[9] 钱力,张爱华,周晓玉,等.新生儿急性肾衰竭的临床分析[J].南京医科大学学报(自然科

学版),2011(7):1053-1055.

[10]　徐虹,龚一女,吴明妍.中国儿童先天性肾积水早期管理专家共识[J].中国实用儿科杂志,2018(2):81-88.

（锁彤晖　　沈晓燕）

第六章　血液及免疫系统

第一节　概　　述

　　血液系统十分复杂,因为其牵涉人体血液细胞的发育和凝血系统的调节。多能干细胞是一类具有自我更新、自我复制能力的多潜能细胞,具有可以分化成多种细胞组织的潜能,其中包括参与血液循环的三种细胞:红细胞、白细胞和血小板。造血是体内的血细胞持续生成、调节和破坏的过程。

　　凝血系统包括三个部分:促凝系统、抗凝系统、纤溶系统。促凝系统中包括凝血因子、血小板和纤维蛋白。当促凝系统被激活时,凝血因子激活形成凝血酶,纤维蛋白原转化成纤维蛋白,血小板被激活开始黏附和聚集,然后形成血小板-纤维蛋白凝块起到止血的作用。抗凝系统可以阻止血管内形成血栓,当血栓形成后,纤溶系统便会起作用,及时溶解小血栓。促凝、抗凝、纤溶系统共同作用和调节,使机体保持凝血平衡状态。

　　免疫系统的主要功能是保护机体免受细菌、病毒、真菌、寄生虫等的感染。在胎儿期,其正常的生长发育得到了来自母亲子宫环境的保护。出生时,新生儿尤其是早产儿,免疫系统发育不成熟,免疫功能低下,对病原体易感性增高,病原微生物侵入机体后容易引发全身感染,成为新生儿死亡的主要原因之一。

第二节　血型不合

　　母婴血型不合分为 ABO 血型不合和 Rh 血型不合。其中,ABO 血型不合是主要的类型,约有 3% 的患儿会出现此类反应,多见于母亲血型为 O 型,父亲血型为 A 型、B 型、AB 型。当母亲血型为 Rh 阴性、胎儿为 Rh 阳性时,母亲可因 Rh 致敏产生抗体,此抗体经胎盘进入胎儿血液引起溶血,称为 Rh 血型不合,此类血型不合相对于 ABO 血型不合病情较重,预后稍差。

一、ABO 血型不合

不同血型的血细胞表面有相应的抗原和凝集原,与不同血型血浆中的抗体和凝集素产生反应时便会破坏红细胞,或发生抗体与多个红细胞结合而聚集在一起的情况。这种聚集或凝集可阻塞血管、破坏循环、影响组织氧合。当有溶血素存在时,会刺激蛋白水解酶的释放导致细胞膜破裂,继而发生溶血。

ABO 血型不相容通常发生在 O 型血的母亲和非 O 型血的新生儿身上。如果胎儿为 A 型,则胎儿红细胞的 A 凝集原有可能进入母体,从而刺激母亲产生抗 A 凝集素。母亲产生的凝集素通过胎盘进入胎儿血液,使胎儿红细胞凝集而溶血。胎儿出生时即出现新生儿溶血性疾病。

(一)临床表现和诊断

黄疸是患儿在出生后 24 h 内最主要的表现。外周血涂片表现为球形红细胞或红细胞缺乏正常的中央凹陷、呈边缘较厚的圆饼状。

其他体格检查和诊断性检查包括:① 肝脾肿大检查;② Coombs 试验(抗球蛋白试验),直接试验或间接试验呈阳性。

(二)治疗方法

1. 产前/胎儿阶段
(1)羊水穿刺以检查羊水胆红素水平。
(2)宫内输血。
(3)提前分娩。
2. 产后/新生儿阶段
(1)换血疗法。
(2)蓝光治疗。

二、Rh 血型不合

带有 Rh 抗原的红细胞通过胎盘进入 Rh 阴性母亲的血液,产生相应的血型抗体,此抗体又经胎盘进入胎儿循环,作用于红细胞而导致溶血。

Rh 血型不合时,胎儿红细胞经胎盘失血进入母体循环中,被母体脾脏的巨噬细胞所吞噬,需要经历相当长的时间才能释放出足够量的 Rh 抗原,该抗原抵达脾脏淋巴细胞的相应抗原受体部位而产生 Rh 抗体,这种初发免疫反应发展缓慢,常历时 2 个月以上甚至长达 6 个月,且所产生的抗体 IgM 常较弱,不通过胎盘。

由于胎儿红细胞进入母体较多发生在妊娠末期或临产时,故第一胎胎儿分娩时仅处于原发免疫反应的潜伏阶段,即使经胎盘失血发生得较早,但因前述原因,一般第一胎的发病率很低。当发生原发免疫反应后再次怀孕,即使经胎盘失血的血量很少亦能很快地发生次发免疫,IgG 抗体迅速上升,通过胎盘与胎儿的红细胞结合导致溶血。有少数(约 1%)的 Rh 溶血病发生在第一胎,这是由于部分孕妇曾接受过与 Rh 血型不合的输血。

Rh 血型不合溶血病主要发生在母亲为 Rh 阴性、胎儿 Rh 阳性即抗 D 抗原阳性时。

(一) 临床表现

不同 Rh 抗原引起的新生儿溶血病的临床表现及严重程度大致相仿。主要症状是黄疸,几乎发生在每个患儿身上;最严重的是死胎和水肿胎儿。贫血可发生在出生后 1～2 天内,但大部分患儿的皮肤在出生后 5 天才逐渐苍白。其他症状有精神萎靡,表现为嗜睡、少食、少哭。有的因贫血而发生心力衰竭,表现为气促、呻吟及发绀。黄疸严重的婴儿可能发生胆红素脑病(核黄疸),出现抽搐、凝视或震颤,甚至死亡。

(二) 治疗方法

1. 针对孕产妇

通过给 Rh 阴性孕妇注射 Rh(D)IgG 来预防 Rh(抗 D)溶血病已取得令人满意的效果。溶血病发病率可降至 80%,而胎儿宫内输血的成活率可达 49%。

溶血病的发病需母体先后两次接触抗原才能产生足够量的抗体使胎儿受累发病。故在第一次接触 Rh 阳性抗原时即应注射抗 D 球蛋白。适用于下列几种情况:

(1) 第一次分娩 Rh 阳性婴儿后,于 72 h 内应用。

(2) 若第一次预防成功,孕妇未产生抗体,则在下一次分娩 Rh 阳性婴儿时再次进行预防治疗。

(3) 流产后(不论是自然流产还是人工流产)。

(4) 羊膜腔穿刺后。

(5) 产前出血、宫外孕、妊娠期高血压疾病。

(6) 由于胎儿经胎盘失血至母体亦可发生在妊娠早、中、晚期,故有人主张产前预防。

(7) 输入 Rh 阳性血。

2. 针对患儿

（1）静脉应用大剂量免疫球蛋白,阻断新生儿单核－巨噬细胞系统 Fc 受体,抑制溶血过程,减少胆红素产生和交换输血。

（2）对高胆红素血症患者采取蓝光治疗或换血疗法。

（3）纠正贫血。

三、胎儿有核红细胞增多症

胎儿有核红细胞增多症是由 Rh 血型不合造成的胎儿溶血引起的。

（一）临床表现

（1）贫血。

（2）高胆红素血症。

（3）黄疸。

（4）肝脾肿大。

（5）水肿胎:是一种严重的、周身性的胎儿水肿,常伴有腹水和胸腔积液。

（6）肝脏合成功能受影响:影响维生素 K 和维生素 K 依赖性凝血因子的合成,继而导致出血。

（7）皮肤表面穿刺点持续出血或有淤斑。

（8）与胰岛细胞增生相关的低血糖。

（二）治疗方法

此类患儿可能发生腹水、胸腔积液和循环衰竭,因此应重点评估患儿的心肺功能,判断是否需要辅助呼吸和机械通气。

如果患儿有胸腔积液或腹水,应进行腹腔或胸腔穿刺引流。

当患儿有严重的高胆红素血症时,可进行蓝光治疗或换血疗法;如果患儿体内胆红素水平持续增高可静脉输注免疫球蛋白。

四、新生儿溶血病的护理

（一）疾病的评估

新生儿溶血病患儿可能出现黄疸和皮肤苍白,伴有严重贫血、胎儿水肿或在出生时表现为完全正常。患儿的胰腺细胞有畸形生长的风险,从而有低血糖的风险。详细的体格检查可以及时发现头皮血肿或其他病变。

（二）黄疸的监测与评估

（1）每 4～6 h 监测 TcB（经皮测胆红素）或血清胆红素，判断其发展速度。

（2）观察新生儿有无核黄疸的早期症状，若出现手足不完全弯曲，应考虑为胆红素侵袭神经系统的表现，晚期可出现角弓反张、颈后倾。

（3）当未结合胆红素超过白蛋白运载能力或超过肝脏代谢负荷，血中增高的游离胆红素可通过血－脑脊液屏障，弥散入脑组织致脑细胞受损，引起胆红素脑病；新生儿并发胆红素脑病会出现呼吸暂停、癫痫、昏迷甚至死亡。

（4）观察大小便排出情况，注意量、性质、次数及颜色。

（5）观察有无出血倾向，体检中发现新生儿头皮血肿，身上有淤斑、出血点或紫癜，考虑宫内感染或败血症可能。

（三）病情观察

（1）生命体征：观察体温、脉搏、呼吸及有无出血倾向；24 h 心电监护观察血氧饱和度的波动，必要时给予吸氧改善缺氧症状。

（2）神经系统：伴有新生儿溶血的黄疸极易引起脑损伤，临床护理中应观察患儿哭声、吸吮力和肌张力，判断有无核黄疸发生。

（3）大小便观察：注意观察和记录大小便次数、量及性质，由于粪胆素的氧化，大便的颜色呈棕色，当存在胎粪延迟排出，应考虑有无胎粪栓塞或外科疾病，及时发现并对症处理，促进大便及胆红素排出。

（4）处理感染灶：观察皮肤有无破损及感染灶，脐部是否有分泌物，如有异常及时处理。

（四）临床护理

（1）胎儿水肿的管理：患儿由于软组织的水肿会出现全身肿胀，大量的液体聚集在胸膜、心包和腹膜空间，由于心肌缺氧表现出呼吸困难，应尽早进行机械通气改善通气不足，实时监测血气分析结果，及时纠正代谢性酸中毒。

（2）合理喂养：黄疸期间常表现为吸吮无力、纳差，护理人员应按需调整喂养方式，如少量、多次、间歇喂养等，保证奶量的摄入。

（3）补液管理：合理安排补液计划，及时纠正酸中毒，根据不同液体种类调节相应的速度。

（4）药物的管理：高胆红素血症药物的使用，可以加快代谢，清除胆红素，抑制胆红素的肝肠循环，干扰胆红素形成。输注白蛋白可加速胆红素的排出，丙种球蛋白可以降低胆红素上升的速度，特别是在 TSB（血清总胆红素）接近换血指标时降低同族免疫性溶血的换血需要。

（5）皮肤的保护：胎儿水肿或头皮血肿的患儿应在头部安放水枕，给予必要的缓冲，减轻头部的压力，全身水肿明显的患儿可以在身体下安置水袋，减少局部皮肤的受压，并每隔2～4 h翻身检查皮肤情况并更换体位。血肿的患儿，每班观察记录血肿的大小，翻身时防止压迫血肿。

（6）光照疗法和换血疗法的护理：参见本章第四节。

第三节　新生儿高胆红素血症

新生儿高胆红素血症的主要表现为黄疸，即巩膜、皮肤、黏膜发生黄染，血清中总胆红素（total serum bilirubin，TSB）高于5 mg/dL（85 μmol/L）。约有60%的足月儿和80%的早产儿会在出生后一周出现黄疸。

一、病理生理学

胆红素是红细胞被破坏后的副产物。非结合胆红素在血液中主要与血浆白蛋白或α1球蛋白（以白蛋白为主）结合成复合物进行运输，并转运至肝脏。非结合胆红素的结合和转运会受到白蛋白数量减少、结合能力减弱或者是结合位点被一些药物、游离脂肪抢占的影响。当这些原因的影响导致血中非结合胆红素增加时，可能会对新生儿产生不利影响，未结合胆红素可穿过血-脑屏障引起急性胆红素脑病；结合胆红素则可通过胆道系统进入肠道通过大便排出体外。

二、危险因素

导致新生儿患高胆红素血症风险增加的因素包括：

（1）母乳喂养。

（2）新生儿溶血病。

（3）胎龄为35～37周。

（4）糖尿病母亲。

（5）体重下降超过出生时体重的10%。

（6）出生时出现严重的产伤或脑水肿。

（7）ABO血型不相容，Coombs试验或DAT试验呈阳性。

Bhutani曲线图（图6-3-1）可用于评估胎龄35周以上新生儿患高胆红素血症的风险。

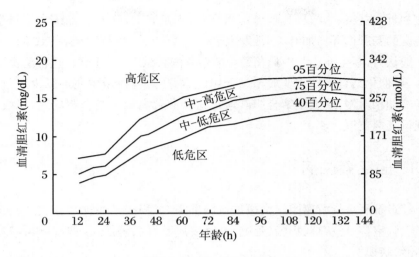

图 6-3-1　Bhutani 曲线图

三、临床表现

（一）生理性黄疸

生理性黄疸指的是在出生后 24～72 h 之内发生的短暂的、轻度的高胆红素血症。患儿的 TSB 通常在出生后第三天上升到 12～15 mg/dL（204～257 μmol/L）的峰值水平，然后下降。在早产儿中，TSB 的峰值可以在第 3～7 天出现并且可以超过 15 mg/dL。生理性黄疸在足月儿和早产儿中都可持续 1～2 周。

（二）病理性黄疸

病理性黄疸是指新生儿在出生后 24 h 以内 TSB 超过 15 mg/dL。发生病理性黄疸的原因包括：

（1）红细胞分解破坏增加（如 Rh、ABO 血型不相容，G6PD 缺乏症，败血症，药物反应，红细胞增多症）。

（2）胆红素清除变慢（如肠梗阻，缺氧或窒息，代谢异常）。

（3）胆红素结合受干扰（如母乳性黄疸，甲状腺功能减退，酸中毒，缺氧）。

早产儿更容易发生病理性黄疸的原因是经口喂养减少、肝脏清除胆红素的功能发育不成熟。

（三）母乳性黄疸

母乳性黄疸根据发生的时间分为早发性和晚发性两类。前者发生时间与生理性黄疸相近,主要认为与母乳喂养不当,摄入不足有关;晚发性多认为与新生儿胆红素代谢的肠肝循环增加有关,常发生于生后1~2周,可持续至8~12周。

一般认为,新生儿小肠内的葡萄糖醛酸苷酶含量多,活性高。这种酶主要来源于母乳,可催化结合胆红素变成未结合胆红素,此过程在新生儿小肠内进行,加上小儿肠蠕动相对慢,使大量结合胆红素被这种酶解离成未结合胆红素,吸收增加,即出现母乳性黄疸。

四、胆红素脑病

胆红素脑病是指游离胆红素通过血脑屏障,沉积于基底神经核、丘脑、丘脑下核、顶核、脑室核、尾状核、小脑、延脑、大脑皮质及脊髓等部位,抑制脑组织对氧的利用,导致脑损伤。

本病在临床上分为4期,第1~3期出现在新生儿早期,第4期在新生儿期以后出现。

(一)警告期

表现为嗜睡、吸吮反射减弱和肌张力减退。患儿黄疸突然明显加深。历时12~24 h。

(二)痉挛期

轻者仅两眼凝视,阵发性肌张力增高;重者两手握拳、前臂内旋、角弓反张,有时尖声哭叫。持续12~24 h。

(三)恢复期

大多发生在第1周末,首先吸吮力和对外界的反应逐渐恢复,继而痉挛逐渐减轻、消失。历时2周左右。

(四)后遗症期

常出现于生后2个月或更晚。表现为手足徐动、眼球运动障碍、耳聋、智力障碍或牙釉质发育不良等。

五、治疗方法

除了保证患儿能够摄取充足的能量和营养之外,对严重的高胆红素血症的患儿还可采取蓝光治疗、药物治疗和换血疗法。

（一）蓝光治疗

蓝光治疗是治疗高胆红素血症的主要方法，它的原理是将不溶于水的非结合胆红素转化为可溶的同分异构体通过尿液和粪便排出。蓝光治疗用于防止早产儿或有溶血发生的患儿体内胆红素水平迅速升高，或降低已经升高的胆红素水平。详见本章第四节。

（二）药物治疗

针对血型不相容导致高胆红素血症的患儿，如果蓝光治疗对患儿效果不明显或患儿的 TSB 水平接近换血疗法的指征，则可以使用免疫球蛋白静脉滴注。

（三）换血疗法

换血疗法是有效控制重度高胆红素血症最重要的干预手段。当光疗无效的时候，换血是最有效的方法。详见本章第四节。

第四节　新生儿光照疗法及换血疗法的护理

一、新生儿光照疗法的护理

光照疗法（简称光疗）是通过蓝光照射皮肤治疗新生儿黄疸，使体内胆红素在蓝光的氧化作用下转变成水溶性的胆红素异构体，而不需要与葡萄糖醛酸结合，即可从胆汁及尿液中排出，从而降低血清中的胆红素，防止未结合胆红素透过血－脑脊液屏障，进入颅内引起胆红素脑病。

光疗是高胆红素血症最普遍的治疗方法，不仅可以有效降低胆红素水平阻止其进一步上升，还能减少换血的需要，此外，光疗也可以减轻超低出生体重儿神经系统的损伤。

虽然光疗已经成为新生儿高胆红素血症的常规治疗手段，但是治疗的标准和方法一直存在争议，目前较为公认的是 2004 年美国儿科学会推荐的光疗参考标准（图 6-4-1）。

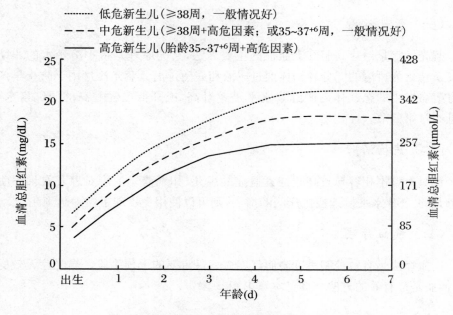

······ 低危新生儿(≥38周，一般情况好)
- - - 中危新生儿(≥38周+高危因素，或35~37[+6]周，一般情况好)
——— 高危新生儿(胎龄35~37[+6]周+高危因素)

图 6-4-1　胎龄≥35 周的光疗参考曲线

注：高危因素包括同族免疫性溶血，G6PD 缺乏症、窒息、显著的嗜睡、体温不稳定、败血症、代谢性酸中毒、低蛋白血症。

光疗的护理工作十分重要，现将新生儿光疗护理的相关内容总结如下：

（一）光疗前的准备和护理

光疗开始之前应先行实验室与体格检查进行评估，新生儿溶血病的患儿还应检测血细胞比容。

（1）设备的检查：普通灯管式光疗设备使用前应检查灯管是否全亮并擦去灯管上的灰尘，使用前及使用中发现有不亮的灯管应及时调换。

（2）环境准备：暖箱内或光疗箱内光疗时，待灯下温度为 30 ℃时，再将患儿放入，置远红外辐射台上光疗时，设置肤温 36.5 ℃后给予光疗。

（3）患儿准备：光疗前，保持患儿皮肤清洁，全身不应扑粉、不涂抹乳霜、油和任何液体，防止光线的照射引起灼伤。患儿全身裸露，除会阴部给予大小合适的光疗尿布以及眼部戴光疗眼罩保护之外，尽可能多地暴露皮肤面积。光疗前剪短指甲或戴小手套保护皮肤，防止因哭闹或烦躁抓破皮肤。此外，注意用包被或者深色布单遮盖蓝光箱的侧面以保护周边患儿。

（4）仪器准备：光疗过程中应给予患儿心电监护，监测生命体征，预防意外发生。

（二）光疗过程中的护理

（1）保证患儿安全：在光疗箱内光疗时，患儿的肘部、踝部应给予透明敷贴保护，防止患儿烦躁时与物体产生摩擦。患儿的手和脚可以用小手套包裹保护，防止因哭闹或烦躁抓破皮肤。光疗对视网膜会产生毒性作用，新生儿在接受光疗时需佩戴合适的眼罩，注意应在家长探视时将蓝光灯关闭并取下眼罩。光疗时，患儿应处于全程心电监护中，便于病情的观察。输液的患儿应妥善固定留置针，防止滑脱。

（2）患儿体位的安置：光疗开始前，应将患儿置于蓝光箱或暖箱中央，确保患儿的全身皮肤都可以被光照射到。若患儿烦躁、移动体位，巡视时应及时纠正，或及时调整光疗灯的位置。

（3）体温监测：每4 h测量一次患儿的体温防止体温过高或过低。

（4）病情的观察：光疗时，注意观察患儿的全身情况，观察有无抽搐、呼吸暂停及青紫的表现，对于烦躁的患儿应及时给予安抚及镇静治疗，防止意外的发生。观察病情时，应关闭光疗灯。观察患儿的皮肤情况，如出现大面积的光疗皮疹或青铜症，通知医生考虑暂停光疗。

（5）胆红素监测：根据胆红素升高的速度，每6～24 h监测一次胆红素水平；护士抽取血标本检测总胆红素时，应该关闭光疗灯。

（三）光疗后护理

光疗结束后应进行全身沐浴或擦身，并检查全身有无破损及炎症。光疗停止后，应对胆红素水平进行至少24 h的监测防止明显反弹的发生。

（四）光疗的并发症及其护理

1. 青铜症

患儿皮肤、血清、尿液会出现深灰棕色改变。这种现象发生的原因可能是光疗后产生的胆红素分解产物在皮肤上沉积，仅发生在伴有胆汁淤积的新生儿中，当光疗停止或胆汁淤积解除后，着色消失。

2. 皮疹

光疗时，由于组胺的释放，患儿的皮肤出现皮疹，暂停光疗后皮疹逐渐消退。

3. 非显性水分丢失和体温监测

传统的光疗会使新生儿热环境发生急速变化，会增加外周血流速度和非显性水分丢失。暴露在光疗灯下，特别是低出生体重新生儿和辐射台上的新生儿，非显性失水明显增加，严重者可出现脱水。光疗中的新生儿同样会表现出大便水分丢失的增加，或出现暂时性的乳糖不耐症。因此应每班监测光疗患儿的体温、体重、摄入量和排泄。

4. 眼部损害

动物研究证明蓝光存在潜在的视网膜毒性反应。新生儿在接受光疗时需佩戴合适的眼罩,使眼睛被完全覆盖但又不对眼睛产生过度压迫,佩戴时避免把鼻子封住。每 4 h 去除眼罩并评估新生儿的眼睛及周围皮肤,每次喂奶及家属探望时摘下眼罩,可以和患儿进行互动。

5. 发热

光疗灯管开启后会产生热能,患儿的体温会随着环境温度的上升而上升,出现发热,因此,护士应每 4 h 测量 1 次体温,观察体温的变化,及时调整箱温。

6. 腹泻

光疗的患儿可能会出现大便稀薄呈绿色,每天 4～5 次,主要原因与光疗分解产物经肠道排出时,刺激肠壁引起肠蠕动增加有关。注意观察患儿出入量是否平衡,做好大便次数、形状、量的记录,观察有无脱水貌。大便后,及时更换尿布,涂抹鞣酸软膏,防止红臀的发生。

二、新生儿换血疗法的护理

换血疗法是有效控制重度高胆红素血症最重要的干预手段。除迅速控制高胆红素血症,换血还可纠正严重的贫血,去除溶血性疾病的致敏红细胞和抗体,去除额外的未结合胆红素,防止核黄疸的发生。当光疗对上述疾病无效的时候,换血是最有效的方法。换血可降低 45%～85%的胆红素水平。

如溶血患者光疗失败,TSB 水平在 4～6 h 内下降达不到 1～2 mg/dL(17～34 μmol/L),或 TSB 水平上升速率在 48 h 内达到 25 mg/dL(428 μmol/L),就需考虑换血。溶血病伴有贫血和胎儿水肿的患儿,如有早期核黄疸的征象,也应予以换血。目前较为公认的对晚期早产儿和足月儿可采用的是 2004 年美国儿科学会推荐的换血参考标准(图 6-4-2)。

现将新生儿换血护理的相关内容总结如下:

(一)换血主要步骤的护理

(1)新生儿换血应在手术室或消毒环境内进行,室温应维持在 24～26 ℃。换血前应准备好所需的药物和器械,检查各种导管和器械是否完好,并熟悉其连接和换血活塞的进出方向。

(2)换血时患儿应放置在远红外辐射台上,取仰卧位,暴露手术部位,手脚分别用约束带固定,安装心电监护仪。

(3)新生儿换血可采用脐静脉、中心静脉和大隐静脉。

（4）插管成功后连接器械，从动脉端抽出血，静脉端输入血，输血量通常为新生儿全部血容量的 2 倍。换血过程中每次交换血量不能超过总换血量的 10%，换血时间一般为 1～2 h（手动换血步骤详见附录二）。

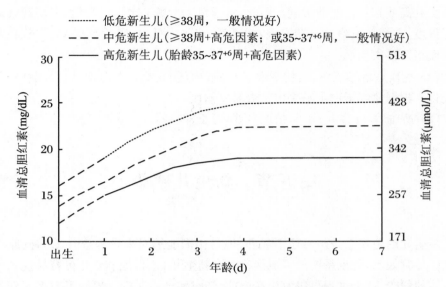

········ 低危新生儿（≥38周，一般情况好）
－－－－ 中危新生儿（≥38周+高危因素；或35～37^{+6}周，一般情况好）
———— 高危新生儿（胎龄35～37^{+6}周+高危因素）

图 6-4-2　胎龄 35 周以上早产儿以及足月儿换血参考标准

（二）换血的主要并发症

（1）心血管功能障碍：主要与输入的库存血未经复温和血中钾含量过高有关，可发生心室纤维性颤动，甚至心脏停搏。

（2）脐静脉穿孔出血：由于脐静脉插管操作不当所致。严重者可引起患儿死亡。

（3）空气栓塞或血栓形成：主要由于换血后有空气和凝血块进入静脉导管所致。

（4）败血症：由于未按要求严格执行无菌操作所致。常会导致新生儿换血后败血症的发生。

（5）坏死性小肠结肠炎及肠穿孔：由于换血过程中注射血液时门静脉系统产生反压，组织血液流到肠道引起肠道缺血和坏死，甚至肠壁穿孔。

（三）换血后的护理

（1）血生化的监测：由于血源为库存血，大量的换入极易引起高血钾、低血钙，换血后常规抽血查血生化，注意观察有无高血钾、低血钙症状。如高血钾时可引起心律不齐，严重时致心脏停搏；低血钙时可出现心动过缓、抽搐、喉痉挛、发绀等。

（2）换血完毕后，病情稳定的患儿可考虑拔除动脉端导管。

（3）观察黄疸程度和核黄疸症状：因换血后组织内的胆红素可回入血浆，加上骨髓或脾脏中致敏红细胞的分解，以及换入红细胞的衰老破坏，均可使血清中胆红素再次升高或超过换血前浓度。因此，术后每 4 h 测 1 次胆红素值；密切观察患儿黄疸程度，有无核黄疸的早期表现，如嗜睡、肌张力低下、吸吮反射减弱等，必要时按换血指征再次换血。

（4）换血后继续光疗，密切观察患儿的黄疸程度及有无拒食、烦躁、抽搐、呼吸等变化。根据血红蛋白水平决定是否需要输血。

（5）换血后，观察 3～4 h，情况良好，可正常喂养。

第五节　新生儿感染

新生儿的免疫系统虽然还不成熟，但是仍旧能够对来自外界环境的抗原做出反应。尽管如此，免疫系统的不成熟确实令新生儿，尤其是早产儿更容易受到外界病原体的侵袭，这个过程可以发生在产前、产时和产后。产后感染可归因于新生儿在新生儿病房接受侵入性操作时被病原体侵袭，继而导致院内获得性感染。

在全球范围内，感染性疾病是新生儿死亡的主要原因，有 23% 的新生儿死亡是由于严重的感染（肺炎 5%，败血症、脑膜炎、破伤风 17%，腹泻 1%），然而这些死亡大多数原本是可以避免的。因此，如果想要预防或尽量减少感染性疾病对新生儿带来的危害，应当识别危险因素，尽早发现感染的征兆并及时治疗。

一、病理生理学

在妊娠期间，子宫和胎膜的保护让胎儿免于遭受多种感染源的侵袭。然而，新生儿的免疫系统是不成熟的，即便是足月儿在出生时也有感染的危险，早产儿面临的风险则更大。胎膜的破裂、暴露于阴道环境中以及来自外界的病原体都使新生儿面临着感染的危险。

新生儿感染可根据发病时间分为早发型和晚发型。早发型感染通常被认为是在出生后 7 天内发生的感染，晚发型感染指的是出生后 7～30 天之内发生的感染。如果晚发型感染与护理或医疗操作、医院环境有关，则可以被称为医院获得性感染。此外，也可根据感染的部位将其分类，如肺炎、脑膜炎和菌血症。

早发型感染最常见的病原体是细菌，包括 B 组链球菌、大肠杆菌和李斯特菌。但新生儿也可能因病毒而感染，如疱疹病毒。晚发型感染可以由以上几种病原体引起,也可由葡萄球菌和革兰阴性菌引起。医院获得性感染可由假单胞菌、克雷伯菌、沙雷氏菌引起。

二、评估

因为新生儿免疫系统不成熟、感染的表现和症状并不典型和明显,护士应对新生儿任何异常的检查结果、行为和表现保持警惕的态度。

护理评估应包括完整的孕产期病史、体格检查和生命体征的监测。任何有轻微感染征象的新生儿都应接受进一步的检查、诊断。具体的检查和评估包括:

(1) 血液培养。

(2) 血常规。

(3) 如果怀疑患儿有脑膜炎,应进行腰椎穿刺和脑脊液培养。

(4) 尿培养。

(5) 对于住院超过 7 天的患儿,应检查留置管路是否有感染。

(6) 如果怀疑患儿有其他非典型病原体的感染,应进行具体的检测。

(7) 母亲在妊娠期间使用抗生素的患儿在进行血培养时可诊断为阴性,然而该患儿可能出现感染的症状和体征,并且抗菌药物对其有效。

(8) 其他炎症指标:C－反应蛋白,降钙素原,白细胞介素－6,中性粒细胞CD64 等。

三、临床表现和诊断

新生儿感染常见的症状、体征以及实验室检查包括以下几个方面:

(一) 皮肤

淤点、脓疱病、水肿、黄疸、新生儿硬肿症。

(二) 呼吸系统

呻吟、鼻翼扇动、"三凹征"、呼吸过速、呼吸暂停。

(三) 消化系统

腹泻、血便、腹胀、呕吐。

(四) 中枢神经系统

肌张力减弱、惊厥、自主活动减弱。

（五）循环系统

心动过速/过缓、低血压、发绀、灌注减少。

（六）实验室检查

1. 嗜中性粒细胞
（1）<5000/mm³，嗜中性粒细胞减少。
（2）>25000/mm³，嗜中性粒细胞增多。
2. 血小板计数
<100000，血小板减少。
3. 脑脊液
（2）蛋白质：150～200 mg/L（足月儿）；300 mg/L（早产儿）。
（3）葡萄糖：血糖水平的 50%～60% 或以上。

四、治疗方法

新生儿感染的治疗包括对呼吸、循环系统的支持，评估并发症，以及正确应用抗生素。一般情况下应通过静脉输液使用抗生素，在一些特殊情况下也会肌注和口服抗生素药物。在治疗的同时应注意患儿有无感染的并发症，如休克和异常的出血情况。

对于早发型感染，在确定导致感染的病原体之前可以先使用广谱抗生素；广谱抗生素的选择应基于该地区常见致病菌的种类。对于大部分区域的大多数患儿都可以选用氨苄西林和庆大霉素，这两类抗生素可以覆盖常见的细菌病原体，并且对脑膜炎的治疗具有协同作用。如怀疑有疱疹病毒的感染可加用阿昔洛韦。

对于晚发型感染，在确定导致感染的病原体之前也可以先使用广谱抗生素；广谱抗生素的选择应基于患儿的基本病情和检查结果。如果患儿已经住院超过 7 天，应当考虑院内获得性感染以及可能的致病病原体。

无论是早发型还是晚发型感染，当致病病原体的种类确定后应有针对性地使用抗生素，以达到最好的治疗效果。

在治疗的同时还应关注治疗的效果、实验室检查结果是否有异常、生命体征是否正常以及是否有出血的征象。

五、护理措施

（一）产时护理

孕妇分娩过程中和脐带结扎应严格执行无菌技术操作，对胎膜早破、产程延长的新生儿应进行预防性治疗，对有感染及发热的母亲应用广谱、能通过胎盘屏障的抗生素。

（二）加强新生儿基础护理

（1）皮肤护理：保持患儿皮肤清洁干燥，根据患儿具体情况行沐浴或床上擦浴，动作轻柔，注意颈下、腋下、腹股沟等皮肤褶皱部位的清洁。勤换尿片，防止尿布皮炎发生。

（2）口腔护理：口腔清洁可用无菌棉签蘸生理盐水或碳酸氢钠溶液轻轻擦拭内颊部、上腭、牙龈、舌上下等部位。

（3）脐部护理：保持脐部皮肤清洁、干燥，不需要特殊处理。如脐部渗血、渗液可用3%的双氧水、0.2%~0.5%碘伏或75%的酒精沿脐根部擦洗，根据具体情况决定频次。尿布不能遮盖脐部，防止尿液污染导致脐部感染。

（三）保证环境清洁安全

（1）新生儿室空气、地面、物体表面定时消毒。新生儿所用物品包括听诊器、小毛巾等均一人一用一消毒，不能混用，防止交叉感染。

（2）医护人员身体健康，病室人员相对固定，接触患儿必须戴手套，认真执行手卫生。

（3）医疗废物和生活垃圾均有专用垃圾桶，定时清理。

（四）严格无菌技术操作

（1）静脉用药专人配制，严格执行无菌技术操作，防止医源性感染。

（2）各种留置导管专人护理，定时观察和记录，发现局部异常（红、肿、热等）及时拔除导管，并送导管尖端进行培养。

（3）应在使用抗生素前采集患儿血液行血培养。

（五）其他护理

（1）每天测体温4次，体温不稳定者每1~2 h测1次，维持体温恒定。当体温不升或低体温时，及时采取保暖措施；当体温过高时，采取松开包被、温水擦浴或沐浴等物理降温措施。

（2）保证抗菌药物有效进入体内，观察用药疗效，注意药物间的配伍禁忌和毒副作用。

（3）及时处理局部感染灶，如脐炎、鹅口疮、脓疱疮、皮肤破损等，防止感染继续蔓延扩大。

（4）保证营养供给，静脉营养可补给经口喂养热卡的不足。

（5）加强巡视，密切注意患儿生命体征，观察有无黄疸、休克或各系统的异常表现，发现问题及时通知医生，积极处理。

（6）向家属讲解新生儿败血症相关知识，指导家属如何居家照顾新生儿，教会家属识别新生儿败血症异常表现，告知家属随访时间和注意事项等。

六、预后

新生儿感染的预后取决于病原体的种类以及患儿是否患脑膜炎。对于足月儿，如果能及时识别感染并正确治疗，预后通常较好；早产儿出现长期后遗症的概率稍高，尤其是出现感染性休克的患儿。如果患儿患有脑膜炎，发生神经系统后遗症的概率高达 15%～30%。

第六节　新生儿常见感染性疾病

一、脐炎

脐炎是指脐带残端的感染，通常表现为脐周蜂窝织炎，可发展为坏死性筋膜炎和全身感染。

脐炎通常是混合感染，在用抗生素进行治疗时通常选用青霉素、万古霉素和庆大霉素。许多脐炎的细菌培养呈厌氧菌阳性，此时可选用甲硝唑或克林霉素。临床上有时也使用抗菌药物外用涂抹，但是治疗效果暂未得到很好的验证。

脐炎的发病率与当地的卫生条件和对脐带的护理息息相关，在新生儿出生、剪断脐带时应注意消毒与无菌操作，并在脐带脱落前提供相应的脐部护理，保持清洁，预防感染。

二、真菌感染

新生儿同样有感染真菌的危险,最常见的真菌感染类型是念珠菌感染。在新生儿中,念珠菌感染导致的鹅口疮和尿布疹并不罕见,但是通过口服或外涂药物很容易治疗。

一般情况下,侵袭性真菌病并不常见,但是有可能发生在早产、接受过侵入性操作、气管插管、静脉留置导管、胃肠喂养延迟以及长期使用广谱抗生素治疗的患儿中。长期使用抗生素可能导致真菌在胃肠道系统内过度繁殖和生长,继而导致全身性疾病。任何对标准抗菌治疗无反应但显示有感染的患儿都应考虑真菌感染。如果患儿真菌培养为阳性,则需进行进一步检查以确定感染的部位和程度,具体可通过眼部、腹部、头颅超声及超声心动图等。病情严重时,患儿可发展为中枢神经系统的感染,可留下严重的后遗症甚至死亡。

口服制霉菌素和氟康唑可预防真菌感染,在真菌感染高发的 NICU 或在真菌感染高危的早产儿中推荐预防应用。对于全身真菌感染的患儿可使用两性霉素B、米卡芬净或一些新型的抗真菌药物治疗,但是这些药物都存在潜在的肾毒性和骨髓抑制效应,因此在药物使用过程中应对新生儿进行严密监测。

三、先天性感染

先天性感染是指胎儿在宫内获得的慢性感染,也被称为 TORCH 感染或TORCHESCLAP 感染。名称中各字母代表的含义如下:TO(*Toxoplasma gondii*)代表弓形虫,R(rubella)代表风疹病毒,C(cytomegalovirus)代表巨细胞病毒,H(herpes simplex virus)代表单纯疱疹病毒,E(enteroviruses)代表肠病毒,S(syphilis)代表梅毒,C(chicken pox)代表水痘－带状疱疹病毒,L(Lyme disease)代表伯氏疏螺旋体,A(acquired immunodeficiency syndrome)代表艾滋病病毒,P(parvovirus B9)代表细小病毒。

对于大多数先天性感染,最好的方法是预防,有效的预防可以大大降低其发病率。下面具体介绍各种先天性感染疾病的症状、治疗等。

(一)弓形虫病

弓形虫主要是通过原生动物的粪便或者生肉传染给母亲,后使胎儿感染。母亲可能无症状表现或仅有轻微表现,新生儿的表现则比较多样。新生儿可能表现为在出生时无明显症状,或者有脑积水、视网膜炎或颅内钙化。

针对此病,能够早期预防和早期发现是最好的办法;如果已患病,则可采用乙胺嘧啶配合磺胺类药物治疗,亚叶酸钙也可用于治疗此病。患有弓形虫病的患儿预后取决于疾病的严重程度和治疗的及时性,临床上有耳聋、小头畸形和智力低下。

(二) 风疹病毒

母亲在孕 20 周以前感染风疹病毒可能会导致新生儿出现畸形,甚至死亡;具体疾病可包括:听力、视觉障碍,心脏、神经系统疾病,生长发育受限。

预防风疹病毒的关键是减少与风疹病人面对面的接触。孕妇应尽量避免去公共场所。如果孕妇接触了风疹患者,5 天内应注射大剂量的胎盘球蛋白,进行被动免疫。如果孕妇在妊娠前 3 个月内确诊风疹病毒感染,则需要考虑进行人工流产。

(三) 巨细胞病毒

巨细胞病毒可通过胎盘、体液、血液和母乳传播。母亲感染巨细胞病毒可表现为四肢无力、发热和颈部淋巴结肿大,偶见胃肠道表现。孕妇宫内感染可导致胎儿流产、死胎、先天性畸形。新生儿感染严重者会有全身感染表现,例如黄疸伴肝脾肿大、宫内生长迟缓综合征、小头畸形、血小板减少症、颅内钙化、耳聋等。合并肺炎可以导致呼吸衰竭,肝损害可导致肝衰竭,均可能死亡。

对于患巨细胞病毒感染的新生儿,目前临床上推荐使用更昔洛韦进行治疗,安全性较好,无明显副作用。在宫内感染巨细胞病毒的新生儿中,约有 26% 的患儿会死亡,90% 的有症状的患儿会存在后遗症。

(四) 单纯疱疹病毒(HSV)

妊娠期妇女如有 HSV 感染,病毒可能经胎盘感染胎儿,造成流产、早产、死胎或先天性畸形。孕妇如果罹患生殖道疱疹,分娩时胎儿如接触产道中的感染部位,则可出现皮肤和口腔局部损伤,发生新生儿疱疹,严重者出现全身症状或脑炎。为预防新生儿感染 HSV,通常不建议处于病毒发作期的孕妇经阴道分娩。

治疗 HSV 感染常用的药物是阿昔洛韦,它可以有效地抑制病毒的复制。

患儿的预后主要取决于病毒影响的部位以及治疗是否及时。脑炎的患儿中约有 50% 会有神经系统的后遗症;播散性疾病的患儿通常会有多器官衰竭,有70%~90% 的患儿中枢神经系统会受累。

(五) 梅毒

患有梅毒的母亲可在妊娠期的任何时间将梅毒传染给胎儿,梅毒的患儿可表现为鼻塞、肝脾肿大、低出生体重、黄疸、骨软骨炎和手掌、脚心脱皮。入院时患儿父母大多不知道或隐瞒梅毒病史,易造成漏诊、误诊。在确诊母亲有梅毒病史或高度怀疑新生儿有先天性梅毒时可行梅毒血清学检查确诊。

青霉素是治疗梅毒最有效的药物,对无严重并发症的患儿,临床治愈率近100%。临床上通常连续使用青霉素10~14天以达到治愈的目的。

(六) 人体免疫缺陷病毒

HIV病毒的感染率和AIDS的发病率因地理位置而异。在我国,艾滋病"母婴垂直传播"是15岁以下儿童感染艾滋病病毒(HIV)的最主要途径。如果母亲不接受抗反转录病毒治疗(antiretroviral therapy,ART),25%~30%的新生儿会通过母婴垂直传播感染艾滋病;而接受ART治疗的孕妇新生儿感染HIV的概率会下降到1.8%~8.3%,具体取决于接受治疗的时间和种类。

针对艾滋病最好的治疗手段永远是预防。因此,应通过一切手段进行预防,尤其是预防育龄期妇女感染艾滋病,具体的手段包括:女性婚前发生性行为一定要采取必要的保护措施;鼓励婚前医学检查和孕前优生健康检查。

对于已经感染艾滋病的孕妇来说,考虑实际情况,可建议其终止妊娠,以免将艾滋病传递给腹中胎儿。

对于确诊感染HIV但选择继续妊娠的孕妇,应采取有效的抗病毒药物干预,实现母婴阻断。所谓"母婴阻断",是指艾滋病病毒感染妇女怀孕后,通过孕妇用药、婴儿出生时用药以及人工喂养,阻断艾滋病病毒从母亲传给孩子,主要包括以下三个步骤:① 艾滋病病毒感染妇女怀孕14周时开始使用抗艾滋病病毒的药物,在新生儿出生后,母亲和孩子继续用药,是最为有效的干预方式;② 实施产科干预,进行剖宫产;③ 产后新生儿不能由本人哺乳,应采用人工喂养法以避免产后艾滋病经由母乳传播。

在新生儿病房,如果患儿正在接受ART,应对其进行贫血和中性粒细胞减少的评估和监测;对于有艾滋病感染风险的患儿,应监测其是否有不明原因的发热、反复感染、真菌感染、腹泻、肝脾肿大、淋巴结肿大和生长发育不良的表现。

(七) 新型冠状病毒

自2019年12月以来,发生新型冠状病毒(SARS-CoV-2)感染流行。其病原体属于β属的新型冠状病毒,经呼吸道飞沫传播是其主要传播途径,亦可通过接触传播。虽然就目前研究报道来看,新型冠状病毒似乎不会从怀孕的母亲传染给新生儿,但是由于新生儿免疫力低下,已有关于新生儿感染新型冠状病毒的报道,因此对于疑诊或确诊的新生儿应遵循一定的处理原则。

1. 诊断

新生儿感染新型冠状病毒后临床表现可能会和成人表现相似,表现为无症状感染、轻症感染和重症感染,新生儿尤其早产儿的症状表现可能更为隐匿,不具有特异性,需要仔细观察与甄别。潜伏期一般为 3～7 天,最长一般不超过 14 天。确诊感染需要在上呼吸道标本(咽拭子、鼻拭子)或者下呼吸道标本(痰、肺泡灌洗液、气管插管吸取分泌物)中检测出 SARS-CoV-2 核酸或者病毒基因测序与已知的 SARS-CoV-2 高度同源。

(1) 疑似感染病例:在分娩前 14 天和分娩后 28 天以内的有 SARS-CoV-2 感染病史的母亲分娩的新生儿,或者新生儿期间直接暴露其他有 SARS-CoV-2 感染病史的接触者(包括家庭成员、医护人员、探视者),无论有无症状,应考虑疑似感染病例。

(2) 确诊感染病例:对于疑似病例,若具备以下病原学证据之一,可确诊:① 呼吸道标本或血液标本实时荧光 RT-PCR 检测 SARS-CoV-2 核酸呈阳性;② 呼吸道标本或血液标本病毒基因测序,与已知的 SARS-CoV-2 高度同源。

2. 防治基本原则

(1) 如患儿有 SARS-CoV-2 患者接触史,且临床有咳嗽、发热表现,胸片提示有肺部浸润影像学改变,则为疑似病例。进行流感、呼吸道相关病原、血培养等检验进行相关疾病排查,并进行 SARS-CoV-2RT-PCR 检测。

(2) 如母亲为 SARS-CoV-2 PCR 检测呈阳性的患者,所生新生儿应转到负压隔离病房隔离,并进行 SARS-CoV-2 PCR 检测。

3. 治疗方面

目前尚无有效的抗 SARS-CoV-2 药物。避免盲目或不恰当使用抗菌药物及激素。可酌情使用静脉用丙种球蛋白。

(1) 所有疑似或确诊新生儿病例应尽早收入新生儿病房监护与治疗,临床以对症、支持治疗为主,维持内环境平衡,尽量避免气道内操作。实施有效的单间安置和执行接触隔离、飞沫隔离,在进行易产生气溶胶操作时执行空气隔离措施。

(2) 新生儿重症病例的治疗:在对症治疗基础上,防治并发症,并进行有效的器官功能支持。对于以"白肺"为表现的重症急性呼吸窘迫综合征患儿,大剂量肺表面活性物质、一氧化氮吸入、高频振荡通气可能具有疗效。特别危重病例必要时需要实施持续肾替代治疗与体外膜肺氧合治疗。

4. 出院标准

(1)无症状感染:每隔 2 天采集上呼吸道标本(鼻咽拭子＋口咽拭子)或下呼吸道标本(痰液)、粪便等检测 SARS-CoV-2,连续 2 次(至少间隔 24 h)呈阴性结果。

(2) 上呼吸道感染:体温恢复正常 3 天以上、症状改善,连续 2 次(至少间隔 24 h)采集的上呼吸道分泌物标本(鼻咽拭子＋口咽拭子)检测 SARS-CoV-2 结果都呈阴性。

(3) 肺炎:体温恢复正常 3 天以上、呼吸道症状好转,肺部影像学显示炎症明显吸收,连续 2 次(至少间隔 24 h)采集的上呼吸道标本(鼻咽拭子＋口咽拭子)和下呼吸道标本(痰液)检测 SARS-CoV-2 结果都呈阴性。

参 考 文 献

[1] Kenner C. Comprehensive neonatal nursing care[M]. New York:Springer Publishing Company,2019.

[2] Hamilton S T,van Zuylen W,Shand A,et al. Prevention of congenital cytomegalovirus complications by maternal and neonatal treatments:a systematic review[J]. Reviews in medical virology,2014,24(6):420－433.

[3] Bhutani V K. Phototherapy to prevent severe neonatal hyperbilirubinemia in the new-born infant 35 or more weeks of gestation[J]. Pediatrics,2011,128(4),e1046－e1052.

[4] Clark M. Clinical update:understanding jaundice in the breastfed infant[J]. Community Practitioner,2013,86(6):42－44.

[5] Lauer B J,Spector N D. Hyperbilirubinemia in the newborn[J]. Pediatrics in Review－Elk Grove,2011,32(8):341.

[6] Sivanandan S,Soraisham A S,Swarnam K. Choice and duration of antimicrobial therapy for neonatal sepsis and meningitis[J]. International journal of pediatrics,2011,2011:1－9.

[7] 张玉侠.实用新生儿护理学[M].北京:人民卫生出版社,2015.

[8] 邵肖梅,叶鸿瑁,丘小汕.实用新生儿学[M].北京:人民卫生出版社,2019.

[9] 中华医学会儿科学分会新生儿学组,《中华儿科杂志》编辑委员会.新生儿高胆红素血症诊断和治疗专家共识[J].中华儿科杂志,2014,52(10):745－748.

[10] 汪晓婷,陈灵芝,陈敬贤,等.新生儿人巨细胞病毒先天性感染危险因素筛查[J].中华疾病控制杂志,2012(6):483－485.

[11] 王来栓,胡晓静,史源,等.围产新生儿新型冠状病毒感染防控管理预案(第二版)[J].中国当代儿科杂志,2020(3):195－198.

（鲁 琦 王 琳）

第二部分

新生儿
专科护理

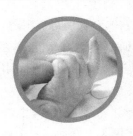

第七章　新生儿营养与喂养

第一节　新生儿母乳喂养

一、概述

母乳被推荐为婴儿的最佳营养食物。母乳喂养(breast feeding,BF)被国际公认为科学喂养婴儿的金标准。研究表明,母乳喂养的婴儿在发育、免疫力、抵抗传染病和避免儿童肥胖等方面表现更好。此外,采用母乳喂养的母亲产后恢复也更好。

WHO提出在产后1 h开始进行母乳喂养,生命最初6个月建议纯母乳喂养,持续进行母乳喂养至24个月或更久。然而,我国仅2.5%~33.2%的婴儿在出生后6个月接受纯母乳喂养,部分地区平均断母乳时间为6.4~8.7个月,远未达到相关要求。因患儿疾病、母婴分离和母乳管理困难等原因,国内新生儿病房母乳喂养的形势也并不乐观,我国住院新生儿母乳喂养率仅为3.7%~20%,远低于一些欧洲国家。因此,向住院新生儿家庭提供母乳喂养方面的帮助和支持显得尤为重要。

值得注意的是,虽然母乳可以为新生儿提供理想的营养,但仍建议对1500 g以下的早产儿进行营养强化(尤其是蛋白质),以满足早产儿的追赶生长需求。

二、NICU中母乳喂养支持

(一)母乳的重要性

WHO、美国儿科学会(American Academy of Pediatrics,AAP)等,均倡导用

母乳喂养住院新生儿。新生儿重症监护病房的早产儿和患病的新生儿抵抗力差，母乳既能增强免疫力，又能改善新生儿长期健康状况。目前来讲，理想的目标是所有 NICU 中的新生儿都应该接受纯母乳喂养，首先选择亲母母乳，其次是捐赠母乳。

（二）直接母乳喂养的好处

为响应直接母乳喂养的倡议，住院期间所有进行母乳喂养的新生儿都应尽最大可能接受乳房喂养，即直接母乳喂养。乳房喂养比奶瓶喂养有更多的好处。直接母乳喂养环境稳定，新生儿在进食过程中能够保持较高的氧合水平。此外，直接母乳喂养提供了新鲜的母乳和直接皮肤接触（skin-to-skin contact，SSC），同时可促进新生儿口腔发育。

持续 1 h 的早期皮肤接触是成功启动母乳喂养的重要组成部分，能有效提高首次母乳喂养成功率，提高产后 6 周、4 个月及 6 个月的纯母乳喂养率，符合新生儿产后生理需求。在新生儿病情达到稳定，拔除气管插管和停止持续气道正压通气后，就应该开始进行直接母乳喂养，且不受其胎龄的限制。

（三）促进母乳喂养

目前，国内大多数 NICU 采用的是封闭式管理制度，母亲不能进入病房为患儿哺乳，且由于危重患儿及早产儿不能良好地协调吸吮－吞咽－呼吸，病情不稳定，即使开展了床旁探视，也无法对其实施直接母乳喂养，因此 NICU 的哺乳通常不是直接母乳喂养，而是母亲通过吸奶器吸出母乳后再送至病房进行喂养。在 NICU 中支持鼓励母乳喂养需要 NICU 医护人员、患儿母亲和其他家属的共同合作。泵奶教育是为那些在出生时不能吸吮母乳的新生儿的母亲建立和维持母乳供应的第一步。

实施促进母乳分泌和母乳喂养的方法：

（1）对母亲进行母乳泵送方面的教育，并提供泵送技术方面的指导（手挤、手动和/或电动吸奶器）。

（2）出生后 6 h 内开始泵奶。

（3）在出生后尽快开始皮肤接触，并促进频繁接触。

（4）每 24 h 至少泵奶 8 次。

（5）提供情感支持，并告知奶瓶喂养和直接母乳喂养新生儿的差异。

（6）在使用奶瓶喂养之前，先尝试直接在乳房上喂养新生儿。

（7）支持半需求化的母乳喂养，即只要新生儿醒着或有饥饿的迹象，就把新生儿放在乳房上，不要按照时间表进行喂养。

（四）同伴支持

同伴支持是指由拥有相同经验或体验，并有相似人口学特征，例如年龄、性别、地域、社会地位、文化等的个体提供的观念、情感或行为、信息支持。向 NICU 患儿母亲提供同伴支持的，则是有过类似母乳喂养经历的母亲，尤其是在喂养期间经历一定困难，如患有妊娠相关疾病、乳汁不足、缺乏家庭支持等，后经克服成功向患儿提供母乳的母亲。其模式为"母亲互助"，核心在于"经验分享"。这种母亲互助的模式给母亲带来相互学习的机会，更是情感支持的重要来源。

患儿母亲在住院期间和回家后都应该得到同伴的支持。该支持的好处包括：① 增加母乳喂养持续时间和母乳喂养量；② 同伴的支持是值得信任和有价值的，因为这些同伴能够理解用母乳喂养早产儿的困难。

三、过渡到直接母乳喂养和出院

如果新生儿在出院前未实现直接母乳喂养，可采用以下方法来支持出院后由奶瓶喂养到直接母乳喂养的过渡：

（1）鼓励继续在家中进行直接皮肤接触。

（2）指导患儿母亲及家人制订明确的母乳喂养和营养添加计划。

（3）过渡期间进行"三重喂养"的教育和参与性指导（直接母乳喂养，然后紧接着泵奶喂养和奶瓶喂养）。

（4）持续的母乳喂养随访和家庭支持。

四、母乳喂养和药物

大多数药物都可以用于哺乳期，但需警惕哺乳期禁忌药物。哺乳期安全药物的特点是半衰期短，无活性代谢产物，高蛋白结合率，高分子量（大分子），低 pH 值，口服生物利用度低，药物乳汁/血浆（M/P）比值小于 1，相对婴儿剂量（RID）小于母体剂量的 10%。由于乳腺细胞不成熟，初乳中药物浓度要高于成熟乳。但是，初乳的量通常较少，降低了药物过量的风险。

有关母乳喂养和药物的术语：

M/P 比值：M/P 比值是用来比较母乳中药物的峰值浓度与血浆中药物的峰值浓度。比值为 1 表示药物分布均匀。M/P 比值小于 1 表示药物在母乳中的分布较少，而大于 1 表示药物在母乳中积聚。

RID：药物剂量按每千克（kg）体重计算：给 50 kg 的妇女服用 500 mg 的药物，其相对剂量为 10 mg/kg。直接给一个 5 kg 的婴儿服用同样剂量的药物，其相对剂量为 100 mg/kg。婴儿用药安全的理论指导是婴儿体重相对剂量是否为母体剂量的 10%。早产儿由于体重轻,肝功能不成熟,有药物过量风险(表 7-1-1)。

表 7-1-1　妊娠期胎儿及哺乳期婴儿药物治疗风险分级

哺乳期风险类型	名称	描述	举例
L1	最安全的	无不良反应; 对照研究未证实存在风险; 潜在风险小,婴儿不能口服吸收利用	对乙酰氨基酚[a] 氨苄西林[a] 阿莫西林[a] 头孢唑啉[a] 多潘立酮[e] 法莫替丁[a] 肝素[a] 胰岛素[a] 布洛芬[a] 维生素
L2	较安全	有限数量用药研究中无不良反应发生	咖啡因[f] 卡马西平[g] 西酞普兰[g] 氟西汀[g] 氟伏沙明[g] 庆大霉素[a] 干扰素[a] 哌替啶[h] 甲氧氯普胺[e] 尼古丁[f] 普萘洛尔[a] 舍曲林[g] 丙戊酸[g]
L3	中等安全	没有在哺乳期妇女中进行对照研究; 只有在权衡对婴儿的利大于弊后方可使用	醇类[f] 安非他明[b] 阿司匹林[h] 苯二氮卓类[b] 丁丙诺啡[c] 洋甘菊[d] 安定[g] 可待因[h]

哺乳期风险类型	名称	描述	举例
L3	中等安全	没有在哺乳期妇女中进行对照研究； 只有在权衡对婴儿的利大于弊后方可使用	紫锥花属[d] 葫芦巴[d,e] 银杏[d] 人参[d] 拉莫三嗪[g] 锂[g] 劳拉西泮[b] 美沙酮[c] 美托洛尔[a] 吗啡[h] 萘普生[h] 羟考酮[h] 伪麻黄碱[f] 缬草[d]
L4	可能有危险	有对婴儿或母乳制品存在危害性的证据； 对哺乳期母亲用药后的益处大于对婴儿的危害	黑升麻[d] D2 拮抗剂[i] 硫利哒嗪[i] 氯丙嗪[i] 放射性药物[b]
L5	禁忌使用	对婴儿可造成重大损害或对婴儿产生严重危害的风险高； 如果药物类别中的另一种药物能够有效地治疗母亲并允许母亲母乳喂养，则母婴护理团队需要讨论药物治疗计划	蓝升麻[d] 大麻[b] 化疗[b] 可卡因[g] 多塞平[g] 海洛因[b] 卡瓦[d] 甲基苯丙胺[b] 亚甲基二氧甲基苯丙胺（摇头丸）[b] 苯环己哌啶（五氯酚）[b] 育亨宾[d]

注：a：经 AAP 批准；b：未经 AAP 推荐；c：使用丁丙诺啡较少出现婴儿戒断症状；d：由于缺乏研究，未经 AAP 推荐；e：催乳剂；f：减少母亲药物摄入；g：5-羟色胺再摄取抑制剂；h：母体麻醉剂首选吗啡；i：抗精神病药。

五、母乳喂养禁忌证

尽可能早期进行母乳喂养,尤其是早产儿。但有下述情况者则应酌情考虑:

(1)母亲为人类免疫缺陷病毒(HIV)和人类嗜 T 细胞病毒(HTLV)感染者,不建议母乳喂养。

(2)母亲患有活动性结核病,可采集其母乳经巴氏消毒后喂养,治疗结束 7～14 天后可继续母乳喂养。

(3)母亲为乙肝病毒(HBV)感染或携带者,可在婴儿出生后 24 h 内给予特异性高效乙肝免疫球蛋白,继之接受乙肝疫苗免疫后给予母乳喂养。

(4)母亲为巨细胞病毒感染或携带者,其婴儿可以给予母乳喂养,但早产儿有较高被感染风险,可以采集母乳巴氏消毒后喂养。

(5)单纯疱疹病毒感染,如皮损愈合,可以母乳喂养。

(6)母亲为梅毒螺旋体感染者,如皮损不累及乳房,可于停药 24 h 后母乳喂养。

(7)母亲正在接受同位素诊疗,或曾暴露于放射性物质后,乳汁中放射性物质清除后可恢复母乳喂养。

(8)母亲正在接受抗代谢药物及其他化疗药物治疗,母亲乳汁中药物清除后可恢复母乳喂养。

(9)半乳糖血症和苯丙酮尿症并非母乳喂养的绝对禁忌证,应根据监测的血清苯丙氨酸和半乳糖－1－磷酸水平,可适量给予母乳喂养以及无苯丙氨酸和半乳糖的配方。

第二节　新生儿肠内营养

一、概述

肠内营养(enteral nutrition,EN)是指通过胃肠道提供营养,无论是经口喂养还是管饲喂养。EN 是供给营养最佳的途径,与肠外营养相比更符合生理状态。所以只要胃肠功能存在,就应该首先使用肠内营养,早期肠内营养的非营养效用远大于营养效用。

新生儿肠内营养热量推荐摄入量为每天 98～120 kcal/kg,以保证新生儿的生长发育。早产儿的肠内营养热量推荐值略高,达到每天 110～135 kcal/kg,使早产儿在宫外能以与相同胎龄胎儿同样的速度生长。这个宫外目标对低出生体重早产儿来说是一个挑战。

二、早产儿肠内营养

(一)生理特点

低出生体重早产儿通常有一个或多个并发症,也可能有一种或多种疾病,如支气管肺发育不良、严重的脑室内出血、坏死性小肠结肠炎或败血症,这些疾病会增加早产儿对能量的额外需求。此外,早产儿身体能量储备有限,能量消耗增加和/或不能耐受肠内喂养,这些都会影响早产儿的生长。因此,这些新生儿出生后应立即给予肠外营养,并根据耐受情况进行少量的肠内营养。

早产儿肠内营养的总热量摄入量通常在每天 110～135 kcal/kg。这些热量主要用于低出生体重早产儿的能量消耗,静息代谢是总能量需求的最大组成部分,其他能量消耗包括运动、活动、体温调节和生长。

早产儿器官发育不成熟,易发生各种喂养问题。比如食管下括约肌松弛,导致反流。另外,早产儿存在胃排空延迟、胃肠动力下降的现象,其胃肠动力通常在妊娠 32 周左右开始得到改善。

(二)早期微量喂养

早期微量肠道营养(minimal enteral nutrition,MEN)适用于无肠道喂养禁忌证,但存在胃肠功能不良的新生儿,其目的是促进胃肠道功能成熟,改善喂养耐受性。已被证明可以促进胃肠激素释放,促进肠道结构、功能和动力恢复,增加肠道黏膜厚度和绒毛高度,且具有免疫效用。

研究表明,早期给予低出生体重早产儿的微量喂养可提高早产儿耐受,使其尽早接受肠内营养。通过几天到数周的营养性喂养和增加肠内喂养的摄入量能够减少肠外营养应用时间。母乳仍然是早产儿肠内营养首选的食物,微量喂养的起始阶段可从每天 10 mL/kg 开始,逐次增加 10～20 mL/kg,直到肠内总摄取量达到 150 mL/kg 为止。加量过程中,注意观察患儿的喂养耐受性。

由于早产儿体重低、脂肪少,能量贮存不足,同时器官发育不成熟,营养吸收差,因此,当早产儿耐受肠内营养后,应逐渐增加肠内喂养摄入量,增加值为 15 g/kg,以使早产儿在出生后的第 7～14 天恢复出生体重。

三、主要营养素

肠内营养的主要成分是蛋白质、脂肪和碳水化合物。

（一）蛋白质

蛋白质分解需要胃酸，而早产儿的胃酸水平低于足月儿。早产儿的蛋白质需求量为每天 4 g/kg。强化母乳和/或早产儿配方奶粉中肠内蛋白质的推荐量为3.2～4.1 g /100 kcal。强化母乳和/或早产儿配方奶可促进蛋白质合成和体重增长而不会对新生儿产生毒性。

（二）脂肪

脂肪是一种主要的能量来源。母乳中脂肪含量因人而异，基本上占母乳热量的近50%。当喂养和/或储存母乳时，脂肪可能黏附在容器、喂养管和/或注射器上。针对这一情况，需要对母乳喂养进行相应的管理，如给早产低出生体重儿喂养母乳时，应注明母乳的时间和日期。

脂肪被新生儿唾液、胰腺和肠道中的酶分解为甘油三酯和脂肪酸。肠内营养的低出生体重早产儿的推荐脂肪摄入量为每天 4.8～6.6 g/kg。脂肪占配方奶粉总热量的 40%～50%，中链甘油三酯是配方奶粉中脂肪的主要来源。

（三）碳水化合物

乳糖是母乳中的主要碳水化合物。乳糖酶（β-半乳糖苷酶）是一种肠道酶，在小肠内将乳糖水解为葡萄糖和半乳糖。早产儿虽然发育不成熟，乳糖酶水平较低，但能很好地耐受母乳中的乳糖。葡萄糖聚合物是早产儿配方奶中碳水化合物的来源，葡萄糖聚合物的优势在于它可以在不增加渗透压的情况下增加热量。早产儿的碳水化合物摄入量建议为每天 11.6～13.2 g/kg。

（四）钙和磷

钙和磷对所有新生儿都是必需的。母乳中含有更多游离的钙和磷，且比配方奶粉中的钙和磷更容易吸收。然而早产儿比足月儿需要更多的钙和磷，母乳无法满足；且单纯母乳喂养无法使早产儿达到相同胎龄胎儿宫内生长率，导致早产儿血磷和尿磷浓度低、血清碱性磷酸酶和尿钙浓度升高。母乳中添加钙和磷可增加早产儿对这些矿物质的吸收，也可使用早产儿配方奶粉进行喂养，其钙和磷含量高于足月婴儿配方奶粉。

四、经口喂养

早产儿大脑发育不成熟,各种神经反射未臻完善,容易出现吸吮及吞咽功能障碍、吸吮－吞咽－呼吸失调、行为状态组织能力下降等,导致经口喂养困难。

早产儿吮吸、吞咽和呼吸的协调是一种高度有组织的行为。这种协调发生在孕周32~34周。吞咽和呼吸的协调性在纠正胎龄37周左右成熟。在临床实践中,开始经口喂养的时间最早发生在28~32周。

安全有效的全经口喂养能力常常是早产儿出院的一个主要指标,早产儿营养应以经口喂养为最终目标。因此,促进早产儿尽快从管饲喂养过渡到经口喂养是NICU医护人员共同关注的问题。

第三节　新生儿肠外营养

一、概述

肠外营养(parenteral nutrition,PN)是指当新生儿不能耐受经肠道喂养时,由静脉供给热量、液体、蛋白质、碳水化合物、脂肪、维生素和矿物质等来满足机体代谢及生长发育需要的营养支持方式。

新生儿静息代谢所需的能量是总能量需求的最大组成部分。肠外营养时,早产儿经粪便能量丢失较少,通常较少出现冷应激,因此在出生第一周,新生儿生长所需的实际能量降至每天80~100 kcal/kg。

早期开始肠外营养能最大限度地减少早产儿体重减轻,改善生长和神经发育,并降低死亡率和发病率。另外,有文献表明,初始阶段较高蛋白质摄入能够促进早产儿神经系统发育。

二、肠外营养液的组成

(一) 蛋白质

必需氨基酸和非必需氨基酸是获得正氮平衡,促进生长所必需的。建议在出生后24 h内开始每天摄入蛋白质1.5 g/kg,然后每天增加0.5~1 g/kg,直到3.5~

4 g/kg。初始阶段高蛋白质摄入并没有增加血液中尿素氮水平和酸中毒发生率。

研究表明，早产儿可以耐受每天摄入大于 4 g/kg 的蛋白质，并能降低支气管肺发育不良的发生率。出生后立即开始输注蛋白质/氨基酸（输注量为每天 3.5 g/kg），可以改善正氮平衡并稳定血清尿素氮或葡萄糖浓度。低出生体重早产儿的肠外蛋白需求量为每天 3～3.5 g/kg，足月儿为每天 2.5～3 g/kg。

出生后第一天摄入蛋白质的新生儿可达到正氮平衡，并无摄入氨基酸的副作用。血清尿素氮每天蛋白质摄入量 3 g/kg 与 1 g/kg 在毒性方面无差异。

（二）葡萄糖

碳水化合物和脂肪是能量的主要来源。肠外营养中脂肪与葡萄糖的比例可以模拟母乳的 60：40。葡萄糖是肠外营养中碳水化合物的来源。刚开始通常需要外源性葡萄糖，直到新生儿开始动员体内储存的糖原并产生葡萄糖。

新生儿大脑的主要能量来源是葡萄糖。足月新生儿葡萄糖需要量为 3～5 mg/(kg·min)，早产儿的需求更大，为 8～9 mg/(kg·min)。早产儿的葡萄糖输注初始速度为 6 mg/(kg·min)，在没有高血糖的情况下可增加至 10～12 mg/(kg·min)。一般情况下，葡萄糖的输注速度为 5～8 mg/(kg·min)。体重在 1000 g 或 1000 g 以上的极低出生体重儿通常可耐受 10% 葡萄糖－右旋糖溶液，而体重低于 1000 g 的新生儿可能需要输注 5% 葡萄糖－右旋糖溶液。

（三）脂肪

脂肪乳剂可补充人体必需的脂肪酸，主要由大豆油、橄榄油、中链甘油三酯和鱼油组成。鱼油乳剂含有长链 Ω－3 脂肪酸、二十二碳六烯酸和二十碳五烯酸。对于新生儿来说，脂肪摄入量约为每天 3 mg/kg。

三、肠外营养禁忌证

出现下列情况慎用或禁用肠外营养：

（1）休克，严重水、电解质紊乱，酸碱平衡失调，未纠治时，禁用以营养支持为目的的补液。

（2）严重感染，严重出血倾向，出凝血指标异常者减少脂肪乳剂剂量。

（3）血浆甘油三酯（TG）含量＞2.26 mmol/L 时脂肪乳剂减量，如 TG 含量＞3.4 mmol/L 暂停使用脂肪乳剂，直至廓清。

（4）血浆间接胆红素含量＞170 μmoL/L 时减少脂肪乳剂剂量。

（5）严重肝功能不全者慎用脂肪乳剂与非肝病专用氨基酸。

（6）严重肾功能不全者慎用脂肪乳剂与非肾病专用氨基酸。

参 考 文 献

［1］　Eidelman A I,Schanler R J,Johnston M,et al. Breastfeeding and the use of human milk
　　　［J］. Pediatrics,2012,129(3):e827－e841.

［2］　D'apolito K. Breastfeeding and substance abuse［J］. Clinical obstetrics and gynecology,
　　　2013,56(1):202－211.

［3］　Jones L R. Oral feeding readiness in the neonatal intensive care unit［J］. Neonatal Net-
　　　work,2012,31(3):148－156.

［4］　Moyses H E,Johnson M J,Leaf A A,et al. Early parenteral nutrition and growth out-
　　　comes in preterm infants:a systematic review and meta-analysis［J］. The American jour-
　　　nal of clinical nutrition,2013,97(4):816－826.

［5］　Porcelli Jr P J,Sisk P M. Increased parenteral amino acid administration to extremely
　　　low-birth-weight infants during early postnatal life［J］. Journal of pediatric gastroente-
　　　rology and nutrition,2002,34(2):174－179.

［6］　张玉侠.实用新生儿护理学［M］.北京:人民卫生出版社,2015.

［7］　黄蓉,侯燕文,刘宏,等.早期母婴皮肤接触1 h对初产妇产后6个月母乳喂养的影响［J］.
　　　中华护理杂志,2015,50(12):1420－1424.

［8］　杨漂羽,施姝澎,张玉侠,等.住院新生儿母乳喂养循证指南的改编及评价［J］.中华护理杂
　　　志,2018,53(1):57－64.

［9］　施姝澎,张玉侠.NICU母乳喂养策略的研究现况［J］.中华护理杂志,2015,50(5):
　　　608－613.

［10］　张悦,王惠珊,罗倩,等.新生儿院内纯母乳喂养情况及其影响因素分析［J］.中国儿童保
　　　健杂志,2012,20(6):507,509,513.

［11］　沈晓桦,夏杰,胡丽,等.纯母乳喂养现状与影响因素研究进展［J］.中国实用护理杂志,
　　　2017,33(3):223－226.

［12］　李琴,李惠玲,阐玉英,等.住院早产儿母亲院内首次直接母乳喂养的动机及真实体验
　　　［J］.中国实用护理杂志,2016,32(36):2856－2859.

［13］　郑军,李敬永,齐平,等.早产儿微量营养性喂养的临床价值［J］.中国医师杂志,2004,6
　　　(7):892－893.

［14］　吕天婵,张玉侠,胡晓静,等.早期口腔运动干预方案改善早产儿经口喂养的效果评价
　　　［J］.中华护理杂志,2013,48(2):101－105.

［15］　中华医学会肠外肠内营养学分会儿科学组,中华医学会儿科学分会新生儿学组,中华医
　　　学会小儿外科学分会新生儿外科学组,等.中国新生儿营养支持临床应用指南［J］.中华
　　　小儿外科杂志,2013,34(10):782－787.

（鲁　琦）

第八章 新生儿外科护理

第一节 新生儿手术管理注意事项

一、概述

护理外科疾病新生儿,护士必须具备良好的新生儿专业护理技能,为那些接受简单、单一手术的新生儿以及那些有多种、复杂的医学和外科诊断的新生儿提供护理。护士必须监控、识别、提出与新生儿手术相关的问题,并为家庭提供全面的、以家庭为中心的护理。本节将简要概述在护理外科疾病患儿时涉及的知情同意、以家庭为中心的护理、液体及电解质管理以及疼痛管理等内容。

二、签署知情同意书

知情同意是与患者或负责照顾患者的家属进行沟通的第一步。新生儿的照顾者通常是父母,也可以是其他家庭成员。

与家属就即将进行的外科手术的具体过程进行交流和讨论,这样家属可以通过提出问题来消除他们的疑惑,增进他们的理解,确保了家属能够参与后续诊疗和决策。在沟通期间,医护人员必须使用清晰、通俗易懂的语言,尽量减少使用容易被家属曲解或误会的医学术语。

在签署知情同意书之前,应考虑以下事项:① 患儿家属常用语言(是否方言)以及双方是否存在语言沟通障碍;② 受教育程度,应根据患儿家属的受教育水平解释手术过程。

手术知情同意的具体内容包括:① 手术适应证;② 潜在益处、风险、副作用;③ 手术成功率;④ 手术的替代方案;⑤ 不接受手术的相关风险和益处;⑥ 手术中涉及的问题。

麻醉知情同意的具体内容包括：① 单独签署麻醉同意书；② 麻醉的适应证、麻醉的类型和给药方法；③ 潜在的益处、风险、副作用。

签署知情同意书期间的护理职责：① 了解签署知情同意书的制度、政策和流程；② 确认并登记知情同意负责人的姓名和联系方式；③ 确认签署同意书的人完全理解他或她所同意的内容。如果他们仍然不了解这些内容，护士有责任通知医生对该手术相关问题进行再说明。

三、以家庭为中心的护理

新生儿被送进 NICU 并需要进行手术，其父母通常是痛苦、焦虑，且难以承受的。以家庭为中心的护理不仅关注新生儿，而且关注整个家庭。家庭在参与、决策和配合方面发挥着积极的作用，在一定程度上能够改善新生儿预后。

（一）以家庭为中心的护理环境

（1）使家属熟悉医院和 NICU 环境，包括：等候室；自我护理设施（卫生间、父母的房间、洗衣房）；餐饮，哺乳期服务，房间和日常用品。

（2）使家属熟悉支持服务，如社工、哺乳师、家庭服务中心。

（3）保持坦诚的沟通：① 协助家庭建立对新生儿住院和手术的合理期望和目标。② 描述手术中和手术后过程，如呼吸循环支持，疼痛控制，目标/期望，手术预期时间。③ 鼓励父母参与：让父母参与新生儿的诊疗；鼓励家长参与医护查房。

（4）定期召开家庭会议：告知诊疗计划更新方案；告知新生儿目前的状态，诊疗计划及日、周或月目标。

（5）以团队的形式召开会议，团队成员包括：外科医生、新生儿科医生、住院医师、护士、社工、团队顾问。

（6）留出提问时间：描述目前已知和未知的问题；鼓励家庭成员提出他们对新生儿的关注点。

（7）学习新技能：① 在入院时和整个住院期间，评估家长学习新技能的意愿；② 确定有效的学习方法（书面材料，示范，手抄，新技能强化学习）；③ 指导家长对术后新生儿进行护理，让他们参与新生儿的照顾，包括测量体温、换尿布、洗澡/穿衣、喂奶、造瘘口的护理。

四、液体及电解质管理

足月儿全身水分约占总体重的 75%，早产儿则是 80%～85%。早产儿胎龄越小,水分占总体重的百分比就越大。在出生后的第一周,新生儿会经历一个多尿期。在多尿期期间,足月儿的体重通常会下降出生体重的5%~10%,而早产儿则会下降10%~20%。多尿现象会导致水分和电解质的丢失,主要是钠、钾和葡萄糖。

产后新生儿易出现体液平衡紊乱,需监测液体平衡。此时,如果需要进行手术,液体和电解质的管理会更加复杂。体液平衡是维持良好灌注、防止细胞损伤和避免酸中毒的必要条件。护士必须密切监测新生儿的液体出入量,保持内环境稳定。

(一) 维持体液平衡

(1) 严格监控液体的出入量。

(2) 在确定新生儿的液体需求时,应考虑其胎龄。早产儿的非显性失水(insensible water losses,IWL)增加。

(3) 评估IWL增加的风险。相关因素包括胎龄小、环境损失、体温、皮肤破裂或开放性伤口、先天性缺陷(气管食管瘘/食管闭锁,腹壁缺损,肠穿孔)、室内保温器加速蒸发(可选择暖箱降低IWL)、光疗、使用呼吸机。

(4) 对丢失的液体进行计算,包括尿液、大便(腹泻/造口术)、鼻胃管/口胃管引流、脑室引流、血液等。

(二) 术后液体和电解质状态评估

监测术后患儿的液体和电解质状态,进行以下评估:

(1) 体格检查。

(2) 生命体征。

(3) 酸碱平衡。

(4) 呼吸系统。氧合和通气不足可导致呼吸性酸中毒,密切监测有无腹胀、腹水、液体潴留现象。

(5) 心脏。组织灌注不足可引起酸中毒,密切监测有无低心输出量、败血症发生。

(6) 肾脏。肾功能受损可导致代谢性酸中毒;密切监测有无尿量减少、急性肾小管坏死发生。

(7) 体重。评估液体出入量;术后每日监测新生儿的体重,对于液体出入量较大的新生儿,特别是早产儿,可考虑每日监测体重两次。

(8) 皮肤/黏膜。评估黏膜干燥、局部肿胀、囟门凹陷和全身水肿情况。

(9) 心血管系统。评估细胞外液过少(低血容量)和/或贫血引起的心动过速;检查因低心排血量引起的毛细血管再充盈延迟。

（10）失血。评估术中失血量，监测红细胞压积和出血情况，根据需要选择合适的血制品进行输血。

（11）出入量。① 密切监控维持液体量和总出量。② 密切监测手术引流管的引出量，如果引流量大于 2 mL/(kg·h)，应更换引流管。③ 除了提供维持液外，还需根据情况提供补充溶液。如胃部损失（胃肠减压，呕吐，胃肠道出血），引流管（胸引管，腹腔引流管），尿液损失，排便量（倾倒综合征、腹泻），非显性失水（开放性伤口，腹部器官外露）。

根据失水类型选择补充液。补充量通常与失液量相同，或者根据特定时间段（4～8 h）总失液量的一定比例进行补充。通常使用生理盐水、1/2 生理盐水、乳酸林格溶液（含有电解质，不含葡萄糖）。

（12）营养需求。如果暂无法行肠内营养（超过 48～72 h），应尽快开始肠外营养和脂质的补充。如果是通过肠内途径喂养，应确定喂养计划。

（13）实验室评估。包括血清电解质、尿量、尿电解质、血尿素/血清肌酐、动脉血气（低 pH 和碳酸氢盐可能表明灌注不足），并制订实验室检查的常规计划（即每4、8 或 24 h 进行检查）。

将异常值告知医生（正常值及电解质失衡原因见表 8-1-1），以便实施治疗计划，如果异常值与患儿的临床状态不符，可重复抽取样本进行检验。

表 8-1-1　电解质异常

	正常范围	低钠血症	高钠血症
钠	135～145 mmol/L	<135 mmol/L 液体丢失 摄入不足 第三间隙	>145 mmol/L 液体摄入过多 败血症
	正常范围	低钾血症	高钾血症
钾	3.5～5.5 mmol/L	液体丢失 鼻饲损失 补充不足	酸中毒 摄入过量 肾功能衰竭
	正常范围	低血糖	高血糖
葡萄糖	60～100 mg/dL	摄入不足 糖原储存不足（早产儿和宫内生长受限新生儿） 母亲患有糖尿病（胰岛素产生过多）	超早产儿 宫内生长受限 应激反应 败血症 类固醇样激素摄入过多

（14）电解质和葡萄糖的血液取样。如果实验室值异常,应考虑以下因素:① 由于溶血或红细胞分解和电解质释放到血清中,血液缓慢回流会产生假阳性结果;② 静脉中输注葡萄糖可能导致血糖水平的升高。

（三）护理记录

应包括以下内容:
（1）生命体征。
（2）出入量。
（3）组织灌注情况。
（4）实验室值和异常值的处理。
（5）电解质下降和异常的症状。

五、疼痛管理

在过去的 20 年,新生儿疼痛管理有了很大的发展。疼痛被认为是患者的第五大生命体征,包括早产儿和足月儿。新生儿的疼痛管理需要采用非药物措施和药物措施相结合的方法,在减少阿片类药物使用总量的同时,最大化对新生儿的益处。

（一）非药物镇痛措施

（1）尽量减少给患儿带来痛苦或刺激的操作。
（2）提供非营养性吸吮。
（3）提供 24% 蔗糖溶液舌尖滴入。
（4）用襁褓包裹新生儿。
（5）安排家属实施袋鼠式护理。

（二）药物镇痛措施

（1）非麻醉性镇痛药:对乙酰氨基酚,可单独使用或作为辅助治疗。
（2）阿片类药物:吗啡或芬太尼。
（3）镇静剂:使用咪达唑仑是一种有效的辅助治疗方法,但是使用前一定要先缓解疼痛。

（三）术后疼痛管理目标与评估

术后疼痛管理的目标是使用最低剂量的止痛剂来充分缓解疼痛,同时尽量减少药物的副作用。疼痛管理是由护士、麻醉师、外科医生、新生儿科医生和父母共同实现的。应在术前与相关人员进行深入的讨论,并制订疼痛管理计划。在制订疼痛管理计划时,应考虑手术类型、气道管理方法、镇静方法、疼痛评估以及有无阿片类药物或苯二氮䓬类药物接触史。术后应立即按照疼痛管理计划对疼痛进行无缝管理。

(四)疼痛评估量表

目前有几种可靠和有效的新生儿疼痛评估量表。护士应根据年龄和医院的标准使用合适的量表:

(1) PIPP(premature infant pain profile):心率,血氧饱和度,警觉性,面部表情。

(2) CRIES:哭泣,需氧量,生命体征,表情和睡眠情况。

(3) FLACC:面部表情,腿部活动,体位,哭闹和可安慰度。

(五)术后疼痛管理方案

新生儿科应制订术后疼痛管理标准化方案。这些方案应包括选择阿片类药物用于较小的外科手术或介入手术,以及那些中到大的外科手术。而部分小的外科手术可以采用非药物镇痛措施,如蔗糖水舌尖滴入,襁褓包裹,或间歇性使用阿片类药物进行治疗,如芬太尼或吗啡。大手术可在术后 24~48 h 内间断或持续使用阿片类药物。为了规范手术后治疗,应分别制订针对小手术和大手术的疼痛管理方案(表 8-1-2)。

建议术后常规进行疼痛评估,至少每 1~4 h 一次。

如果使用了药物治疗,应在给药后短时间内进行重新评估,以确保疼痛得到充分缓解(1 h 内)。

硬膜外麻醉为局部麻醉,可使身体某个部位的痛觉麻木或阻滞。硬膜外麻醉由医院的麻醉科实施。

常见的硬膜外麻醉药有:氯普鲁卡因。1 个月以下的患儿很少使用的硬膜外麻醉药:布比卡因、罗哌卡因。添加少量芬太尼或可乐定已被证明能有效增强硬膜外麻醉的效果,但是由于它们有潜在的毒性作用,使用时要谨慎。

(六)术后护理评估

(1) 密切监测生命体征,常见的副作用是呼吸抑制。

(2) 监测毒性反应。

(3) 密切观察穿刺点。

(4) 引流监测:硬膜外导管渗漏是硬膜外麻醉常见的并发症。

(5) 观察患儿的舒适度。

表 8-1-2　术后常用药物

药物		剂量		副作用	注意事项
类别	药名	大剂量	维持量		
镇静剂	咪达唑仑	0.05~0.2 mg/kg	0.03~0.06 mg/(kg·h)	低血压；呼吸抑制；心动过缓；耐受性和依赖性	由于代谢物清除率降低和有肌阵挛样痉挛报道,避免在<35周的早产儿中使用。拮抗剂:氟马西尼
止痛剂	吗啡	每 4 h 0.05~0.2 mg/kg	0.01~0.02 mg/(kg·h)	尿潴留；癫痫发作；耐受性和依赖性	拮抗剂:纳洛酮
	芬太尼	每 2~4 h 0.5~4 μg/kg	0.5~5 μg(kg·h)	胸壁肌肉强直(快速给药)	缓慢静推。拮抗剂:纳洛酮
	对乙酰氨基酚	口服:每 4~6 h 10~15 mg/kg 直肠:每 4~6 h 10~20 mg/kg			辅助治疗轻度至中度疼痛,减少阿片类药物的总量
	蔗糖	在奶嘴上蘸 1~10 滴或 2 mL	不适用		用于足跟采血
局麻药	利多卡因外用	静脉穿刺/注射前 30 分钟,在皮肤上涂抹 2.5 cm ×2.5 cm			用生物封闭敷料覆盖,镇痛持续 1 h。24 h 不要超过 2 g

第二节　外科引流管、导管、气道管理

一、腹腔引流管

(一) 定义

腹腔引流管是置入腹膜腔内的柔软、有韧性的引流管，用于排空腹腔内的气体、积液和/或腹部平片/CT 提示存在的积脓。

(二) 临床适应证

用于排出腹膜腔内的空气、积液和积脓，腹腔引流管可用于那些病情不稳定、不能转运至手术室的极早早产儿，或有明显腹水或脓肿的新生儿。

对于患有坏死性小肠结肠炎的新生儿和自发性肠穿孔的极早早产儿，可以放置腹腔引流管，直到他们病情稳定能够接受手术。

(三) 术前评估及护理

(1) 放置引流管前进行腹部平片和/或超声检查。

(2) 新生儿需禁食 4～6 h。

(3) 留置外周静脉导管。

(4) 维持静脉输液。

(5) 让家属签署知情同意书。

(6) 腹腔引流管由外科医生放置，可以在床边进行操作。

(四) 术后评估与护理

(1) 观察、测量并记录腹腔引流量，以确保出入量准确。

(2) 术后需禁食，禁食时间取决于治疗恢复情况。

(3) 如果病情稳定，因脓肿或腹水而接受治疗的新生儿可以接受喂养。

(4) 抗生素应选择可以覆盖目前已知的或可疑的肠内细菌和皮肤表面定殖菌。

(5) 禁食超过 5～7 天的新生儿应该提供肠外营养。

（五）护理记录

（1）引流管的位置。

（2）引流部位外观。

（3）引流管缝线的完整性。

（4）引流装置外观。

二、中心静脉导管

（一）定义

中心静脉导管（central venous catheters，CVCs）是放置在中心静脉中的静脉导管，如颈内静脉、颈外静脉、隐静脉、股静脉和锁骨下静脉。出现下列情况时，应考虑使用CVCs：长期静脉输液（1周以上）、血管通路不良、需要进行持续的血流动力学监测和外周置入中心静脉导管（peripheral-inserted central catheter，PICC）放置失败。

（二）临床适应证

（1）中心静脉导管的临床适应证包括给药、补液、肠外营养、中心静脉压监测和采血。

（2）在选择中心静脉导管装置时，应考虑新生儿的病情、治疗持续时间、特定的手术要求和血管通路问题。

（三）术前评估及护理

（1）确认家属同意置管。

（2）确保输注维持液和药物的外周静脉通路的安全。

（3）监测全血细胞计数（complete blood count，CBC）和凝血试验来评估出血和贫血的风险。

（4）评估新生儿是否有感染迹象；如果正在接受抗感染治疗，血液培养至少48 h应呈阴性，以降低感染性物质播散至CVC的风险。

（5）放置CVC前，新生儿应禁食4～6 h。

（四）外科手术

（1）NICU中常用的CVC有股静脉导管、颈内或锁骨下静脉导管。

（2）当决定使用单腔、双腔或三腔CVC时，要考虑血管管径大小和治疗需要。

（3）过去的研究表明，放置在股静脉的 CVC 会增加感染的风险；但是目前的研究表明放置在股静脉的 CVC 不会增加感染风险。

（4）CVC 分为非隧道式 CVC 和隧道式 CVC：

① 非隧道式 CVC 是经皮放置的，通常用缝线缝合在位。用于短期使用（通常少于 2 周）。这类导管不灵活，缺乏隧道式 CVC 降低血栓形成的能力。

② 隧道式 CVC 沿着置管静脉与皮肤出口部位之间的皮下隧道穿行。它们经常被放置在上胸部或颈部。这些导管通常用于长期的治疗，因为它们更柔韧，导致感染的风险更低、血栓形成的可能性更小。

（五）术后评估及护理

1. 确认位置

（1）用胸片确认 CVC 的位置。

（2）理想位置：

① 放置在上肢的 CVC，如果导管尖端位于上腔静脉和右心房交界处，则位置正确。

② 放置在下肢的 CVC，如果导管尖端位于下腔静脉内，则位置正确。

③ 当 CVC 尖端位于右心房时应警惕，因为可能会出现严重的并发症。

（2）使用 CVC 前与医生一起确认导管尖端的位置正确。

2. 敷料

（1）在 CVC 上覆盖无菌敷料。

（2）保持置管部位的可视性，以便评估该部位是否有肿胀、渗液和红斑。

（3）至少每小时检查一次置管部位，并进行疼痛评估。

（4）至少每周更换一次敷料，如果敷料脱落或污染，应及时更换。

3. 血标本采集

（1）在获取血样前暂停 1 分钟的输液，以确保血样的准确性。

（2）严格执行手卫生，戴无菌手套。

（3）用酒精或洗必泰（氯己定）消毒接头部位，酒精擦洗 15 s 或洗必泰擦洗 30 s，待干。

（4）取 1～3 mL（容量取决于导管大小和新生儿液体目标）生理盐水以脉冲的方式冲洗 CVC。

（5）先抽取 1～3 mL 血液弃去或抽完血标本后再重新注入导管中，但必须确保注射器在抽血和整个过程中保持无菌。

（6）缓慢抽取化验样本，样本量为化验所需的最低血量。

（7）再次消毒导管接头，待干。

（8）用生理盐水以脉冲的方式冲洗管道。

（9）重新连接静脉输液管并继续输液。

（六）并发症

CVC 置管天数、镇静/麻醉、多次手术都增加了 CVC 并发症的发生率。

1. 感染

（1）感染是放置 CVC 的主要风险。

① 蜂窝织炎：评估穿刺部位的感染迹象，包括红斑、肿胀和渗液情况。

② 中心导管相关血流感染（central line associated bloodstream infection, CLABSI）：评估新生儿是否有全身感染的迹象，包括呼吸困难、脸色苍白、呼吸暂停/心动过缓/饱和度降低、发热、喂养不耐受和生命体征改变。

（2）如怀疑有局部/皮肤感染（蜂窝织炎）或 CLABSI：

① 应进行全血细胞计数和血液培养检验。

② 通过获得外周和 CVC 导管的培养物确定感染源。

③ 对有症状的新生儿进行血培养后开始使用广谱抗生素。当培养结果确定了某种微生物时，应改使用窄谱抗生素。如果排除感染的可能，则停止使用抗生素。

（3）将 CVC 和静脉导管固定在新生儿上半身来减少感染风险，不要将其固定在尿布区域内或其周围。

2. 异位

异位是由于意外置入或迁移到不适合 CVC 留置的解剖区域。

（1）用胸片、超声心动图和超声进行诊断。

（2）治疗相关并发症的同时，应拔除导管。

（3）根据临床和新生儿情况治疗相关并发症。

（4）位置不当可导致气胸、血胸和/或心脏压塞，具体取决于导管移位的位置。

（5）观察导管异位的症状，包括推注药液时疼痛、呼吸急促、心动过缓、呼吸窘迫、缺氧、通气/灌注比例失调和低血压。

3. 血胸

血胸是由插管时造成的心房创伤引起的，导致血液在胸膜腔内聚集。发生血胸时应评估呼吸窘迫症状。

4. 心脏压塞

心脏压塞指在心包周围积聚的血液或液体，阻止了心室的有效收缩，会导致组织缺氧。体征包括呼吸急促、心动过缓、呼吸窘迫、缺氧、通气/灌注比例失调、低血压、面部和颈部静脉充血、反常脉搏和心脏骤停。

5. 心律失常

心率失常即异常心脏节律。是由异位心率引起的，通常起始于心房。

应重新定位 CVC 并经胸片确认。重新定位或移除导管,并进行血流动力学监测,直到心律失常消失。

6. 静脉血栓形成

由 CVC 尖端周围的纤维蛋白凝块形成。

根据血栓的大小和移位的风险,决定是否需要抗凝治疗或拔除导管。

7. 上腔静脉综合征

由于血栓形成或 CVC 充满血管管腔而导致上腔静脉回流受阻。

治疗方法:抬高床头,监测呼吸状况,消除病因。

8. 导管阻塞

(1) 静脉输液堵塞,无法从 CVC 中抽出血液。处理办法:

① 确保 CVC 管道没有扭曲或夹紧。

② 恢复 CVC 管腔的通畅性;使用无菌技术,取下肝素帽,尝试用少量生理盐水轻轻冲洗导管。

(2) 如果上述措施不能使导管恢复通畅,请告知医生。

① 遵医嘱使用组织纤溶酶原激活剂(TPA)以解除阻塞。

② 使用无菌技术注入 TPA,仅需填充导管的剂量即可,过量会导致全身不良反应。

③ 让 TPA 在导管中停留 30～60 min。

④ 停留 30～60 min 后吸出溶液。

⑤ 尝试再次冲洗导管检查其通畅性。

(七) 护理记录

(1) 导管的型号和预充量。

(2) 每小时对穿刺点局部进行评估,观察有无红斑、渗液和肿胀。

(3) 保持敷料完整性。

(4) 日常评估时记录导管外露的长度,以识别导管的移位。

三、胸引管

(一) 定义

胸引管是由硅树脂或聚氯乙烯制成的,它们有不同的尺寸,其中包括小口径的猪尾管型。猪尾导管能够减轻患儿疼痛,但是由于管径小,使黏稠的或蛋白质类液体很难排出。胸引管在外科手术过程中用于治疗气胸和排出胸腔内的液体,如乳糜液、血液、食道渗漏和其他液体。

（二）临床适应证

胸腔置管有许多临床指征,包括从胸膜腔和胸膜外腔引流气体和液体。胸引管常在胸部和食道手术过程中放置,如动脉导管未闭结扎、先天性食管闭锁、气管食管瘘、先天性膈疝、乳糜胸和因手术引起的气胸。

胸引管的大小和类型取决于新生儿的年龄、治疗目标和预期的引流效果。例如,对于患有乳糜胸的足月儿,可以放置 12 F 导管,而动脉导管未闭结扎后的早产儿,则可以使用 8 F 导管。

（三）术前评估及护理

（1）进行全面的呼吸评估。

（2）制订疼痛管理计划。

（3）进行其他与新生儿临床状况和诊断相关的术前评估和护理。

（4）选择并准备术后胸腔引流装置。

（四）外科手术

（1）胸引管由经过专业培训的医护人员放置,全程严格遵守无菌操作原则。

（2）气体引流。

① 应尽可能使用管径小的胸引管。极低出生体重儿应使用 8 F 导管,接近足月或足月儿应使用 10 F 或 12 F 导管。

② 在留置胸引管时应使用麻醉药以控制疼痛。

③ 利多卡因注射液可用于局部镇痛。

④ 给新生儿摆放体位时应使置管部位朝上,床头抬高至 30°~45°。这样有助于空气的排出。

⑤ 为了避免乳头、肌肉和主要血管的损伤,胸引管应放置在锁骨中线第 2 肋间。

⑥ 当穿刺成功时,会听到一阵气流声,必须立即将胸引管连接到引流装置上。

（3）液体引流。

① 应尽可能使用管径小的胸引管,并考虑需要引流的液体类型。一般来说,由于有凝血的风险,血液引流需要管径较粗的胸引管,如 12 F。乳糜胸可使用 10 F 或猪尾导管引流。

② 留置导管前应给予麻醉药品,以控制疼痛。

③ 为了避免乳头、肌肉和主要血管的损伤,胸引管应放置在腋中线和腋后线之间的第 6~8 肋间。可在超声引导下放置导管。

④ 胸引管与引流装置相连接。

⑤ 胸引管缝合到位以防止脱落,后覆盖透明敷贴。

⑥ 使用油纱布敷料在置管部位周边进行安全密封。然后用干纱布覆盖,最后在整个置管部位覆盖透明敷料。

(五)术后评估及护理

(1) 在敷料外面用胶带采用 V 形法固定胸引管。

(2) 用一小块胶带(大约 5 cm 长)缠绕在胸引管上,形成一个拉环。

(3) 使用别针将拉环固定在新生儿的床单上,以防止意外脱管。

(4) 确保胸引管与引流装置相连接。

① 按从新生儿到引流装置的顺序进行检查。确保引流管不从穿刺部位脱出。

② 检查敷料;切口处用油纱布包住胸引管,敷料应保持封闭状态。

③ 必须系统地检查引流装置的各个连接部位。评估各连接处是否有空气、液体或其他引流物逸出。

④ 咨询医生,确定负压。一般设置在 15~20 cmH_2O。

(5) 进行疼痛管理。对于硅胶或聚氯乙烯导管,可连续滴注麻醉药品,如吗啡或芬太尼。移动患儿时应给予大剂量麻醉剂。

(6) 协助医生拔除导管。

① 当 24 h 内没有空气或液体排出时,应考虑拔除导管。

② 由经专业培训的医生拔除胸引管。

③ 如果患儿出现呼吸困难,应进行胸片检查,并恢复负压吸引。

④ 在拔除胸引管之前,应进行胸片检查,以确保胸腔内没有空气或液体再次积聚。

⑤ 在拔胸引管前使用麻醉剂缓解疼痛。

⑥ 当患儿处于 CPAP 通气或插管状态时,在吸气时拔除导管;当患儿未插管或未使用 CPAP 通气时,在呼气时拔除导管。

⑦ 拔除导管后立即在切口处敷上油纱布敷料,然后覆盖小纱布和透明敷料。该敷料至少放置 24 h。

(六)护理记录

(1) 呼吸系统评估。

(2) 胸引管位置及敷料完整性。

(3) 胸引管的置管目的及拔管指征。

(4) 引流液的种类和量。

(5) 负压的大小。

(6) 患儿对胸引管的耐受程度。

（7）疼痛药物需求和反应。

（8）拔管前后呼吸系统的不适症状。

四、胃造口管

（一）定义

手术放置的胃造口管（G 管）有多种用途，主要用于提供肠内营养、液体和/或药物，以及为有各种临床症状的患儿进行胃肠减压。对于那些存在吸入风险如声带麻痹、吸入、吞咽和呼吸不协调以及肌肉无力的患儿，气道或胃肠道异常，先天性心脏病，先天性食管闭锁和气管食管瘘，以及长时间肠梗阻的患儿都可使用胃造口管。

（二）临床适应证

（1）不能经口摄入足够的热量来促进生长和维持正常的生理功能。

（2）无法安全进食或口服药物。

（三）术前评估及护理

1. 获取病史资料

（1）从父母或其他监护人那里获得完整的病史资料。包括呕吐/反流史。

（2）评估生长情况，包括体重、头围和身长。一般来说，放置胃造口管前婴儿体重超过 2 kg 能够降低手术并发症的发生。

（3）通过吞咽试验来评估经口喂养的能力：

① 有两种类型的吞咽试验：传统的吞咽试验和改良钡剂吞咽试验。两者都是通过荧光检查法对婴儿吞咽能力进行评估，以及判断是否存在误吸。

② 传统的吞咽试验可显示食管和胃的解剖结构，当有气管食管瘘和/或食管闭锁或梗阻时可选择。

（4）如有新的误吸疑似病例或慢性误吸病例，应进行胸片检查。

（5）评估家庭对患儿治疗的支持情况。

2. 检查

（1）评估神经功能低下和肌张力低下婴儿的吞咽反射。

（2）评估与肺病或心脏病相一致的症状和体征。

（3）在经口喂养前评估原始反射，包括觅食和吸吮反射。

（4）在喂养过程中要注意吮吸、吞咽和呼吸功能的协调情况。

3．实验室评估

监测 CBC、电解质、钙、磷、白蛋白/总蛋白和肝功能测试,并评估异常情况:

(1) 实验室检查结果可能是正常的,或是符合某种特殊疾病。

(2) 当怀疑有某种特殊的疾病时,应进行基因和神经检查。

4．术前准备

(1) 放置胃造口管前应禁食 4～6 h。

(2) 如果婴儿没有中心静脉导管,则留置外周静脉通路。

(3) 输注静脉维持液体。

(4) 签署知情同意书。

(四) 外科手术

放置胃造口管有几种方法,包括经皮内镜胃造口术(percutaneous endoscopic gastrostomy,PEG)、Stamm 胃造口术、腹腔镜胃造口术或 Seldinger 技术。在这四种方法中,Seldinger 和 PEG 手术侵入性最小,腹腔镜侵入性稍强,Stamm 侵入性最强。

胃造口管由接受过外科喂养管放置培训的外科医生、胃肠外科医生放置。

胃造口管通常有两个端口:一个用于喂养,另一个用于气囊的充气和放气。根据管道的品牌和类型,可能还会有一个给药口。

(五) 术后评估及护理

1．胃造口管的管理

(1) 在肠梗阻术后,放置胃造口管引流。引流液很少,通常是血性浆液或透明液体;若有暂时性肠梗阻,可观察到胆汁样液体引流出来。

(2) 如果 4～6 h 后没有引流,在进行肠内喂养之前,应夹紧管道或断开引流几小时。

(3) 用生理盐水或无菌水冲洗胃造口管,以确保通畅。

(4) 使用阿片类药物联合对乙酰氨基酚来控制疼痛。

(5) 预防性使用抗生素 24 h。

(6) 确保胃造口管妥善固定。胃造口管固定方法:用医用胶带对腹部进行外部固定至少 6 周,以避免因导管移动而导致的肠道扩张和移位。这有助于胃造口的正常愈合。一旦外固定胶带出现边缘翘起或打卷,需要再用敷料覆盖固定以增加造口管稳定性。部分胃造口管内部装有安全设备如气囊,用于稳定胃造口管内部。

(7) 在皮肤和胶带之间放置水胶体敷料,在皮肤破损时避免过度牵拉。过度牵拉会影响皮肤愈合,并导致胃造口管周围的渗漏。

（8）每周检查气囊膨胀情况：

① 气囊可能有不同的容积；每次检查时，从气囊中吸出液体，并确保其量正确。

② 手术记录是获得气囊准确容积的来源。

③ 如果发现气囊容积有差异，可能是管道的问题，应通知外科医生。

（9）通过胃造口管轻吸胃内容物来评估胃内容物或胃内残余物。

（10）用温水冲洗胃造口管以保持管道通畅，对免疫缺陷的患儿可使用灭菌水。

（11）喂养/服药前后冲洗胃造口管。如果端口未被使用，每天冲洗两次以保持管道通畅。

（12）在患儿进行无创通气时，对胃造口管进行远端开放，降低反流、误吸的风险，减轻胃胀。

2. 喂养

术后观察一段时间并经外科医生批准后，可通过胃造口管进行单次大剂量或持续微量喂养。如果婴儿能够耐受大剂量喂养，应在放置胃造口管后恢复喂养。

3. 敷料、沐浴和皮肤护理

（1）每天更换一次或两次敷料。

（2）检查造口周围皮肤，观察其完整性、红斑和渗液情况。

（3）用生理盐水清洗皮肤。如果表面有痂皮，可使用稀释至四分之一浓度的过氧化氢进行清洗（与无菌水或生理盐水混合），然后用生理盐水冲洗干净。

（4）在重新使用敷料之前，先把皮肤擦干。

（5）在置管部位周围使用 5 cm×5 cm 的剪口纱。

① 可能会有少量的渗液。

② 可以考虑使用吸水性敷料吸走皮肤上的水分。

③ 渗液和皮肤刺激表明有胃内容物渗漏到皮肤上。

④ 如果发生渗漏，重新评估管道稳定性和气囊充气情况。

⑤ 渗漏可能是由于气囊体积不足造成的；应检查气囊体积，必要时添加适当的液体，如果发现气囊泄漏，应考虑更换管道。

（6）如果伤口愈合良好，术后第 7 天病情稳定患儿可以恢复盆浴。

（7）发生并发症及时通知医生。大多数并发症发生在置管术后第一年。如果并发症严重，需通知外科医生。

4. 管道脱落

（1）不要重新插入脱出的胃造口管。如果没有经过专业培训重新插入导管，造瘘口会受损。

（2）用纱布覆盖胃造口管的置管部位，并通知医生进行重新置管。

① 术后 12 周内：只有外科医生可以更换胃造口管。

② 术后超过 12 周：接受过专业训练的医生或经过执业注册的护士可进行更换。

5. 管道堵塞

（1）如果发现管道堵塞，挤压管道或用 5～10 mL 温水或生理盐水冲洗管道。

（2）及时通知医生，遵医嘱使用酶溶液来解决不能用生理盐水或温水冲洗缓解的堵塞，保持管道通畅。

（3）冲洗或使用酶溶液后管道仍不通，可以考虑更换管道。

（4）当管道恢复通畅时，考虑堵管的原因（配伍禁忌、冲洗频率、奶液黏稠），预防堵管的再次发生。

6. 皮肤破损

（1）检查置管部位是否有渗漏。

（2）用抗生素治疗感染（蜂窝织炎），包括奥美辛、头孢氨苄或克林霉素。

（3）治疗特定微生物感染的蜂窝组织炎，例如，莫匹罗星软膏可用于治疗葡萄球菌感染。

7. 反流加重

（1）放置胃造口管可能会导致反流加重。

（2）如果胃造口管放置后反流加重，可延长喂养时间来减少反流。

（3）如果反流严重且采用无创方法不能缓解症状，可以考虑转为幽门后喂养管。

8. 出血

评估肉芽肿和皮肤完整性。确保管道没有被过度牵拉。

9. 肉芽肿

胃造口管摩擦、活动可导致肉芽组织的生长。

（1）每天用硝酸银棒烧灼肉芽肿直到肉芽肿变平。用硝酸银处理时，可用凡士林软膏保护周围皮肤。烧灼后的肉芽肿组织在治疗过程中会变成灰色或黑色。

（2）0.5%曲安奈德乳膏每日涂抹 3 次，连续使用 7～10 天，可减小肉芽肿的大小。

10. 其他罕见的并发症

（1）早期发病但较少见的并发症包括：结肠穿孔、十二指肠血肿和坏死性筋膜炎。表现为腹胀、压痛、腹部变色和其他与脓毒症一致的症状。如果怀疑有这些并发症发生，应立即通知医生进行手术。

（2）迟发、较少见的并发症包括胃结肠瘘。症状包括腹痛、腹泻、呕吐。如果怀疑有这种情况，应通知外科医生进行手术。

（六）护理记录

（1）胃造口管类型、长度和直径。

（2）敷料的应用情况。

（3）充入气囊的液体量。

（4）气囊的检查时间。

（5）渗漏情况。

（6）肉芽肿的大小、位置和治疗。

五、气管切开术

（一）定义

气管切开术是一种将气管暴露、切开并插入气管套管以形成人工气道的手术。气管切开的大小和类型取决于患儿的解剖结构和年龄大小。

（二）临床适应证

（1）需要气管切开治疗的疾病包括：气道阻塞、慢性肺部疾病、声带麻痹、慢性误吸、先天性气道异常、喉软化、气管软化、呼吸衰竭、先天性中枢型低通气综合征和神经肌肉无力。

（2）对于需要长期插管和机械通气的患儿，气管切开可以降低声门下狭窄和气管狭窄的风险，并减少与长期插管相关的并发症。

（3）气切管可以连接到呼吸机或加湿系统上。

（4）可以用于气道吸引和雾化用药。

（三）术前评估及护理

如果采用非强化母乳喂养，在手术前禁食 4～6 h。如果是强化喂养，需要禁食 8 h。需签署知情同意书。确保输注维持液和药物的外周静脉通路能安全使用。

1. 一般评估

（1）评估接受气管切开术的患儿的呼吸状况、呼吸机支持和脱机的耐受程度以及血气分析结果。

（2）与整个护理团队沟通呼吸状况和症状管理。

（3）暂停肠内营养，使用肠外营养或含葡萄糖/电解质的静脉输液进行能量支持。

2. 检查

（1）通过喉镜诊断可疑的气道异常。

（2）进行诊断检查，包括气道成像，如动态气道 CT。

（3）评估是否有遗传异常、神经肌肉问题和吞咽困难。

3. 药物

（1）使用全身性药物控制呼吸状态，包括利尿剂、甲基黄嘌呤和类固醇。

（2）使用吸入药物作为辅助呼吸治疗，包括支气管扩张剂和类固醇。

4. 降低感染风险

通过使用呼吸机相关肺炎集束化护理措施将吸入性肺炎的风险降至最低。

（四）外科手术

（1）术前通常是使用气管插管保护患儿气道。

（2）用一个肩枕和环形头枕将患儿的颈部暴露出来，切开颈部并去除皮下脂肪。

（3）切开第二和第三气管环。

（4）由外科医生放置气管切开管。

（5）操作结束前确认双肺通气正常。

（五）术后评估及护理

1. 术后

（1）进行胸片检查以确保位置正确，并检查术后肺扩张情况。

（2）术后 5～7 天减少患儿的活动，促进造口和呼吸道愈合。① 在术后 5～7 天内活动头和颈部会使造口扩大，导致组织损伤、漏气和出血。② 过度的活动会促进肉芽肿的形成，肉芽肿会出血并导致造口周围的渗漏。

（3）记录气管切开管的内径和长度。

（4）确保"固定缝线"用透明敷料固定在胸部。

（5）在床边准备一根同样大小（长度和直径）的气管切开备用管、一根小一号的气管切开备用管、剪刀、氧气、吸痰器和吸痰导管以及一个用于抽吸套管的注射器。

2. 镇静

（1）联合使用阿片类药物和苯二氮䓬类药物，用来控制疼痛，减少躁动，限制活动。

（2）气管切开术后 5～7 天进行适当的镇静治疗。

3. 机械通气

（1）为术后患儿镇静止痛治疗时提供呼吸支持。

（2）根据患儿的诊断和肺部疾病的严重程度,停止机械通气。

（3）在患儿停止机械通气后,也应该对进入气道的空气进行湿化。

4. 吸痰

（1）定期清理气道,保持呼吸道通畅。通常术后可见少量血性分泌物。

（2）使用密闭式吸痰或使用无菌技术进行开放式吸痰,将感染概率降至最低。

（3）将吸痰管送至适当深度（至气管造口管的末端,通常不能超过该位置）进行抽吸,尽量减少对气道的损伤和刺激。

5. 营养

（1）保持禁食状态,进行肠外营养或输注含葡萄糖/电解质的静脉液体,直到肠蠕动（肠鸣音和气体通过）恢复。

（2）一旦肠蠕动恢复,根据患儿的耐受程度,重新开始肠内喂养。

（3）确定患儿可安全进行经口喂养,应通过经鼻、经口或手术放置的喂养管进行喂养。

（4）应开展喂养评估和吞咽试验,评估具有经口喂养能力的气管切开患儿经口喂养的安全性。

6. 气管切开的常规护理

（1）在松开气管切开外固定带和消毒气管切开部位之前,准备用物,进行手卫生,并戴上手套。

（2）用棉签蘸灭菌水、无菌生理盐水和/或双氧水清洁造口部位的分泌物或渗液。消毒后待干。

（3）观察造口部位是否有红肿或蜂窝织炎。

（4）涂上一层薄薄的药物,如莫匹罗星,然后敷上敷料。

① 如果渗液很少,且手术部位完好,可在造口处敷上剪口纱。

② 如果造口周围有明显的渗液和破损,使用吸水敷料。

7. 并发症

（1）早期并发症。

① 出血表现为局部出血、吸痰时出血和呼吸困难。

② 气胸和纵隔气肿表现为呼吸系统、潜在的心血管系统的不稳定和窘迫。

③ 气道塌陷/移位：如果气管切开塌陷移位,患儿表现出呼吸窘迫,且不能通过气囊加压给氧来缓解。

④ 感染（局部蜂窝织炎）表现为红斑和周围有渗液。

（2）晚期并发症。

① 肉芽组织、声门下狭窄、糜烂和气管－皮肤瘘是长期并发症,表现为难以脱离呼吸机和需要增加呼吸机参数。

② 语言延迟是一种长期的并发症。应尽早开始语言治疗,避免语言延迟的

发生。

与同一胎龄患儿相比,气管切开的患儿死亡率更高,并发症的发生增加了他们死亡的风险。在进行气管切开手术之前,应与家人讨论这些风险。

(六) 护理记录

(1) 气管切开管的类型、大小。

(2) 气管切开换药日期。

(3) 呼吸功能检查与脱机耐受程度。

(4) 造口部位评估。

(5) 分泌物的颜色、质量。

(6) 患儿父母的反馈。

(7) 对患儿父母的教育。

第三节　脑脊髓外科疾病

一、脑积水

(一) 定义

脑积水(hydrocephalus)是脑脊液在脑室和/或蛛网膜下腔积聚过多,使其扩张的疾病。在婴儿和儿童中,脑积水往往与颅内压升高有关。在大多数情况下,这是脑脊液循环障碍引起的脑脊液在脑室的积聚过多所致,称为梗阻性或阻塞性脑积水。

脑积水是颅内脑脊液流入和流出不平衡造成的,常见的病因有脑脊液循环障碍、脑脊液吸收不足或脑脊液分泌过多。不论病因为何,脑脊液过多都会引起脑室压力升高,导致脑室扩张。

(二) 临床表现

脑积水可以是先天性的,也可以是获得性的。先天性脑积水可由中枢神经系统畸形引起,如神经管缺陷、感染、脑室内出血、遗传缺陷、外伤和致畸原。获得性脑积水包括感染、肿瘤和出血后脑积水。无论病因如何,颅内压增高和脑室扩张引起的脑积水症状和体征都是非特异性的。脑膜和血管受压变形引起疼痛,可以是间歇性的,也可以是持续性的,患儿通常会有易激惹等行为改变。当脑积水恶化时,中脑和脑干功能障碍可导致嗜睡。后颅窝颅内压增高常导致呕吐和拒乳。

（三）诊断

（1）脑干受压可导致生命体征改变,如心动过缓、高血压和呼吸频率改变。

（2）在连续测量头围时,会发现头部过度生长。脑积水对头部的影响在婴儿中最为常见。即使婴儿颅缝是开放的,前囟门也可饱满或膨胀,且由于头围增大,颅缝变得更宽。头皮静脉也会出现扩张和突出。

（3）中脑受压可能会导致双眼向上凝视的障碍,虹膜上方可见巩膜,被称为落日征。

（4）扩张的脑室牵拉皮质层周围运动神经会导致四肢痉挛,特别是双下肢。

（5）除了体格检查,也可以用神经影像学来诊断脑积水。超声检查是诊断新生儿脑积水的首选技术。由于在脑室扩张后开始几天到几周内不会出现头颅快速生长和颅缝分离等脑积水的迹象,因此应在一段时间内行动态超声检查。

（6）怀疑有脑积水且年龄较大的婴儿,首选磁共振进行确诊;磁共振能更好地显示脑脊液通路的病变,包括脑脊液循环动力学。

（7）磁共振有助于区分交通性脑积水和非交通性脑积水。这一区别为分流术和第三脑室造口术的治疗决策提供了依据。

（四）术前评估及护理

（1）进行全面的体格检查,评估有无脑积水和颅内压增高的迹象。

（2）每天测量婴儿头围。

（3）每周对婴儿头部生长情况进行评估。

（4）协助进行动态的头部超声检查。

（5）请神经外科医生会诊。

（6）减少对婴儿的有害刺激。

（7）避免头部受压。

（8）提供家庭支持/教育。

（9）术前进行实验室检查,如 CBC、凝血检查、血型。

（五）外科手术

（1）腰椎穿刺术是一种侵入性的非手术治疗方法,可以在交通性脑积水的早期减少脑脊液的量。

护士需摆放患儿体位(图 8-3-1)和监测氧饱和度、心率、呼吸频率及皮肤颜色,并记录腰穿前后的颅内压力,监测穿刺部位是否有脑脊液渗漏。

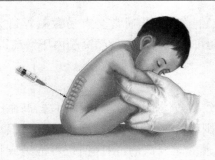

图 8-3-1　腰椎穿刺术体位

（2）如果腰椎穿刺术无效，可进行脑室外引流。

① 将导管插入右侧侧脑室扩张的前角。

② 导管近端经头皮下穿出连接引流装置。

③ 调整引流装置的相对位置来调节脑脊液排出量。

（3）内窥镜下第三脑室造口术：通过穿孔将第三脑室与蛛网膜下腔相连。用于阻塞性脑积水的治疗，并可替代分流术。这种方法成本相对较低，作用时间长且无需置入分流器。

（4）脑室－腹腔分流术（图 8-3-2）是治疗脑脊液过多的永久性的方法。

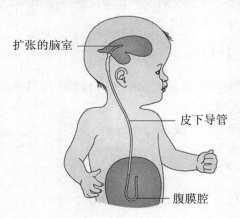

扩张的脑室

皮下导管

腹膜腔

图 8-3-2　脑室－腹腔分流术

① 置入机械分流装置防止脑脊液的过度积聚。

② 将导管置入一侧侧脑室。

③ 再将导管连接到单向阀系统，当脑室压力超过一定值时，单向阀系统会打开。

④ 系统的远端与放置在腹腔内的导管相连，脑脊液可由脑室通过引流管进入腹腔，并被腹腔吸收。

（六）术后评估及护理

术后监测生命体征和呼吸状态。观察囟门和头围变化情况，异常时立即汇报给医生。观察并记录神经系统的体征和体格检查结果。在麻醉术后，一旦胃肠功能恢复，就可以重新建立肠内喂养。

1. 脑室外引流的护理

（1）保持头皮敷料清洁、干燥和完整。

（2）在给患儿更换体位时放平并夹闭引流装置。

（3）至少每小时观察一次脑脊液的量、流速和引流装置的通畅性。

2. 分流术后护理

（1）监测分流器是否发生故障。

（2）由机械故障引起的分流故障，如导管阻塞，可能导致过度引流或引流不足：过度引流会导致前囟凹陷；引流不足会导致颅内压升高的相关症状。

（3）感染是分流术后一种常见的并发症，发生率为5%～15%。应密切观察感染症状，如发热、置管部位出现红斑、嗜睡和喂养不良。出现感染症状时应立即进行败血症评估。

（4）为了防止皮肤破损，应该小心仔细调整患儿的体位。使用凝胶枕头可以减少皮肤破损，促进舒适。

（5）进行术后疼痛管理，评估患儿舒适度。

（七）护理记录

（1）头围。

（2）神经系统评估，如囟门和颅缝区。

（3）呼吸系统评估。

（4）观察有无进食异常现象，如呕吐。

（5）皮肤缺损部位和伤口愈合的评估。

（6）术后疼痛评估及处理。

二、脊髓脊膜膨出

（一）定义

脊髓脊膜膨出（myelomeningocele）是指脊髓脊膜通过脊柱的一个开口呈囊状突起，是一种先天性神经管缺陷。这种缺陷也被称为脊柱畸形或脊柱裂。脊髓脊膜膨出主要发生在腰椎区。与此缺陷相关的畸形包括小脑异常、Chiari Ⅱ畸形、脑积水、小头畸形和脑膨出。大多数脊髓脊膜膨出的患儿都有脑积水,脑积水是由脑室流出道阻塞或脑脊液流经后颅窝引起的,称为 Chiari Ⅱ畸形。

(二)临床表现

在妊娠 16 周时母体血清甲胎蛋白升高可提示脊髓脊膜膨出的可能。甲胎蛋白升高是指导超声进一步诊断神经管缺陷的指标。可以进行子宫内手术治疗,但是会增加早产的风险。剖宫产是降低脑膜囊破裂风险的首选分娩方式。

(三)诊断

(1)出生时进行体格检查可以诊断神经管缺陷。

(2)头颅超声通常用于诊断 Chiari Ⅱ畸形。

(3)全面的神经系统检查可以显示从臀部到脚的运动控制和神经反射的变化。

(4)评估与该疾病相关的异常表现,如畸形足、唇腭裂、肛门闭锁和隐睾。

(四)术前评估及护理

(1)通过评估头围、囟门和颅缝来监测脑积水的发展情况。

(2)将患儿置于俯卧位,用湿润的无菌敷料覆盖患处,以保护患处并尽量减少非显性液体的丢失。

(3)在两腿之间臀部水平放置一个卷枕,以保持两腿外展。

(4)经常更换体位有助于防止皮肤破损。

(5)保护患处不受粪便和尿液的污染。

(6)预防性使用抗生素。

(7)肾脏和泌尿系统功能恢复前,应进行间歇导尿。

(8)使用非乳胶的手套和设备,以防止乳胶过敏的发生。

(9)出生后立即进行头颅超声检查,以评估脑脊液流动障碍和脑积水情况。

(10)监测癫痫发作情况。

(11)定期进行神经系统检查,评估上下肢的运动和感觉功能,以及肛门反射情况。

(五)外科手术

产后 24～48 h 是修复病变的最佳时机。将异常的脊髓末端(称为基板)从粘连中剥离出来,将基板修复成正常的形状并缝合,同时将因太薄而不能用于修复的周围皮肤去除。

（六）术后评估及护理

（1）保持俯卧或侧卧位，伤口用敷料封闭固定，直至愈合。

（2）每日监测头围。

（3）观察有无颅内压升高的表现，如易激惹、囟门隆起、呕吐、进食困难、喘鸣和呼吸暂停。

（4）密切监测泌尿系统和肾脏功能。可进行肾脏超声、膀胱尿道造影、尿常规、血清肌酐的检查。

（5）每 4 h 进行一次间歇导尿，评估是否存在残余尿。

（6）在麻醉术后，一旦胃肠功能恢复，就可以重新建立肠内喂养。

（7）进行术后疼痛管理，评估患儿舒适度。

（七）护理记录

（1）头围。

（2）神经系统评估，如囟门和颅缝区。

（3）呼吸系统评估。

（4）观察有无进食异常现象，如呕吐。

（5）皮肤缺损部位和伤口愈合的评估。

（6）估算经尿布和导尿引流出的总尿量。

（7）术后疼痛评估及处理。

三、脊髓拴系综合征

（一）定义

脊髓拴系（tethered cord）的表现为圆锥延长和纤维异常，脊髓尾端由纤维带固定。

（二）临床表现

在新生儿期，如果出现毛发异常聚集、皮下肿块、浅表皮肤异常、皮肤凹陷等生理特征，应高度怀疑尾端神经管形成障碍，如脊髓拴系。

（三）诊断

由于脊柱后部骨化不良，通过超声进行无创评估优于普通平片检查。通过对脊髓、蛛网膜下腔、脊髓圆锥和终丝的可视化检查，以及对脊髓活动性进行实时观察,我们已经能够识别出各种隐匿的脊髓疾病。如超声结果正常,且无神经病学体征,在新生儿期不再需要进行影像学检查,建议进行临床随访。如果出现异常,可进行磁共振检查,磁共振能够获得更清晰的椎体内外结构的矢状面和冠状面影像。

(四) 术前评估及护理

(1) 观察并记录神经系统检查结果,如全身肌张力以及下肢运动功能和神经反射情况。

(2) 观察并记录体格检查结果。

(五) 外科手术

神经功能缺损是由于脊髓拴系张力变化引起的血管功能不全而突然出现的,手术松解拴系带并摘除囊肿可防止神经功能缺损。

(六) 术后评估及护理

(1) 评估手术部位有无感染和渗液发生。

(2) 评估新生儿膀胱功能。

(3) 评估神经功能。密切观察下肢的运动功能和肌张力情况。

(4) 术后小心摆放患儿体位,可将其置于侧卧位或俯卧位。

(5) 在麻醉术后,一旦胃肠功能恢复,就可以重新建立肠内喂养。

(6) 进行术后疼痛管理,评估患儿舒适度。

(七) 护理记录

(1) 对手术部位进行评估。

(2) 对神经系统进行评估。

(3) 尿量。

(4) 术后疼痛评估及处理。

第四节　支气管、肺及膈肌外科疾病

一、支气管肺隔离症

(一)定义

支气管肺隔离症(bronchopulmonary sequestration,BPS)是由游离于正常肺组织之外的无功能肺组织构成,是一种先天性胸部畸形,隔离肺组织是囊性或实性肿块,与气管支气管不相通,接受体循环动脉血液供应。15%～20%的病例可能存在多个供血血管。肺隔离症有两种形式:肺内肺隔离症和肺外肺隔离症,前者被正常的肺组织包围,后者则包裹于叶尖胸膜中,最常见于左侧。

肺隔离症约占所有先天性肺畸形的6%。其中肺内隔离症最常见,60%发生在左下叶后基底段。总体来说,肺隔离症98%发生在下叶,双侧受累并不常见。

(二)临床表现

支气管肺隔离症在体格检查和胸部影像学上表现为肺部感染。在儿童晚期,肺叶内隔离症通常伴有反复发作的咳嗽或肺炎,男女发病率相同。肺叶外隔离症男性患儿更多,通常在婴儿期发病,表现为呼吸窘迫和慢性咳嗽。

(三)诊断

胸片、胸部CT和磁共振检查可以清晰显示病变组织,是诊断支气管肺隔离症的主要方法。

(四)术前评估及护理

(1)提供支持性护理,根据病情进行吸氧或机械通气治疗。

(2)有肺炎表现的患儿可以给予抗生素治疗。

(五)外科手术

(1)支气管肺隔离症的治疗取决于病变部位和新生儿状态。无症状的患儿也可以通过手术治疗来预防慢性咳嗽和肺炎。

(2)对于感染或因正常肺组织受压出现临床表现的患儿来说,手术切除是首选治疗方法。

（3）支气管肺隔离症的手术治疗包括肺叶切除和肺段切除。

（4）肺叶外隔离症通常可以切除病变部分而不损伤正常的肺组织。

（5）肺叶内隔离症由于难以分辨病变部分，且病变部位难以与正常肺组织分离，需要进行肺叶切除。胸腔镜下肺叶切除术的死亡率在婴儿和儿童中较低。

（六）术后评估及护理

同先天性肺气道畸形的术后评估与护理，详见后文。

二、新生儿先天性膈疝

（一）定义

先天性膈疝（congenital diaphragmatic hernia，CDH）是膈肌的发育缺陷，腹腔脏器通过膈肌的异常开口疝入胸腔，进而导致肺发育不全和肺动脉高压（图 8-4-1）。

它是最常见的先天性畸形之一。据报道，全世界每 3000 名新生儿中就有 1 人患病。先天性膈疝的患儿肺发育不全且肺血管阻力增加。

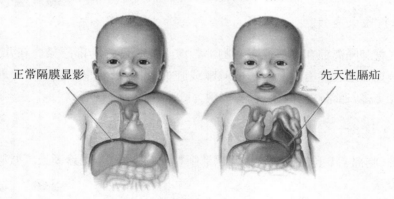

正常隔膜显影   先天性膈疝

图 8-4-1　先天性膈疝

（二）临床表现

患儿在出生后几小时至几天内出现呼吸窘迫或衰竭。呼吸系统损害的程度与膈肌缺损的严重程度有关，并通常出现在缺损的一侧（右侧较少见，通常认为更严重）。较大的膈肌缺损会导致较多的腹部脏器进入胸腔，如肠、胃和肝脏，随着胎儿的生长，肺发育不全和肺动脉高压表现会更加严重。

（三）诊断

（1）产前超声可以进行诊断。

（2）出生后进行胸片检查可以显示先天性膈疝。

（3）体格检查表现为呼吸窘迫、桶状胸、舟状腹、同侧无呼吸音。左侧膈肌缺陷会导致心脏和心音的移位，心尖搏动点向右移位。

（四）术前评估及护理

1．术前评估

尽量避免引起肺血管阻力增加的因素，如低氧血症、酸中毒、低体温和低血糖，以及环境压力、噪音、过度光照和侵入性操作。根据缺损的严重程度，患儿可能需要进行气管插管、适度通气、高频振荡通气和/或 ECMO 等支持。主要目标是维持允许性高碳酸血症，避免气压伤和降低肺动脉高压，并达到循环稳定。

2．术前护理

（1）监测动脉导管前后血氧饱和度、进行血气分析监测酸中毒、评估呼吸功能判断是否存在缺氧和高碳酸血症。

（2）如果发生严重的肺动脉高压，给予镇静治疗。

（3）测量四肢血压和完善心电图去评估心脏状况。

（4）监测灌注量。使用正性肌力药物去维持足够的外周灌注。

（5）对脐静脉导管/脐动脉导管或其他中心静脉导管进行日常维护。

（6）观察瞳孔反射、囟门大小/张力，以及是否有癫痫发作和脑室内/脑实质出血的体征。

（7）保持环境安静，护理操作集中进行。

（8）对血液系统进行评估。发现出血迹象应立即通知医生。

（9）准确记录出入量。

（10）密切监测电解质水平，观察利尿剂的不良反应。

（11）了解胸片及血气分析、电解质、全血细胞计数、乳酸水平等实验室结果。

（12）使用麻醉剂和镇静剂进行疼痛控制。

（13）实施肠外营养。

（五）外科手术

如果患儿使用大流量机械通气病情仍得不到控制，则需要使用 ECMO。等患儿的心血管状况稳定后再进行手术修复。对于小的缺陷可进行直接缝合，对于大的或更复杂的缺陷进行补片闭合。

（六）术后评估及护理

（1）监测动脉导管前后血氧饱和度、进行血气分析监测酸中毒、评估呼吸功能判断是否存在缺氧和高碳酸血症。

（2）监测灌注量。

（3）观察瞳孔反射、囟门大小/张力，以及是否有癫痫发作和脑室内/脑实质出血的体征。

（4）保持环境安静，护理操作集中进行。

（5）准确记录出入量。

（6）密切监测电解质水平，观察利尿剂的不良反应。

（7）了解胸片及血气分析、电解质、全血细胞计数、乳酸水平等实验室结果。

（8）对手术伤口进行评估和护理。

（9）胸引管护理（见"胸引管"一节）。

（10）评估患儿舒适度。

（11）使用麻醉剂和镇静剂进行疼痛控制。

（12）在肠内喂养恢复前可进行肠外营养。

（七）护理记录

（1）生命体征。

（2）动脉导管前后血氧饱和度。

（3）灌注量。

（4）准确出入量。

（5）患儿对护理和治疗的反应。

（6）体重监测。

（7）伤口评估和处理，有无感染的征象。

三、先天性肺气道畸形

（一）定义

先天性肺气道畸形（congenital pulmonary airway malformation）是最常见的呼吸道畸形，也被称为先天性囊性腺瘤样畸形。在先天性肺气道畸形中，整个肺叶被无换气功能的囊性肺组织替代。

根据胚胎起源和组织学特征不同，该疾病主要有 5 种类型：0 = 气管支气管，1 = 支气管/细支气管，2 = 细支气管，3 = 细支气管/肺泡，4 和 5 = 远端腺泡。其发病机制包括组织增生异常、气道阻塞、正常组织发育异常及化生。在大多数情况下,这种损伤发生在肺发育的假腺体期,即妊娠 7～17 周。据统计,先天性肺气道畸形发病率为 1/35000～1/11000 不等。

(二)临床表现

产前超声可以确诊该疾病,但部分产前病变会缩小,并可能自发消退;因此,通常不需要进行产前治疗。

1．产前

大的病变可能与胎儿水肿有关,水肿能够导致下腔静脉受压,继而导致静脉回流受阻,心排血量减少,最终致胎儿死亡。因此,为了挽救胎儿,可行择期"早产"。

2．新生儿/儿童

(1)至少有一半产前诊断为先天性肺气道畸形的患儿在出生时没有症状。

(2)呼吸窘迫。这是大多数症状性先天性肺气道畸形新生儿的主要症状。根据严重程度的不同,可表现为呻吟、呼吸急促、轻度缺氧,也可以表现为呼吸衰竭,需要呼吸机或 ECMO 支持。纵隔移位会危及心血管和呼吸功能。

(3)先天性肺气道畸形会导致支气管压迫、空气潴留和呼吸道分泌物聚集,发生复发性感染。

(4)患有先天性肺气道畸形的年长儿童可表现为咯血。

(5)呼吸困难和胸痛作为先天性肺气道畸形的临床表现之一,易被误诊为气胸。

(6)咳嗽、发烧和发育不良都与先天性肺气道畸形有关。

(三)诊断

(1)胸片下通常表现为充气的囊肿。

(2)胸部 CT 可以快速确诊各年龄组的先天性肺气道畸形程度。典型表现为多房囊性病变,壁薄,周围可见正常的肺实质。如果病变部位合并感染,表现则不典型。

(3)通过磁共振检查可获得更加清晰的影像。

(4)其他影像学检查:对患有先天性肺气道畸形的新生儿进行肾脏和头部超声检查,排查肾脏和中枢神经系统异常;对患有先天性肺气道畸形的新生儿进行超声心动图检查,排查心血管病变。同时,对于合并呼吸窘迫的新生儿,超声心动图可用于排查持续性肺动脉高压。

(四)术前评估及护理

(1)提供支持性护理,根据病情进行吸氧或机械通气治疗。

(2)患有先天性肺气道畸形合并肺炎的患儿可以给予抗生素治疗。

（五）外科手术

（1）对年长先天性肺气道畸形患儿或者合并水肿等多种复杂情况进行的手术，通常预后不佳。

（2）建议对患儿行先天性肺气道畸形切除，减少复发性感染和气胸等并发症。先天性肺气道畸形在后期有发展为恶性病变的可能。

（3）产前诊断为无症状先天性肺气道畸形的患儿无需进行手术治疗，可加强随访，随访过程中部分病变会缩小或消失。如果需要进行手术，建议在患儿12个月龄前完成。

（4）微创手术包括胸腔穿刺术、胸腔羊膜分流术、激光消融或向供血动脉注射硬化剂，但这些方法的作用有限。

（六）术后评估及护理

1．胸腔镜修补术

胸腔镜修补术一般需住院2～3天。

（1）随着肺部的愈合，通过胸引管评估胸腔内空气和液体的排出情况。

（2）保持胸部切口和胸引管部位的敷料清洁、干燥和完整；敷料可在48 h后移除。

（3）一旦患儿从麻醉中清醒，就可以恢复正常的饮食。

（4）术后第5天可以给患儿洗澡。

（5）服用对乙酰氨基酚或布洛芬止痛。

2．开胸手术

开胸手术住院时间更长，通常大于3天。

（1）监测手术切口引流及切口感染情况。

（2）观察全身感染的症状和体征。

（3）在外科医生的指导下更换切口敷料。

（4）术后患儿须进行早期呼吸和活动训练，因此，术后疼痛管理是至关重要的。控制疼痛的方法包括：硬膜外麻醉；通过静脉滴注镇痛药；口服镇痛药，如对乙酰氨基酚、非甾体类抗炎药和麻醉药。

（5）密切监测术后液体出入量。

（6）维持血流动力学稳定。不要给患儿过量补水，除非存在血流动力学需要。

（7）鼓励尽快实现经口喂养。

（8）观察胸引管的引流和管道漏气情况。

（9）预防术后呼吸功能不全，保持呼吸道通畅，频繁地更换体位，进行胸部理疗，预防水肿。

第五节　气管及食道外科疾病

一、食管闭锁

（一）定义

食管闭锁（esophageal atresia）是指由于先天性的发育异常造成的食管隔断，即食道结构连续性的中断。

（二）临床表现

当产前超声显示小胃泡、无胃泡和羊水过多时，可怀疑存在食管闭锁。当小胃泡或无胃泡与羊水过多同时出现时，发生食管闭锁的可能性为56%。早产发病率为30%～40%。羊水过多时平均胎龄为36周。

（三）诊断

（1）患有食管闭锁的患儿在分娩时可能无症状，或表现出以下症状：唾液分泌过多；无法吞咽分泌物；无法置入鼻胃管。

（2）当不能置入鼻胃管时，应怀疑食管闭锁。① 在遇到阻力之前，胃管可置入8～10 cm。② 胸片显示胃管盘绕在扩张的近端食管腔内。③ X射线显示肠内存在空气，可将食管闭锁与伴有气管食管瘘的食管闭锁区分开来，并可显示其他异常。

（四）术前评估及护理

（1）将一个双腔导管（一腔用于抽吸引流，另一腔用作排气口）置入食管腔上部。① 医生或受过专业培训的高年资护士可放置双腔管。② 将导管置入到预定长度或遇到阻力后向后拉1 cm，用胶带固定。③ 将双腔管连接至持续低负压吸引装置（20～40 mmHg），缓解因分泌物过多引起的患儿不适症状。

（2）每2～4 h经引流口打入1～2 mL空气，保持导管通畅，防止分泌物黏稠导致堵管。

（3）抬高床头30°，防止口腔分泌物造成误吸，也便于双腔管的引流。

（4）患儿禁食并给予静脉输液；在经胃造口管开始肠内营养之前，可进行肠外营养。

（5）监测血气、电解质、全血细胞计数；获取血型和交叉配型结果，为手术做准备。

（6）鼓励口腔刺激和非营养性吸吮，促进术后成功实现经口喂养。

（7）鼓励父母参与照顾，促进母婴依恋。

（五）外科手术

（1）如果食管闭锁间隙小于 3 个椎体，则进行端对端吻合或一期修复。

（2）如果食管闭锁间隙大于 3 个椎体，首选延迟修复术。可考虑将患儿转移到具有生长诱导技术的研究中心，促进食管的自然生长。

（3）在少数情况下，如果延迟修复失败，可以进行空肠或结肠间置术联合食管造口术。

（六）术后评估及护理

（1）保持颈部弯曲，尽量减少吻合部位的张力。张力会增加泄漏或狭窄的风险。

（2）可以使用镇静药物，使患儿处于理想的体位，促进伤口的愈合。

（3）镇静期间需要根据交感神经反应（如心率和血压升高）进行适当的疼痛管理；参见第八章"疼痛管理"相关内容。

（4）当患儿处于镇静和麻醉状态时，应该经常进行呼吸评估。

（5）保持插管状态直到患儿符合拔管指征。

（6）应进行口腔护理、体位管理和密闭式吸痰，以降低 VAP 的风险。

（7）清理气道，保持气道通畅。

（8）监测胸引管的引流情况，当引流量很少且胸片显示无漏气或吻合口瘘时可考虑拔除引流管。如果引流液中有大量泡沫表明出现了吻合口瘘。

（9）通过手术放置胃管进行胃肠减压。尽量避免调整胃管致吻合口损伤。

（10）在术后 1～2 周或按预定时间进行造影检查，确保经口喂养前食管结构的连续性。

（11）根据经口喂养线索、胎龄和成熟度建立经口喂养。

（七）护理记录

（1）生命体征。

（2）需氧量和血气分析。

（3）胸引管引流量。

（4）鼻胃管的放置。

（5）出入量，包括胃管引流量。

（6）血清电解质、全血细胞计数和其他实验室结果。

（7）镇静、意识状态和疼痛评分。

二、食道闭锁伴有气管食管瘘

（一）定义

食道闭锁伴有气管食管瘘（EA with tracheoesophageal fistula）是发生于气管和食道之间的异常间隔。食道闭锁伴远端气管食管瘘是最常见的类型。食道闭锁伴近端气管食管瘘与同时伴有近端和远端气管食管瘘较为少见（表 8-5-1、图 8-5-1）。

表 8-5-1　食道闭锁伴有气管食管瘘变异和发病率

A：食管闭锁合并远端气管食管瘘（86%）

B：不伴气管食管瘘的食道闭锁（7%）

C：不伴食道闭锁的 H 型气管食管瘘（4%）

D：伴有近端气管食管瘘的食道闭锁（3%）

E：伴有近端和远端气管食管瘘的食道闭锁（<1%）

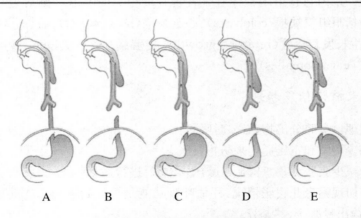

图 8-5-1　食道闭锁伴有气管食管瘘

（二）临床表现

（1）产前超声检查发现无胃泡和孕妇羊水过多可能提示食道闭锁伴有气管食管瘘。

（2）如果怀疑有食道闭锁伴有气管食管瘘，应转入有Ⅲ级新生儿重症监护病房的医院进行分娩。

（3）患儿可能因误吸分泌物或通过远端气管食管瘘回流的胃内容物而出现呼吸窘迫。

（4）如果存在远端瘘管，哭闹或面罩通气都会导致空气进入胃内，引起进行性腹胀和肺扩张受限。

（5）鼻胃管置入 8～10 cm 时受阻表明可能存在食道闭锁伴有气管食管瘘。

（三）诊断

（1）胸片显示鼻胃管盘绕在扩张的近端食管腔内表明存在食管闭锁。

（2）肠管内有空气表明存在气管食管瘘。

（3）超声心动图可用于诊断先天性心脏病，并有助于确定手术入路的主要位置。

（4）行 X 射线透视检查、支气管镜和内窥镜检查全面评估病变。

（5）在手术修复前评估声带的活动度，因为喉返神经的损伤会导致声带麻痹，使术后恢复困难。

（6）大约 10% 的患儿会并发一系列的畸形表现。这些畸形包括：椎体（vertebral）、肛门（anal）、心脏（cardial）、气管食管（tracheo-esophageal）、肾脏（renal）和肢体（limb），可用 VACTERL 来概括。

（7）另一系列与食道闭锁伴有气管食管瘘相关的畸形可概括为 CHARGE。这些异常包括眼组织缺损（coloboma）、心脏缺陷（heart defect）、后鼻孔闭锁（atresia choanae）、生长发育迟缓（retarded growth）、生殖器发育不全（genital hypoplasia）和耳郭畸形（ear anomalies）。

（四）术前评估及护理

（1）清理口鼻腔分泌物，必要时吸氧。

（2）减少哭闹和正压通气来防止腹胀。

（3）为减少腹胀和紧急胃造口减压，必要时进行插管和通气。

（4）密切观察患儿腹胀情况，评估呼吸功能是否受到影响。严重腹胀会导致胃穿孔、心输出量减少、甚至死亡。

（5）在食管上部放置一根双腔导管来引流分泌物，并将该导管与持续低负压吸引装置相连接。

（6）每 2～4 h 经引流口打入 1～2 mL 空气，保持导管通畅，防止分泌物黏稠导致堵管。

（7）抬高床头 30°，防止胃内容物反流造成误吸，尤其是在存在远端气管食管瘘的情况下。

（8）不伴有远端气管食管瘘的患儿可以置于俯卧位或侧卧位，促进分泌物的引流。

（9）患儿禁食并给予静脉输液；在经胃造口管开始肠内营养之前，可进行肠外营养。

（10）鼓励口腔刺激和非营养性吸吮，以尽快实现术后经口喂养。

（11）监测血气、电解质、全血细胞计数；获取血型和交叉配血结果，为手术做准备。

（12）监测生命体征。

（13）鼓励父母参与照顾，以促进母婴依恋。

（五）外科手术

（1）如果食管闭锁间隙小于 3 个椎体，则进行端到端吻合或一期修复。

（2）如果食管闭锁间隙大于 3 个椎体，可考虑将患儿转移到具有生长诱导技术的研究中心，促进食管的自然生长。

（3）在少数情况下，如果延迟修复失败，可以进行空肠或结肠间置术联合食管造口术。

（六）术后评估及护理

（1）保持颈部弯曲，尽量减少吻合部位的张力。张力会增加泄漏或狭窄的风险。

（2）可以进行镇静治疗，使患儿处于理想的体位，促进伤口的愈合。

（3）镇静期间需要根据交感神经反应（如心率和血压升高）进行适当的疼痛管理；参见第八章"疼痛管理"相关内容。

（4）当患儿处于镇静和麻醉状态时，应该经常进行呼吸评估。

（5）保持插管状态直到拔管准备就绪。

（6）应进行口腔护理、体位管理和密闭式吸痰，以降低 VAP 的风险。

（7）根据患儿的需要，继续清理气道，保持气道通畅。

（8）监测胸引管的引流情况，当引流量很少且胸片显示无漏气或吻合口瘘时可考虑拔除引流管。如果引流液中有大量泡沫表明出现了吻合口瘘。

（9）通过手术放置胃管进行胃肠减压。尽量避免调整胃管致吻合口损伤。

（10）在术后 1～2 周或按预定时间进行造影检查，确保经口喂养前食管的连续性。

（11）根据经口喂养线索、胎龄和成熟度建立经口喂养。

（七）护理记录

（1）生命体征。

（2）需氧量和血气分析。

（3）胸引管引流量。

（4）鼻胃管的放置。

（5）出入量，包括胃管引流量。

（6）血清电解质、全血细胞计数和其他实验室结果。

（7）镇静、意识状态和疼痛评分。

三、气管食管瘘(孤立性)

（一）定义

孤立性气管食管瘘（tracheoesophageal fistula （isolated)）形成于食管和气管近端和/或远端一个或多个异常连接。气管食管瘘经常与食道闭锁一起发生。无食道闭锁的气管食管瘘约占患者总数的4%。

（二）临床表现

患有气管食管瘘的患儿可能在出生时无症状。

孤立性气管食管瘘患儿的临床表现包括：轻微咳嗽或呼吸道症状、喂养困难、频繁呼吸道感染。

（三）诊断

诊断气管食管瘘可能需要几周的时间。进行支气管镜检查，必要时可进行造影检查和内镜检查以确定是否存在孤立性气管食管瘘。应谨慎使用造影剂，因为造影剂会对肺部造成损害。

（四）术前评估及护理

（1）合理摆放患儿体位，防止口腔分泌物或胃内容物反流造成误吸。对于有远端气管食管瘘的患儿，应将床头抬高30°，防止分泌物进入气道；对于有近端气管食管瘘的患儿，应俯卧平躺或侧卧以促进分泌物的重力引流。

（2）患儿禁食并给予静脉输液；在经胃造口管开始肠内营养之前，可进行肠外营养。

（3）鼓励口腔刺激和非营养性吸吮，以促进术后实现经口喂养。

（4）必要时实施空肠管喂养，以提供所需营养，防止胃内容物反流和误吸。

（5）监测血气、电解质、全血细胞计数；获取血型和交叉配血结果，为手术做准备。

（五）外科手术

气管食管瘘不会自动闭合；当患儿病情稳定时，应进行外科手术修复。修复是通过开胸手术进行的，通常是在患儿的右侧。

（六）术后评估及护理

（1）保持床头抬高。

（2）清理呼吸道，严格执行无菌技术。

（3）吸痰时应动作轻柔；使用小型号吸痰管以避免碰触到气管食管瘘修复部位。

（4）保持插管状态直到满足拔管指征。

（5）应进行口腔护理、体位管理和密闭式吸痰，以降低 VAP 的风险。

（6）监测胸引管的引流情况，当引流量很少且胸片显示无漏气或吻合口瘘时可考虑拔除引流管。

（7）通过手术放置胃管进行胃肠减压。尽量避免调整胃管致吻合口损伤。

（8）进行肠外营养直到肠内营养建立。良好的营养可促进生长和伤口愈合。

（9）使用鼻胃管或空肠造口管进行喂养，直到患儿可以接受经口喂养。

（七）护理记录

（1）生命体征。

（2）需氧量和血气分析。

（3）胸引管引流量。

（4）鼻胃管、胃造口管、空肠造口管放置情况。

（5）出入量，包括胃管引流量。

（6）血清电解质、全血细胞计数和其他实验室结果。

（7）镇静、意识状态和疼痛评分。

第六节　新生儿胃肠道手术

一、胃肠外科一般注意事项

新生儿消化道的任何部分都可能发生梗阻，原因通常是胃肠结构畸形或功能紊乱(表 8-6-1)。

新生儿肠梗阻的一般症状包括:腹胀;呕吐,经常是胆汁性的;未能在出生后 24～48 h 内排出胎粪。

表 8-6-1　新生儿肠梗阻常见类型

结构畸形: 影响肠道结构的连续性	功能紊乱: 由于蠕动改变或阻塞
食管闭锁 十二指肠闭锁 肠旋转不良 回肠、空肠闭锁 肛门闭锁	先天性巨结肠 胎粪性肠梗阻 胎粪阻塞综合征 坏死性小肠结肠炎

新生儿学、新生儿外科学和麻醉学的发展和进步提高了胃肠道疾病患儿的存活率,降低了整体发病率。对疑似肠梗阻的新生儿进行及时评估、保守治疗和外科治疗是非常必要的。

怀疑有肠梗阻的新生儿的保守治疗包括:停止肠内喂养,胃管减压术,静脉补液,纠正液体、酸碱和电解质紊乱,抗生素治疗,液体复苏(液体从血管转移到肠腔,容易导致休克)。

保守治疗与手术会诊和下列检查同时进行。

(1) 放射检查:腹部平片、上消化道造影检查、肠系造影、基于症状和病史的超声检查。

(2) 实验室检查:血细胞计数、电解质、血气分析、血液培养、凝血项、血型及交叉配型。

(3) 遗传评估:在患儿稳定后,咨询遗传服务机构评估相关的先天性异常或综合征。

二、护理记录

(1) 术前肠道灌注和肠黏膜色泽(腹裂和脐膨出)。

(2) 严格记录出入量,包括胃肠引流。

(3) 生命体征和腹围。

(4) 体格检查要特别注意腹部检查和肠功能检查。

(5) 疼痛评估和干预。

(6) 用药管理。

(7) 记录造口外观和引流情况。

（8）腹腔引流部位外观及引流情况。

二、十二指肠闭锁

（一）定义

十二指肠闭锁（duodenal atresia）是一种先天性小肠结构性梗阻，通常发生在 Vater 壶腹的远端，由于妊娠早期中肠开始形成时肠腔无法贯通所致。十二指肠是肠闭锁最常见的部位之一。梗阻可以是部分性的，如膜状蹼，也可以是完全性的。十二指肠闭锁的发生率约为 1/7000，其中 50%～70% 伴有其他疾病，如 21-三体综合征、先天性心脏病和 VACTERL 联合征。

（二）临床表现

十二指肠闭锁的新生儿几乎都有母亲羊水过多的病史。出生后不久，患儿出现喂养不耐受、腹胀和呕吐。多数新生儿十二指肠闭锁会在胆道引流入肠的壶腹远端发生梗阻，从而导致胆汁性呕吐。

（三）诊断

通过病史、临床表现和腹部平片可诊断十二指肠闭锁。腹部平片表现为"双气泡征"，即胃和十二指肠近端充气扩张。

（四）术前评估及护理

（1）停止肠内营养。

（2）进行胃肠减压以减少腹胀和胆汁性呕吐造成误吸的风险。

（3）建立静脉通道。

（4）采集实验室检查结果，包括全血细胞计数、生化、凝血项、血型和交叉配型，为手术做准备。

（5）开始静脉补液，纠正由于胃液丢失引起的液体和电解质异常。

（6）进行心脏评估，包括胸片、心电图和超声心动图检查。

（7）进行围术期抗生素管理。

（8）进行遗传病咨询，以评估 21-三体综合征和其他相关的遗传异常。

（五）外科手术

手术修复的目的是恢复十二指肠结构的连续性。通常采用开腹手术，部分医院给年龄较大、病情稳定的新生儿进行腹腔镜手术。

十二指肠吻合术即切除病变的十二指肠段,完成端对端吻合。

(六)术后评估及护理

(1)继续进行胃肠减压直到肠功能恢复。

(2)观察胃肠引流量,如果引流量过多,应该及时补充液体。

(3)继续维持静脉输液,补充电解质,并尽快开始肠外营养,改善营养状况。

(4)给予抗生素治疗,并完成规定疗程。

(5)通过局部镇痛和阿片类药物来控制术后疼痛;推荐使用标准化的术后疼痛管理方案。

(七)护理记录

见本节前文中"护理记录"部分。

三、腹裂

(一)定义

腹裂(gastroschisis)是腹壁的全层缺损,导致裸露的肠管突出体表(图 8-6-1)。

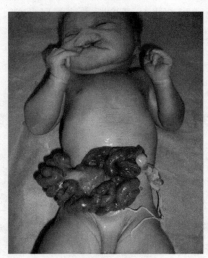

图 8-6-1 腹裂

(二)临床表现

出生时即可见病变,肠管通常在脐环的右边直接突出体表,没有被包裹在网膜中。暴露在外的肠管出现水肿、颜色暗淡，并被纤维状的薄膜覆盖。腹裂患儿腹腔很小，常发育不全。

（三）诊断

产前诊断时腹裂通常表现为母亲甲胎蛋白水平升高。妊娠中期胎儿超声也能够发现腹裂。这种缺陷多见于年轻的母亲和低妊娠率的母亲身上。

（四）术前评估及护理

（1）小心搬运，以免损伤肠壁。

（2）将患儿突出肠管的下三分之二放在装有 20 mL 加温无菌生理盐水的肠袋中。

（3）使患儿侧卧，以防损伤肠道或肠系膜扭结。

（4）监测非显性失水量。

（5）定时评估肠管灌注量是否充足，整个肠管应该是粉红色的；观察肠管上有无暗沉或变色的区域，一旦发现立即上报。

（6）进行胃肠减压、液体复苏和抗生素治疗。

（五）外科手术

一期修复：打开腹腔，并将肠管等内容物送回腹腔内，然后关闭腹膜和腹壁。

分期修复：当患儿腹部内容物太大、病情不稳定或早产，不能耐受一期修复，肠内容物无法一次还纳腹腔时，可使用该方法。

（六）术后评估及护理

1．一期修复

腹内压升高：评估肺容积和进行血气分析以确保足够的通气。

腹腔间隔室综合征：监测患儿尿量和远端脉搏。因为腹部压力增加会导致肾灌注量减少，以及远端肢体的灌注和血流减少。

2．一期和分期修复

（1）经常评估呼吸和心血管状况，因为在一期和分期修复中腹内压都会升高。

（2）对患儿进行密切监测，观察是否有静脉回流受阻、呼吸障碍、感染和营养不良等问题。

（3）发现有呼吸窘迫加重的征象应立即汇报医生。

（4）远端肢体灌注不足和尿量减少应及时汇报，提示腹压升高导致灌注不足。

（5）提供呼吸支持、抗生素和肠外营养。

（6）通过局部镇痛和阿片类药物来控制术后疼痛；推荐使用标准化的术后疼

痛管理方案。

（7）告知家长,有三分之一的腹裂患儿在婴儿期会经历生长迟缓,并且会出现长期的肠动力不足。

（七）护理记录

见本节前文中"护理记录"部分。

四、先天性巨结肠

（一）定义

先天性巨结肠(hirschsprung disease)是由肠内神经节细胞缺乏引起的功能性肠梗阻。通常累及乙状结肠和直肠。先天性巨结肠是由于神经细胞沿肠腔的迁移发育失败,导致神经节细胞(肠功能所必需的神经元)的缺失,即神经节细胞缺乏症,结肠和直肠不能产生有效蠕动,导致大便梗阻。

新生儿先天性巨结肠发生率约为 1/5000,男性高于女性。大多数累及直肠或乙状结肠,有 10%患有全结肠神经节细胞缺乏症。大多数病例是散发性的,10%~20%有家族病史。先天性巨结肠患儿中,21－三体综合征的发生率为 5%～10%,胎粪阻塞综合征的发生率约为 15%。

（二）临床表现

先天性巨结肠的患儿在出生后 48 h 内不能排出胎粪,出现喂养不耐受和/或腹胀。根据病变部位的肠道长度,还可能会出现便秘或腹泻。5%～10%的病例为中毒性巨结肠。中毒性巨结肠表现为小肠结肠炎,伴有发热、呕吐、腹胀、大便恶臭和感染性休克,死亡率明显升高。

（三）诊断

肠系造影显示近端扩张肠管与收缩的结肠直肠之间有一个过渡区。可通过直肠活检来进行确诊,活检阳性显示神经节细胞缺失。

（四）术前评估及护理

（1）停止肠内营养。

（2）进行胃肠减压以减少腹胀和胆汁性呕吐造成误吸的风险。

（3）建立静脉通道。

（4）评估实验室检查结果,包括全血细胞计数、生化、凝血项、血型和交叉配型,为手术做准备。

（5）开始静脉补液,纠正由于胃液丢失引起的液体和电解质异常。

（6）合理使用抗生素。

（7）协助准备在患儿床边进行直肠活检。

（8）进行直肠灌洗;如果灌洗能够使患儿维持正常的排便,且检查稳定,则可重新开始进行肠内喂养,直到完成各项检查并进行手术治疗。

（五）外科手术

（1）手术矫正是基于患儿的临床症状和肠道受累程度进行的。如果出现中毒性巨结肠,可行紧急结肠造口术。如果情况稳定,则进行腹腔镜辅助的直肠重建术。在某些情况下,会进行初期经肛门直肠重建或分期重建术;需要建立结肠造口并在 3～6 个月内延迟再吻合。

（2）术中进行一系列活检,评估具有功能性神经节细胞的肠管。

（六）术后评估及护理

（1）持续胃肠减压。

（2）保持禁食。继续维持静脉输液,补充电解质,并尽快开始肠外营养,改善营养状况,直到肠功能恢复。肠功能通常在重建手术后 24 h 内恢复。如果病情严重,手术过程中肠管切除过多会引起短肠综合征,需进行长期的营养支持。

（3）围术期给予抗生素治疗,并完成规定疗程。

（4）通过局部镇痛和阿片类药物来控制术后疼痛;推荐使用标准化的术后疼痛管理方案。

（5）继续进行胃肠减压直到肠功能恢复。

（6）评估造口情况并进行造口护理。

（七）护理记录

见本节前文中"护理记录"部分。

五、肛门闭锁

（一）定义

肛门闭锁(imperforate anus)是一种肛门直肠畸形,肛门不通畅,常伴泌尿生殖道瘘或直肠瘘。发病率为 1/5000～1/2500,在男婴中更为常见。直肠的位置可以是低位、中位或高位;高位直肠出现相关异常的概率更大。肛门闭锁部分情况下与 VACTERL 联合征或 21－三体综合征同时出现。

（二）临床表现

肛门闭锁可在体检时发现没有肛门。

（三）诊断

腹部平片显示肠管扩张，表现为远端梗阻。肛周超声检查可以确定直肠的终止位置。男性则可以对尿道进行造影检查来评估是否存在直肠尿道瘘。

（四）术前评估及护理

（1）停止肠内营养。

（2）进行胃肠减压以减少腹胀和胆汁性呕吐造成误吸的风险。

（3）建立静脉通道。

（4）评估实验室检查结果，包括全血细胞计数、生化、凝血项、血型和交叉配型，为手术做准备。

（5）开始静脉补液，纠正由于胃液丢失引起的液体和电解质异常。

（6）合理使用抗生素直到排除有瘘管存在。

（五）外科手术

取决于直肠水平和是否存在瘘管。包括：① 肛门成形术，或直肠修补术；② 瘘管扩张术。

结肠造口术后 3～6 个月再吻合。

（六）术后评估及护理

（1）继续进行胃减压直到肠功能恢复。

（2）禁食。

（3）继续维持静脉输液，补充电解质，并尽快开始肠外营养，改善营养状况，直到肠功能恢复。肠功能通常在重建手术后 24 h 内恢复。

（4）围术期给予抗生素治疗，并完成规定疗程。

（5）通过局部镇痛和阿片类药物来控制术后疼痛；推荐使用标准化术后疼痛管理方案。

（6）评估造口情况并进行造口护理。

（七）护理记录

见本节前文中"护理记录"部分。

六、肠闭锁

（一）定义

肠闭锁（intestinal atresia），发生率为 0.7/10000～1.8/10000，是一种先天性的肠梗阻。通常发生在空肠，也可能发生在回肠，或两者同时发生。与妊娠早期发生的十二指肠闭锁不同，回肠和空肠闭锁是妊娠晚期肠系膜血管意外或节段性扭转引起的缺血性坏死和肠管再吸收所致。肠闭锁通常与其他非胃肠道畸形无关，有时会出现腹壁缺陷和肠旋转不良，在新生儿囊性纤维性变中也有报告。

（二）临床表现

羊水过多常发生于近端闭锁，远端闭锁少见。肠闭锁表现为早期喂养不耐受，出生后 48 h 内出现胆汁性呕吐，腹胀（远端闭锁更为明显），腹壁可见肠型。肠闭锁的新生儿往往胎龄偏小。

（三）诊断

腹部平片显示肠管扩张，梗阻远端空气稀少。肠系造影可能显示结肠体积偏小。肠系膜受累程度和肠管长度严重影响发病率和死亡率。

（四）术前评估及护理

（1）停止肠内营养。
（2）进行胃肠减压以减少腹胀和胆汁性呕吐造成误吸的风险。
（3）建立静脉通道。
（4）评估实验室检查结果，包括全血细胞计数、生化、凝血项、血型和交叉配型，为手术做准备。
（5）开始静脉补液，纠正由于胃液丢失引起的液体和电解质异常。

（五）外科手术

（1）手术修复的目的是恢复肠道结构的连续性。
（2）切除闭锁段肠管，进行端到端吻合。
（3）由于近端肠管扩张，肠端常出现大小不等的情况，直接吻合较为困难。
（4）行扩张部分肠管切除术或建立临时造口。

（六）术后评估及护理

（1）继续进行胃肠减压直到肠功能恢复。

（2）监测胃肠引流量，如果过多，则需要补充液体。

（3）继续维持静脉输液，补充电解质，并尽快开始肠外营养，改善营养状况。

（4）围术期给予抗生素治疗，并完成规定疗程。

（5）通过局部镇痛和阿片类药物来控制术后疼痛；推荐使用标准化的术后疼痛管理方案。

（6）评估造口外观和引流情况。

（7）进行造口护理：在术后早期用湿敷料覆盖造口，当引流量增多时开始使用造口袋。

（七）护理记录

见本节前文中"护理记录"部分。

七、肠旋转不良/扭转

（一）定义

肠旋转不良（malrotation/volvulus）是指妊娠早期中肠旋转和固定失败，使肠道位置发生变异和肠系膜附着不全。旋转不良易导致肠扭转，严重减少了肠道血液供应，导致肠缺血和梗死。

（二）临床表现

约 50% 的患儿在出生后的前几个月出现旋转不良症状。肠旋转不良的早期症状是喂养不耐受和胆汁性呕吐；患儿也可能无症状。表明肠扭转严重的症状包括腹胀、胆汁性呕吐、血性大便或呕吐物、腹部红斑。随着病情的发展，患儿会出现休克、低血压、无尿、酸中毒和白细胞增多等全身症状。肠扭转是一种外科急症，如果不能及时提供医疗和外科治疗干预，可能会导致严重的并发症或死亡。

（三）诊断

旋转不良的患儿，无论是否发生肠扭转，腹部平片都有肠梗阻的表现，典型的表现为十二指肠和胃部扩张。影像学检查显示上消化道旋转不良和梗阻是诊断标准。新生儿出现肠扭转的全身症状时，需要立即进行外科手术；不能因为完善上消化道检查而延误手术。

（四）术前评估及护理

（1）停止肠内营养。

（2）进行胃肠减压以减少腹胀和胆汁性呕吐造成误吸的风险。

（3）建立静脉通道。

（4）评估实验室检查结果，包括全血细胞计数、生化、凝血项、血型和交叉配型，为手术做准备。

（5）开始静脉补液，纠正由于胃液丢失引起的液体和电解质异常。

（6）进行容量复苏。

（7）进行抗生素治疗。

（五）外科手术

外科手术通常用剖腹探查术和 Ladd 手术，包括分割 Ladd 带以解除十二指肠梗阻，是为了使肠道复位和纠正旋转不良。在手术过程松解肠系膜根部，改善肠道的血流灌注。同时还要进行阑尾切除术。发生肠扭转时，任何坏死的肠管都需切除，并建立一个造口。

（六）术后评估及护理

（1）继续进行胃减压直到肠功能恢复。

（2）禁食。

（3）继续维持静脉输液，补充电解质，并尽快开始肠外营养，改善营养状况，直到肠功能恢复。

（4）围术期给予抗生素治疗，并完成规定疗程。

（5）通过局部镇痛和阿片类药物来控制术后疼痛；推荐使用标准化的术后疼痛管理方案。

（6）如果病情严重，手术过程中肠管切除过多会引起短肠综合征，需进行长期的营养支持。

（7）评估造口情况并进行造口护理。

（七）护理记录

见本节前文中"护理记录"部分。

八、胎粪性肠梗阻

（一）定义

胎粪性肠梗阻（meconium ileus）是由于肠道分泌物异常黏稠和胰酶缺乏而导致的胎粪稠厚而引起的小肠功能性梗阻。90%的胎粪性肠梗阻新生儿有囊性纤维化。

（二）临床表现

胎粪性肠梗阻的症状包括腹胀、胆汁性呕吐和胎粪排出失败。在严重的情况下，可表现为腹部红斑、水肿和由腹胀引起的呼吸窘迫。有时会发生宫内穿孔。

（三）诊断

胎粪性肠梗阻最常发生在回肠。因胎粪中含有大量空气，腹部平片下可呈"肥皂泡"状肿块，同时伴肠管扩张。肠系造影典型表现为梗阻远端有结肠体积缩小和胎粪球。

（四）术前评估及护理

（1）停止肠内营养。

（2）进行胃肠减压以减少腹胀和胆汁性呕吐造成误吸的风险。

（3）建立静脉通道。

（4）评估实验室检查结果，包括全血细胞计数、生化、凝血项、血型和交叉配型，为手术做准备。

（5）开始静脉补液，纠正由于胃液丢失引起的液体和电解质异常。

（6）进行抗生素治疗。

（7）协助进行高渗性灌肠（如泛影葡胺），将液体吸入肠腔以稀释黏稠的胎粪，使其易于排出。

（五）外科手术

外科修复通常包括肠管切开术（肠内小切口），通过该切口注入生理盐水或乙酰半胱氨酸。严重的病例需切除梗阻肠段并进行造瘘。

（六）术后评估及护理

（1）继续进行胃减压直到肠功能恢复。

（2）禁食。

（3）继续维持静脉输液，补充电解质，并尽快开始肠外营养，改善营养状况，直到肠功能恢复。

（4）如果病情严重，手术过程中肠管切除过多会引起短肠综合征，需进行长期的营养支持。

（5）围术期给予抗生素治疗，并完成规定疗程。

（6）通过局部镇痛和阿片类药物来控制术后疼痛；推荐使用标准化的术后疼

痛管理方案。

（7）评估造口情况并进行造口护理。

（8）用生理盐水或乙酰半胱氨酸进行直肠或造口冲洗。

（七）护理记录

见本节前文中"护理记录"部分。

九、胎粪阻塞综合征

（一）定义

胎粪阻塞综合征（meconium plug syndrome）是指排便不畅，堵塞物形成于结肠或直肠的远端，导致胎粪性便秘。这是由于胎粪黏稠引起功能性肠梗阻。未成熟的神经节细胞也可能导致该病，约有 5% 的新生儿胎粪阻塞综合征与先天性巨结肠有关。

（二）临床表现

胎粪阻塞综合征的症状为胆汁性呕吐、肠鸣音亢进、腹胀、排便困难，但可排出少量灰色胎粪。严重的病例可能发展为穿孔，患儿可出现败血症症状。

（三）诊断

堵塞最常发生在结肠或直肠的远端。腹部平片显示多个扩张的肠袢。水溶性灌肠可使部分堵塞物排出。

（四）术前评估及护理

（1）停止肠内营养。

（2）进行胃肠减压以减少腹胀和胆汁性呕吐造成误吸的风险。

（3）建立静脉通道。

（4）评估实验室检查结果，包括全血细胞计数、生化、凝血项、血型和交叉配型，为手术做准备。

（5）开始静脉补液，纠正由于胃液丢失引起的液体和电解质异常。

（五）外科手术

大多数患儿在没有手术干预的情况下会自行排出堵塞物。可进行扩肛或造影剂灌肠治疗。在罕见的肠穿孔病例中，患儿需进行外科修复和造瘘。

（六）术后评估及护理

（1）继续进行胃肠减压直到肠功能恢复。

（2）禁食。

（3）继续维持静脉输液，补充电解质，并尽快开始肠外营养，改善营养状况，直到肠功能恢复。

（4）如果病情严重，手术过程中肠管切除过多会引起短肠综合征，需进行长期的营养支持。

（5）围术期给予抗生素治疗，并完成规定疗程。

（6）通过局部镇痛和阿片类药物来控制术后疼痛；推荐使用标准化的术后疼痛管理方案。

（7）评估造口情况并进行造口护理。

（七）护理记录

见本节前文中"护理记录"部分。

十、坏死性小肠结肠炎

（一）定义

坏死性小肠结肠炎（necrotizing enterocolitis，NEC）是一种获得性疾病，其特征是肠道黏膜和黏膜下层出血、缺血，甚至坏死。

（二）临床表现

患儿出现腹胀、胃残余物增多、呕吐、低血压和血便，也可出现败血症表现，如嗜睡、体温不稳定、呼吸暂停和喂养不良。坏死性小肠结肠炎通常发生在极低出生体重儿出生后的前几周，并且在开始肠内喂养之前。该病的病因尚不完全清楚，可能是多因素共同作用，包括肠系膜血流量不足致局部缺血，动脉导管未闭、低血容量、低血压、体温过低、红细胞增多、感染和肠内喂养。

除了上文提到的外界因素，也有新生儿会发生自发性肠穿孔，病因可能与肠屏障不成熟、胃 pH 升高、脐动脉导管置入、治疗动脉导管未闭药物（消炎痛或布洛芬）有关。

NEC 发病年龄与胎龄呈负相关，足月患儿的平均发病年龄为 3~4 天，小于 28 周的患儿为 3~4 周。出生体重不足 1500 g 的患儿发生 NEC 的概率在 7%~10% 之间。该病病死率在 25%~30%，而接受外科手术的婴儿死亡率高达 50%。三分之一的患儿病情较轻,仅依靠内科治疗解决,约50%的患儿需要手术治疗。缺氧、缺血、肠道炎症和/或细菌感染会导致肠道黏膜损伤,因此护理的目的是尽量减少损伤。

（三）诊断

早期实验室检查结果包括代谢性和呼吸性酸中毒、电解质异常、中性粒细胞减少和血小板减少。同时需行放射学检查,包括泌尿系平片、腹部平片以及左侧卧位平片,以评估肠腔中的小气泡(气肿),如果这些气泡破裂进入肠系膜血管,就会在影像上发现气腹。

（四）术前评估及护理

（1）记录和评估呼吸暂停发作情况,腹围变化,呕吐或其他不易发现的败血症迹象。

（2）检查是否有胃潴留。

（3）通过胃管间歇抽吸进行减压。

（4）及时开始抗生素治疗,这对NEC的治疗至关重要。

（5）插管并进行呼吸支持。

（6）患儿可因腹胀压迫膈肌而出现呼吸暂停或呼吸窘迫加重现象。

（7）评估低血压。通过使用液体复苏和血管活性药物维持血压和组织灌注。

（8）进行肠外营养。

（9）每6~8 h(或更频繁)进行一次腹部平片检查,以评估气肿到肠穿孔的进展情况。

（10）进行血液学检查以评估贫血、血小板减少和凝血异常。

（11）进行血型和交叉配型检验,为治疗出血/失血,或纠正凝血障碍(压缩红细胞、新鲜冰冻血浆和冷沉淀)做准备。

（五）外科手术

NEC患儿最常见的手术方式是剖腹手术和放置腹腔引流管。在早产儿中,NEC穿孔的手术方式不影响存活率或其他临床重要的早期结局。

对于较小或病情不稳定的新生儿,放置腹腔引流管可能是更好的临时措施或最终治疗方法。因为引流管的侵入性较小,不需要全身麻醉,且可以在床边放置。在剖腹手术中,坏死性肠管被切除并进行造口术。

（六）术后评估及护理

（1）确保患儿得到足够的肠外营养以促进疾病愈合。

（2）维持胃肠减压直到肠功能恢复。

（3）密切监测液体状态。在手术中有大量液体丢失，因此患儿需要进行积极的液体复苏，以保持足够的血压和灌注。

（4）评估腹部的外观和腹围变化。

（5）评估腹腔引流部位或造口肉芽的颜色来确保灌注良好；一旦发现引流部位或造口肉芽颜色发生变化，立即报告医生。

（6）通过局部镇痛和阿片类药物控制术后疼痛；推荐使用标准化的术后疼痛管理方案。

（7）患儿在经历 10～14 天的禁食、抗生素治疗后，肠道功能一旦恢复，就应恢复肠内营养。

（8）尽管有超过 70% 的 NEC 患儿存活，但存在长期胃肠道并发症，其中包括肠道狭窄和短肠综合征，因此仍应对家长进行相关教育。

（七）护理记录

见本节前文中"护理记录"部分。

十一、脐膨出

（一）定义

脐膨出（omphalocele）是一种腹壁缺损，最常见于脐平面。

（二）临床表现

脐膨出一般发生在发育第 10 周，由于腹部器官不能完全回到腹腔，导致前腹壁不完全性闭合，缺损处由腹膜囊覆盖，腹膜囊可以是完整的或在子宫内即破裂的。部分肠管可嵌顿于脐带环内，较大的脐膨出内容物也可包括肝脏和肠管（图8-6-2）。脐膨出患儿中有超过 50% 的病例会出现多种甚至危及生命的症状和异常情况。

（三）诊断

脐膨出通常在产前诊断表现为母亲甲胎蛋白水平升高或通过妊娠中期胎儿超声进行诊断。

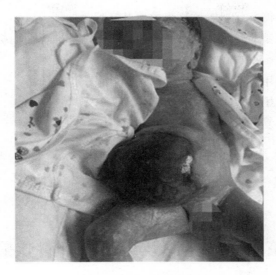

图 8-6-2　巨型脐膨出

（四）术前评估及护理

（1）保护膨出的器官，给肠道进行减压，补充液体以弥补非显性失水。

（2）如果囊膜完好无损，可用加温的无菌生理盐水润湿无菌纱布，轻轻包裹囊膜。

（3）在湿润的敷料外面敷上一层干纱布。

（4）如果囊膜破裂，将患儿放在肠袋中，即一个透明的聚氨酯囊膜，从而减少液体和热量的丢失。

（五）外科手术

（1）一期修复：适用于小的缺损，将脐膨出的内容物还纳腹腔，然后通过皮瓣将缺损闭合。

（2）分期修复：将大量脐内容物悬挂在患儿上方。然后每天进行复位操作，将脏器逐步送回腹腔。脏器完全还纳入腹腔通常需要 7～10 天。

（3）延迟修复：适用于患儿极度早产，有巨大的脐膨出，或呼吸衰竭导致一期修复无法实施的情况。

囊膜用干燥的防腐剂处理（以防止感染），例如聚维酮碘和磺胺嘧啶银。这些药剂的应用会使囊膜变干，形成一层痂，保护腹部内容物。组织肉芽和皮肤最终会覆盖整个缺陷。随着患儿的生长和稳定，最终通过外科修复闭合腹壁。

（六）术后评估及护理

（1）密切关注呼吸系统抑制情况、感染和营养状况。

（2）评估呼吸循环状况以监测腹内压升高相关体征。

（3）通过局部镇痛和阿片类药物控制术后疼痛；推荐使用标准化的术后疼痛管理方案。

（4）必要时使用呼吸机支持治疗，并监测血气分析。

（5）预防性使用抗生素。

（6）肠功能恢复前进行肠外营养。

（七）护理记录

见本节前文中"护理记录"部分。

第七节　下腹及生殖器外科疾病

一、鞘膜积液

（一）定义

鞘膜积液（hydrocele）是指从腹部到阴囊的积液。

（二）临床表现

一般在1～2岁发病，大多数鞘膜积液会在鞘突封闭后自行消退。很少需要手术。

（三）诊断

当阴囊出现鞘膜积液时，阴囊通过影像学检查可显示其充满液体。

（四）术前评估及护理

每天评估鞘膜积液以区分鞘膜积液或肠疝。

（五）外科手术

持续2年以上的鞘膜积液需要高位结扎鞘突。手术方式为从阴囊引流液体并结扎鞘突。

（六）术后评估及护理

鞘膜积液很少需要在新生儿期进行修复,遵循术后护理腹股沟疝的建议。

（七）护理记录

（1）生命体征。
（2）评估手术切口,包括感染的迹象和是否有渗液。
（3）疼痛评分。
（4）指导患儿父母。

二、腹股沟疝

（一）定义

腹股沟疝(inguinal hernia)是肠段或其他腹部内容物通过腹股沟管逸出,表现为腹股沟隆起(图 8-7-1)。

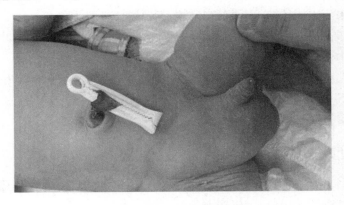

图 8-7-1　腹股沟疝

（二）临床表现

腹股沟疝通常出现在出生后的前 6 个月,男婴发病率是女性发病率的 9 倍。早产儿腹股沟疝的发生率较高;男性的嵌顿风险为 12%,女性为 17%。在女婴中,疝可包含卵巢,有或无部分输卵管(15%~20%)。当卵巢在疝内时,嵌顿的风险显著增加。31%的嵌顿性疝发生于 2 个月以下的婴儿。腹股沟疝很少能自行消退。

（三）诊断

（1）区分鞘膜积液、腹股沟疝和嵌顿疝是很重要的,因为鞘膜积液随着时间的推移自行消退,腹股沟疝需要手术矫正,而嵌顿疝需要紧急手术干预。有助于区分鞘膜积液、腹股沟疝和嵌顿疝的诊断检查包括 X 射线和/或超声。

（2）疝表现为阴囊或腹股沟管内的一个坚实、光滑的肿块,可因腹部压力增加而加重。

（3）嵌顿性疝不能返回腹腔。嵌顿的症状包括阴囊肿胀或坚实,发红,压痛或疼痛,呕吐和易激惹。不手术纠正的话可以迅速演变为肠绞窄和坏疽。

（4）约 43% 的病例发生卵巢嵌顿。当卵巢肿胀时,会发生嵌顿,与含有肠管的疝不同,体积减小的可能性较小。即使没有触痛,任何不能复位的卵巢都应该紧急处理。

（四）术前评估及护理

（1）每天进行疝的复位和评估,通过施加温和的压力来确定肠管是否可以轻易地通过鞘突。

（2）如果疝不能还纳,表明存在嵌顿,需要紧急外科干预。

（3）嵌顿性疝的症状包括触痛、不能缩小的阴囊肿块、疼痛、呕吐、发热、心动过速、水肿和皮肤局部红斑。以上症状均需要进行紧急手术干预。

（4）所有腹股沟疝都存在嵌顿风险,因此建议根据患者的年龄、体重和病情尽快进行手术评估和矫正。

（5）为家长提供教育,包括监测肠疝和嵌顿的迹象。

（五）外科手术

疝的外科矫正是通过腹腔镜或开放式切口进行的。将疝内容物从周围组织中分离出来后还纳腹腔,然后关闭鞘突。

（六）术后评估及护理

（1）将患儿放置于仰卧或侧卧位,并尽可能将头部转向一侧,以最大限度地减少对缝线的压力。

（2）密切监视切口位置和/或缝线。

（3）报告感染迹象。

（4）如果术中使用了缝线,需确定拆除缝线的时间。通常使用可溶性缝合线。通过外科医生或手术记录确认缝合材料和拆线计划。

（5）至少每 4 h 评估一次疼痛。单独使用对乙酰氨基酚即可缓解疼痛,必要时使用其他镇痛药物。

（6）由于麻醉增加了呼吸暂停的风险，建议早产儿在 NICU 观察 24 h 以上。

（七）护理记录

（1）生命体征。

（2）评估手术切口，包括感染的迹象和是否有渗液。

（3）疼痛评分。

（4）指导患儿父母。

三、睾丸扭转

（一）定义

精索中含有血管、神经、肌肉和输精管，睾丸扭转（testicular torsion）是由于睾丸引带不完全附着睾丸导致精索扭转和梗死。

（二）临床表现

约 70% 的在新生儿期诊断为睾丸扭转的病例在产前即已发病。表现为阴囊肿大，阴囊肿块坚实；患儿可能会经历不同程度的不适：① 产前扭转的特征是轻微到无不适，患儿一般无症状，无发热，无不适。② 产后扭转表现为睾丸压痛和肿胀，可能出现红色或紫色的变色。

（三）诊断

经体格检查诊断为睾丸扭转，可由超声证实。急性扭转时患儿常有触痛。

（四）术前评估及护理

每天评估阴囊，以确定睾丸是否已下降到阴囊。

（1）睾丸扭转时，睾丸坚韧，无压痛，有硬块，阴囊肿胀，一侧有蓝色或深色包块。

（2）不及时识别和手术治疗，睾丸的血液供应会出现障碍，睾丸在 4～6 h 内坏死。

（3）睾丸扭转是一种外科急症，如果在检查中发现，必须立即通知手术。

（五）外科手术

如果怀疑有扭转，应在 4～6 h 内进行紧急探查和矫正。如果睾丸是正常的，对其进行复位矫正并固定或还纳阴囊。由于存在对侧睾丸扭转的可能,在手术时可对侧睾丸进行预防性固定。

(六)术后评估及护理

(1)麻醉会导致呼吸暂停的风险增加,早产儿应在 NICU 观察 24 h 以上。

(2)密切观察缝线和/或切口;观察手术部位有无出血和感染迹象。

(3)将患儿仰卧或侧卧,尽量保持头部转向一侧,这样可以最大限度地减少缝线的断裂。

(4)至少每 4 h 评估一次疼痛。

(5)单独使用对乙酰氨基酚即可缓解疼痛,必要时使用镇痛药物。

(6)在 48 h 内或遵医嘱取出敷料。

(七)护理记录

(1)生命体征。

(2)评估手术切口。

(3)疼痛评分。

(4)敷料渗出液体量。

(5)指导患儿父母。

四、隐睾

(一)定义

隐睾(undescended testes)是指出生前睾丸未下降至阴囊。

(二)临床表现

通常只有一个睾丸是未下降的,10%的情况是两个睾丸都未下降。隐睾一般不常见,但在早产男婴中相当常见。在大多数情况下,隐睾会自动下降到阴囊,少数情况下必须在 1 岁之前进行手术矫正。

(三)诊断

通过体格检查发现阴囊内没有睾丸。

(四)术前评估及护理

评估睾丸自动下降至阴囊而无需干预的可能性。

（五）外科手术

对未下降睾丸进行矫正的手术称为睾丸固定术，这种手术是通过腹腔镜或开腹手术，将睾丸固定至阴囊中的。

（六）术后评估及护理

（1）麻醉会导致呼吸暂停的风险增加，早产儿应在 NICU 观察 24 h 以上。

（2）密切观察切口和缝线（如果有的话）是否有出血和感染的迹象。

（3）将患儿仰卧或侧卧，尽量保持头部转向一侧，这样可以最大限度地减少缝线的断裂。

（4）至少每 4 h 评估一次疼痛。

（5）单独使用对乙酰氨基酚即可缓解疼痛，必要时使用镇痛药物。

（6）在 48 h 内或遵医嘱取出敷料。

（七）护理记录

（1）生命体征。

（2）评估手术切口。

（3）疼痛评分。

（4）敷料渗出液体量。

（5）指导患儿父母。

参 考 文 献

［1］ Gephart S M,McGrath J M. Family-centered care of the surgical neonate[J]. Newborn and Infant Nursing Reviews,2012,12(1):5－7.

［2］ McGrath J M. Family:the Essential partner in care[C]//Kenner C,Lott J W. Comprehensive neonatal nursing care. New York:Springer Publishing Company,2014:739－765.

［3］ Wynn J,Krishnan U,Aspelund G,et al. Outcomes of congenital diaphragmatic hernia in the modern era of management[J]. The Journal of pediatrics,2013,163(1):114－119.

［4］ Raval M V,Hall N J,Pierro A,et al. Evidence-based prevention and surgical treatment of necrotizing enterocolitis—a review of randomized controlled trials[J]. Seminars in pediatric surgery,2013,22(2):117－121.

［5］ 程晓英,陈秀萍,卢丽琴.24 例Ⅲ型食管闭锁新生儿围术期护理[J].中华护理杂志,2007,42(10):898－899.

[6] 晏萍兰,兰平,刘华凤.胸腔镜下新生儿食道闭锁纠治术围术期护理[J].护士进修杂志,2012,27(1):47-49.

[7] 陶娜,王园园,宫春梅,等.新生儿先天性膈疝的围术期护理[J].中国组织工程研究,2014(z1):130-131.

[8] 黄国兰,程晓英,鲍赛君,等.15例新生儿先天性膈疝的围术期护理[J].中华护理杂志,2011(10):1019-1020.

[9] 钱小芳,刘桂华,郭斌,等.新生儿先天性肠闭锁及狭窄围术期护理研究进展[J].中华现代护理杂志,2013,48(33):4186-4188.

[10] 张美英,王宏琴,张玉环.6例新生儿腹裂分期修补围术期护理[J].中华护理杂志,2007,42(12):1113-1115.

[11] 单晓敏,诸纪华,施华,等.新生儿睾丸扭转22例的围术期护理[J].护理与康复,2019,18(8):53-55.

[12] 王瑛.新生儿先天性肛门闭锁围手术期护理[J].中国医师杂志,2012(z1):198-199.

[13] 姜亮,李水学.巨型脐膨出新生儿18例一期手术治疗情况及围术期处理[J].实用儿科临床杂志,2010,25(11):826-827.

[14] 许月春,张群,赵晓燕.11例先天性脐膨出患儿的围术期护理[J].中华护理杂志,2010,45(8):746-747.

（虞文芳　张栩婷）

第九章　新生儿静脉输液治疗

第一节　概　　述

一、基本原则与注意事项

（一）基本原则

确保患儿安全,规范临床静脉导管维护操作,减少导管相关并发症,延长导管使用寿命,降低医疗费用。

（二）注意事项

（1）注意新生儿解剖学的特点以及血管通路装置的选择、置管流程以及特殊输液设备的使用,包括在输液治疗期间的护理和维护。

（2）知晓新生儿生理学特点及其对药物和肠外营养的选择以及给药装置的选择（例如:不含邻苯二甲酸二(2-乙基己基)酯（DEHP)）的影响;考虑患儿的日龄、体重或者体表面积等因素对给药剂量和液体量的限制的影响;注意所用药物的药理学作用、药物相互作用、副作用以及患儿对输液治疗的反应。

（3）对哺乳期内的患儿母亲提供使用相关药物的健康教育。

（4）在输液治疗过程中应根据不同患儿的特点,采取相应措施包括提供非药物性镇痛,以提高患儿舒适度。

（5）评估可能影响输液治疗计划的心理和社会经济因素。

（6）与患儿的父母、其他家庭成员进行有效沟通,提供对患儿家属的教育。

（7）按照规定,所有创伤性操作都应获得患儿家属知情同意。患儿家属有权接受或拒绝治疗。

二、建立静脉治疗小组

（一）目的

为患儿提供安全、有效和高质量的输液治疗。

（二）小组职责

（1）静脉治疗小组负责提高静脉留置针一次性穿刺成功率。

（2）静脉治疗小组负责对血管通路装置进行管理，包括评估、换药等，可降低导管相关血流感染、静脉炎和渗出的发生率，并减少相关并发症的发生，如局部感染、导管堵塞和意外拔管等。

（3）对相关静脉输液治疗的质量结果和过程数据进行收集、分析、改进，全程监控，并评估团队的工作效率、静脉导管移除的原因和相关并发症如静脉炎、渗出/外渗、血栓形成和导管相关血流感染的发生率，提高输液治疗安全性。

（4）质量改进计划包括监督、汇总、分析与感染报告、感染预防措施、与感染相关的发病率和死亡率、两种输液相关的质量指标和不良事件，以尽量减少与输液治疗相关感染，提高输液治疗安全性；必要时，改进实践、流程和系统。

第二节 输液治疗相关装置

一、血管可视化装置

（一）使用目的

血管可视化技术可增加外周置入导管的成功率，适用于静脉通路置入困难的患儿或静脉穿刺失败后。

（二）适用范围

（1）超声波检查法、外周静脉和动静脉透照法的可见光设备可用于静脉采血或置管困难的患儿。

（2）近红外光技术可用于选择更合适的静脉以确定外周静脉穿刺点。

（3）超声波检查法引导下进行中心血管通路装置放置，可以提高置管成功率，降低针穿刺的次数，并降低置管并发症发生率。

二、电子输液装置

（一）使用目的

电子输液装置可保证药物速度均匀地进入患儿体内，可提高临床护士给药操作的效率和灵活性。

（二）适用范围

需准确控制输液滴数或流速，控制输入体内剂量和输入时间的药物和溶液，可使用电子输液装置。

（三）注意事项

（1）使用电子输液装置（如微量注射泵、输液泵）时，护士应加强巡视、观察和评估患儿的静脉输液情况，不应依赖于设备的报警而发现静脉输液的外渗和渗出。

（2）加强电子输液装置输液安全管理培训，提高医护人员对其安全重要性的认识。

（3）正确合理地使用电子输液装置，降低临床使用风险。

三、加温装置

（一）使用目的

使用输液加温设备是为了使血液和液体升温。血液加温时，应避免出现溶血。

（二）适用范围

遵医嘱使用。医护人员需评估患儿病情是否允许并需要使用血液和液体的加温设备，包括：避免或治疗术中体温过低、行心肺分流术或已知患儿冷凝集素阳性以及在新生儿换血或在大量血液置换的时候。

（三）注意事项

（1）使用的加温设备需配备预警系统并且在维护有效期内，包括声音报警和温度计。

（2）其他加热方法和器具如微波炉、热水浴以及非专用的血液和液体加温装置，因不能控制温度和感染的风险，均不能使用。

（3）使用加温设备时需在制造商推荐的设定温度范围内使用。

第三节　血管通路装置的选择和置入

临床常用静脉导管主要包括外周静脉导管（peripheral venous catheter，PVC）、经外周置入中心静脉导管（peripherally inserted central catheter，PICC）、中心静脉导管（central venous catheter，CVC）和脐静脉导管（Umbilical vein catheter，UVC）。

一、血管通路装置的选择

（一）基本原则

（1）在满足治疗方案的前提下选择管径最细、创伤性最小的导管。

（2）注意外周静脉的保护。

（二）头皮钢针

头皮钢针只在单剂量给药中使用，且不能留置。

（三）留置针

（1）使用时需考虑的因素：液体药物性质（如刺激性、渗透压），预期的输液治疗时间（例如少于 6 天）和外周静脉通路选择部位的可用性。

（2）相对禁忌证：持续输入腐蚀性药物治疗、胃肠外营养、渗透压超过 900 mOsm/L 的液体药物。

（四）中心血管通路装置

（1）使用范围：可用于所有类型的输液治疗的给药。

（2）使用 PICC 和 UVC 相关的风险包括静脉栓塞和导管相关血流感染。

（3）在中心血管通路装置留置时间超过 5 天以及紧急插管的情况下，需考虑中心血管通路装置的抗感染问题。

二、穿刺部位的选择

（一）影响因素

患儿身体状态、体重、诊断和并发症；置管部位血管的条件；穿刺部位及周围皮肤的情况；静脉穿刺和置管史；输入药物的性质、输液治疗的类型、持续时间。

（二）经外周静脉-留置针静脉通路

（1）穿刺部位可选择手部、前臂、腋以下的上臂和足部血管，尽量避免肘部处。

（2）因穿刺手腕的内侧面可引起较强烈的疼痛和增加损害桡神经的风险，应避免此处穿刺。

（3）应避开：肢体关节；触痛（＋）的部位；皮肤或肢体受损及受损区域的远端部位，例如受损血管（如：瘀紫、渗出、静脉炎、硬化、条索状或充血的血管）、之前发生渗出或外渗的部位。

（4）新生儿头皮静脉，常选用额上静脉、颞浅静脉和耳后静脉等，注意与头皮动脉区分。

（三）经外周穿刺的中心静脉导管通路

（1）PICC 穿刺部位首选右侧上肢贵要静脉，次选肘正中静脉，第三选择头静脉，也可选择腋静脉、头部的耳后静脉和颞静脉、下肢大隐静脉。

（2）腋静脉介于腋下浅静脉和深静脉之间，血流量大、流速快，输入的静脉营养液或血管活性药物可随血液快速进入血循环，减轻药物对局部血管壁的刺激，长时间保留输液也不易发生化学性静脉炎。双侧腋静脉交替留置套管针能为早产儿和重症新生儿的治疗和营养供应提供理想的静脉通道。

（四）脐静脉置管

（1）脐静脉导管适应证包括紧急静脉输液或给药、长时间中心静脉给药、换血、监测中心静脉压。

（2）脐静脉置管术操作简单，应用范围广，既可迅速建立给药通路，保证危重患儿的抢救，又能让患儿安全接受营养支持，为危重儿抢救提供了一条重要、快捷且安全、可靠的静脉通路。

（3）脐静脉置管已经成为 NICU 治疗的重要手段，单次或联合使用腋静脉、外周静脉能满足临床需求。

（五）颈外静脉通路

（1）适用范围：当无其他血管可供使用时，在急危重症护理和紧急情况下，可经颈外静脉进行外周静脉-留置针的置管。

（2）使用经颈外静脉置入的外周静脉-留置针进行输液治疗，当输液时长预计超过 96 h 时，应尽快更换置管位置重新置管。

三、穿刺前准备和导管置入

（一）基本原则

（1）严格遵守无菌技术要求。

（2）中心血管通路装置使用前必须确认导管尖端位置正确。

（二）注意事项

（1）需获得患儿家属的知情同意。

（2）外周静脉-留置针：每人每次外周静脉留置针穿刺的次数不应超过 2 次，总的尝试次数不得超过 4 次。

（3）中心血管通路装置：导管尖端应位于上腔静脉下 1/3 部位内或靠近与右心房的结合部位；如经股静脉置管及脐静脉置管置入中心血管通路装置进行输液，导管尖端应位于下腔静脉中高于横膈膜上 0.5～1 cm 的水平。

第四节　血管通路装置相关并发症

一、静脉炎

静脉炎是指静脉血管的急性无菌性炎症。由于新生儿血管细小，静脉不充盈，维持液体量多等原因，使新生儿较容易发生静脉炎。

（一）症状及原因

（1）静脉炎的症状和体征包括疼痛/触痛、红斑、发热、肿胀、硬化、化脓或者可触及静脉条索。根据发生的原因静脉炎可分为化学性静脉炎、机械性静脉炎、细菌性静脉炎以及血栓性静脉炎。

（2）输液诱发静脉炎的因素分为可干预性和不可干预性。可干预性因素包括：输入液体的 pH 值、渗透压、张力、输液速度和输液时长、穿刺的部位、导管的材质、导管型号等；不可干预性因素包括：患儿自身因素（如感染、免疫缺陷等）和药物本身的刺激。

（二）预防及处理措施

1. 预防措施

（1）选择材质柔软的、组织相容性好的留置导管。

（2）穿刺时尽量避开关节部位穿刺。

（3）待消毒液干燥后实施穿刺。

（4）提高一次性穿刺成功率。

（5）妥善固定导管和输液通路，减少移动和重力牵拉。

（6）置管过程和导管留置期间严格执行无菌操作。

（7）药物充分稀释，输液速度适宜，遵循输液原则。

（8）根据需要选择中心静脉导管。

（9）加强对穿刺部位的观察。

（10）当拔除外周或经外周穿刺的中心静脉导管时，应该对穿刺部位监测 48 h 以便及时发现输液后的静脉炎。

（11）出院时，对患儿看护人员进行有关静脉炎症状、体征的书面说明，以及告知发生静脉炎后的联系人。

2. 处理措施

确定静脉炎的可能病因，给予热敷、患肢抬高，根据需要给予镇痛措施，遵医嘱使用治疗静脉炎的药物，如喜辽妥软膏，并根据需要拔除导管。

（三）标准化量表

国际静脉组织美国输液护士协会（infusion nurses society，INS）将静脉炎分为 5 级（表 9-4-1）。该量表适用于成人患者和儿童患者。

表 9-4-1　静脉炎量表

等级	临床标准
0	没有症状
1	穿刺部位发红,伴有或不伴有疼痛
2	穿刺部位疼痛伴有发红和/或水肿
3	穿刺部位疼痛伴有发红; 条索状物形成; 可触摸到条索状的静脉;
4	穿刺部位疼痛伴有发红疼痛; 条索状物形成; 可触摸到条索状的静脉,其长度>2.5 cm; 脓液流出

　　视觉化的静脉炎等级量表(表 9-4-2)具备内容效度、评分者的信度,并且在临床上是切实可行的。

表 9-4-2　视觉化的静脉炎等级量表

评分	观测内容
0	静脉穿刺部位正常
1	下列一项明显: 靠近静脉注射部位微痛或静脉注射部位轻微发红
2	下列中的两项明显: ·静脉注射部位疼痛 ·红斑 ·肿胀
3	所有下列症状均是明显的: ·沿着套管路径发生疼痛 ·硬化
4	所有下列指征是明显且广泛的: ·沿着套管路径发生疼痛 ·红斑 ·硬化 ·可触摸到条索状的静脉

评分	观测内容
5	所有下列指征是明显且广泛的： · 沿着套管路径发生疼痛 · 红斑 · 硬化 · 可触摸到条索状的静脉 · 发热

二、渗出/外渗

渗出/外渗是新生儿外周静脉输液最常见的并发症，是指静脉输液管理过程中，非故意地造成非腐蚀性/腐蚀性药物或溶液进入周围组织，而不是进入正常的血管通路，两者的区别在于输液过程中漏出血管外的药物性质不同。表现为肢体肿胀、发白，局部皮肤损伤、坏死，渗漏导致皮下组织钙化等。

（一）预防措施

（1）不使用钢针进行输注，因其会增加渗出/外渗的风险。

（2）选择适合的血管通路，首选 PICC 和 UVC。

（3）选择外周静脉输液时，尽量选择上肢粗直的大血管，避开关节部位。

（4）应在每次输液前评估和输液中定期评估血管通路装置的通畅性和是否存在渗出/外渗的症状、体征，评估方法包括观察、触诊、冲管阻力、抽回血，评估频率取决于输液治疗的特征。

（5）当患儿存在与渗出/外渗相关的危险因素时，如患儿躁动、使用镇静剂、外周导管留置时间超过 24 h 等，应加强使用时巡视。

（6）熟练掌握静脉穿刺技术，可利用可视化装置辅助穿刺，确认穿刺成功后开始输液。

（二）处理措施

当发现在穿刺部位上或附近、导管尖端位置或整个静脉路径上发生了触痛、灼热或肿胀时，应根据情况选择相应干预措施。

（1）立即停止输液。

（2）回抽，尽量抽吸血管内药物，不要冲洗血管通路装置，因为这将使更多的药物注入组织中。

（3）评估患儿输液外渗/渗出的级别，高度肿胀者需先局部消毒，采取减压措施后予 25%硫酸镁外敷 20 分钟后拔针。

（4）抬高患肢，以促进对液体/药物的淋巴再吸收以减轻肿胀和疼痛。

（5）将患儿置于新生儿辐射台或暖箱，使肿胀侧肢体保暖。

（6）对于血管收缩药物如多巴胺等外渗引起的皮肤苍白、皮温低，应及时使用酚妥拉明（酚妥拉明 5～10 mg＋0.9% NS 10 mL）做局部封闭，剩余酚妥拉明稀释液湿敷，在渗出/外渗发生的 1 h 内使用最有效，12 h 内的渗出/外渗均可使用。

（7）对于与钙、肠外营养液、抗生素、碳酸氢钠等相关的液体渗出/外渗，可使用透明质酸酶（促进渗出液的分布和吸收）进行局部封闭：0.9% NS 0.9 mL＋0.1 mL 150 U/mL 的溶液，配制成 15 U/mL 的浓度，治疗 2 h 内的渗出/外渗效果明显，12 h 内的渗出/外渗均可使用。

（8）对于因其他非血管收缩药物渗出/外渗而出现水泡、发黑或发紫时应立即使用 1%～2%利多卡因 5 mL＋DXM 5 mg＋0.9%NS 10 mL 做局部封闭。

（9）当目标是局限组织中的药物和减轻炎症时，应使用干冷敷。在发生血管加压剂外渗时不可使用冷敷。

（10）对有明显渗出/外渗迹象的区域进行标记，持续评估药物外渗部位面积、皮肤颜色、温度、疼痛的程度以及患侧肢体活动、感觉和肢端循环情况，以利于评估变化（进展或恶化），准确记录，做好重点交接班。

（11）汇报护士长及静脉治疗专科护士，必要时请伤口造口专科护士会诊。

（12）对于中心血管通路装置，应进行影像学检查，以确定导管尖端位置。

（三）标准化量表

目前可适用于评估新生儿输液外渗的量表有 Thigpen 静脉输液外渗分级（表 9-4-3），小儿外周静脉输液渗出分级（表 9-4-4）和 Ibrahim Amjad 修订的静脉输液外渗分级（表 9-4-5）。

表 9-4-3   Thigpen 静脉输液外渗分级

1级	穿刺点疼痛，冲管时哭泣或者冲管困难，没有外渗和红肿
2级	穿刺点疼痛，轻度肿胀（0～20%），没有发白，外渗以下的部位动脉搏动良好，毛细血管迅速再充盈
3级	穿刺点疼痛，中度肿胀（20%～50%），苍白，皮肤发凉，外渗以下的部位动脉搏动良好，毛细血管迅速再充盈
4级	穿刺点疼痛，重度肿胀（大于 50%），苍白，皮肤发凉，动脉搏动减弱或者消失，毛细血管再充盈大于 4 s，皮损或坏死

表 9-4-4　小儿外周静脉输液渗出分级

0	无症状,冲管顺畅
1	局部肿胀(面积为 1%～10%),冲管困难,穿刺点疼痛
2	轻度肿胀(上下至患肢的 1/4 或 10%～25%),局部发红、疼痛
3	中度肿胀(上下至患肢的 1/4～1/2 或 25%～50%),穿刺点疼痛,皮肤苍白、发凉,穿刺点以下的位置动脉搏动消失
4	重度肿胀(上下至患肢的大于 1/2 处或 50%),外渗、刺激、糜烂,皮肤苍白、发凉,皮肤糜烂、坏死、有水泡,穿刺点以下的位置动脉搏动消失,毛细血管充盈时间大于 4 s

表 9-4-5　静脉输液外渗分级 Ibrahim Amjad 修订版

1 级	穿刺点肿胀的范围小于 2 cm,或涉及的关节小于 1 个
2 级	穿刺点肿胀的范围大于 2 cm,或涉及的关节 1～2 个,皮肤苍白
3 级	穿刺点肿胀的范围大于 2 个关节,或出现穿刺点组织坏死

三、神经损伤

(一)高风险穿刺部位

风险最大的静脉穿刺部位包括:
(1) 在手背部位桡神经和尺神经远端的感觉神经分支。
(2) 腕部桡侧头静脉的桡神经浅支。
(3) 手腕掌面上的正中神经。
(4) 肘窝部位或上方的正中神经和骨间前神经。
(5) 肘窝的横向和前臂内侧皮神经。
(6) 锁骨下和颈部的臂丛神经。

(二)预防措施

(1) 在静脉穿刺时使用适当的方法控制尝试和成功穿刺部位的出血,减少可能因血肿导致神经受压发生损伤的风险。
(2) 进行任何穿刺操作时,避免反复多次穿刺针,以减少神经损伤的风险。

四、中心血管通路装置堵管

（一）常见原因和症状

（1）常见原因：输液环路松开、封管手法不正确、未按时冲管、输注脂肪乳剂和黏稠药物、发生导管相关静脉血栓等。

（2）发生导管堵塞时可表现为液体输入不畅，导管回抽无回血，穿刺部位渗液，严重者肢体局部出现潮红、肿胀，远端可出现血液循环障碍。

（二）预防措施

（1）使用正确的冲管和封管方法，以减少回流到管腔的血量。

（2）当2种或更多药物同时输注时，应注意药物之间的配伍禁忌，以免发生沉淀，这些药物包括碱性药，如苯妥英钠、安定、更昔洛韦、氨苄西林、亚胺培南和肝素；酸性药物，如万古霉素和肠外营养液；头孢曲松钠与葡萄糖酸钙；钙和磷酸盐含量增高的肠外营养液内的矿物质沉淀。

（3）当输注3合1肠外营养溶液时可能增加脂质堵管的风险。

（4）当发生以下情况时应高度怀疑中心血管通路发生堵管：

① 无法抽回血或血液回流缓慢。

② 无法冲管或通过中心血管通路装置输液。

③ 电子输液器频繁堵管报警。

④ 在输液部位发生外渗或肿胀/渗漏。

（三）处理措施

（1）停止输液，根据需要重建静脉通路。

（2）对于疑似血栓性闭塞，且需继续保留中心静脉导管时，应使用溶栓剂溶栓：

① 对于新生儿，建议使用组织纤溶酶原激活的滴注剂，并将其留置在中心血管通路装置腔内30分钟到2 h，必要时重复1次。

② 采用负压技术，方法如下：将尿激酶1支（10万 U/支）＋ 0.9%NS 20 mL溶解，配制成浓度为 5000 U/mL 的尿激酶溶液进行溶栓，根据导管的容积抽取 0.5 mL 5000 U/mL 的尿激酶溶液于 1 mL/2 mL 注射器中，用另一支不带针头的 10 mL 注射器通过三通进行回抽，经过三通的调节（图 9-4-1），回抽后导管中的负压会将尿激酶溶液吸入导管，保留 30 min 至 1 h 后回抽，如此反复直至抽到回血。如 24 h 未成功，再使用浓度为 10000 U/mL 尿激酶1支（10万 U/支）＋ 0.9%NS

10 mL 的尿激酶溶液进行溶栓。如 48 h 未溶成功,应考虑拔除导管。

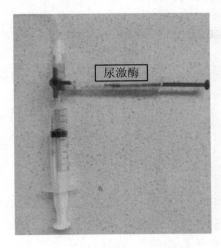

图 9-4-1

(3) 其他尚在研究中的用于治疗中心血管通路装置堵塞的附加溶栓剂包括瑞替普酶、替奈普酶和蛇毒纤溶酶。

五、导管相关感染

(一) 原因及症状

(1) 原因:与胎龄小,低体重,长期抗生素应用,脂肪乳剂使用,导管堵塞、留置时间长,操作时未严格执行无菌操作等有关。

(2) 症状:置管部位发红(红斑自穿刺部位延伸出至少 1 cm)、水肿、硬结、触痛或有渗液,不伴有其他明显感染源的发热。新生儿感染症状和体征无特异性,可表现为精神萎靡、动作少、面色苍灰、体温异常、肢端循环差、喂养不耐受或出现呼吸暂停等。

(二) 预防措施

(1) 导管置入过程中严格执行无菌操作原则。

(2) 每日评估导管相关感染的症状和体征,评估导管留置必要性,尽早拔管。

(3) 规范正确进行导管的维护,避免氨基酸、脂肪乳剂、葡萄糖、药液等积聚在接口位置。

(4) 保持穿刺点周围皮肤清洁、干燥,如有潮湿、渗血、渗液时及时更换无菌透明敷料。

（三）处理措施

（1）当发生导管相关的感染时，应该立即报告感染的症状和体征，并采取计划的干预措施。

（2）不建议单凭体温升高，在缺少导管相关性感染的确切证据时拔除正常使用的中心静脉导管。

（3）根据下列因素决定是否拔除导管：

① 中心静脉导管的类型（经皮或手术置入的、长期使用的导管）。

② 置入一个新的中心静脉导管所带来的困难。

③ 凝血功能障碍。

④ 成对的血液培养证实存在微生物感染。

⑤ 存在其他并发症（严重脓毒血症、化脓性血栓性静脉炎）。

（4）如果感染了金黄色葡萄球菌、绿脓杆菌、革兰阴性杆菌或真菌，或发生病情恶化或持续性、复发性菌血症，在超过 72 h 抗菌治疗后血流感染仍存在，则需要立即拔除被感染的中心静脉导管并进行明确的全身抗生素治疗，除了在极少数没有可替代的静脉输液通路的情况之外。

（5）导管拔除后，不常规对中心静脉导管尖端进行培养，除非怀疑有导管相关性血流感染。

（6）对于怀疑发生导管相关血流感染时，可在开始进行抗菌治疗前，通过定量血培养或中心静脉导管与外周血液阳性培养之间的差异时间段＞2 h 的方法来检测，当静脉导管和外周血液培养是同一种微生物，且无其他明确感染源，可以诊断导管相关血流感染。

六、空气栓塞

（一）预防措施

（1）常规的预防空气栓塞的措施包括：

① 在进行静脉治疗之前对给药装置排气。

② 禁止将未排气的给药装置与溶液容器相连。

③ 使用具有检测或预防空气栓塞的安全性功能的装置，例如配有空气清除过滤器和带空气传感器的电子输液给药装置。

④ 在更换给药装置（如延长管、输液器）或无针接头前应确保血管通路装置处于夹闭状态。

（2）在放置和拔除中心血管通路装置的过程中为预防发生空气栓塞，可采取以下几种预防措施：

① 拔除中心血管通路装置的过程中确保患儿处于仰卧位,以使中心血管通路装置的穿刺点处于或低于心脏水平;并且尽量在患儿拔除导管30分钟后都处于平躺或半卧位。

② 拔除中心血管通路装置后,使用无菌干燥的纱布加压包扎,人工压迫直至止血。

（二）处理措施

空气栓塞的临床表现包括心血管系统和神经系统的症状及体征。当患儿突然出现以下症状和体征时,应该怀疑出现了空气栓塞:呼吸困难、连续性咳嗽、呼吸暂停、低血压、颈静脉怒张、心动过速、喘息、呼吸急促、精神状态改变等。处理措施包括:

（1）关闭、折叠和夹闭现有的管道以阻止更多的空气进入血流之中;如果导管已被拔除,则使用密闭敷料覆盖穿刺部位。

（2）立即将患儿体位置于左侧卧位,目的是将气泡飘移到右心室下部。但前提是左侧卧位不是患儿的其他疾病和症状所禁忌的,例如颅内压增高、眼科手术或严重的心脏或呼吸疾病。

（3）其他措施:① 如果在急救环境中,启用急救小分队。② 汇报医生及上级。③ 提供100%的氧气,根据需要提供进一步的支持措施。

七、中心血管通路装置相关的静脉血栓

新生儿期血栓发生率比其他时期的儿童高40倍,尤其是病情危重或留置中心静脉导管的新生儿。约90%血栓与导管相关,其他诱因包括围产期窒息缺氧、心脏疾病、脓毒症、早产及母亲患有糖尿病等。住院新生儿血栓发生率约为2.4‰,置管新生儿中1%出现症状性血栓,而无症状性血栓发生率为20%～30%。

（一）评估

在中心血管通路装置置入之前,应评估患儿发生静脉血栓的危险因素。风险因素包括:

（1）母亲糖尿病、感染、脱水、先天性心脏病、窒息、红细胞增多症、低血压、宫内生长发育受限等。

（2）存在凝血异常基因(如凝血因子 V 异常,凝血酶原基因突变)。

（3）有多次置入中心血管通路装置的病史,特别是置入困难或者损伤性置入。

（二）预防措施

（1）在进行中心血管通路装置和置入部位的选择时，应注意评估不同装置和部位的血栓形成风险：

① 与其他中心静脉导管相比，PICC 具有更高的深静脉血栓形成的风险，因为 PICC 置入静脉直径相对较小。

② 与中上臂穿刺部位相比，在肘窝行 PICC 穿刺具有更高的深静脉血栓形成的风险。与经上肢静脉置入 PICC 相比，经内部颈静脉穿刺置入 PICC 发生深静脉血栓形成的风险更低。

③ 新生儿一般首选右上肢贵要静脉，次选同侧头静脉或左侧肘部静脉以及头皮静脉、下肢静脉等。

（2）置入 PICC 前使用超声波测量静脉直径，选择导管/静脉直径比例为 45%或更低的导管。

（3）当中心血管通路装置的尖端位于上腔静脉的中－上部位会引起更高的深静脉血栓形成发生率，因此应确保尖端位于上腔静脉或腔房交界部位的下三分之一处。

（三）临床症状

（1）上腔静脉血栓可能无症状，也可能表现为颈部、面部和上胸部水肿，合并上肢静脉血栓时会出现上腔静脉综合征。

（2）右心房血栓在新生儿血栓中约占 6%，几乎所有患儿都留置中心静脉导管。临床可表现为突然出现的心脏杂音、心律失常、右心衰竭或持续脓毒症，最严重的并发症为肺动脉栓塞，表现为突发的呼吸困难。

（四）处理措施

（1）一般管理：对于无症状性血栓主要采取支持治疗和对血栓进行监测。若血栓进展或出现症状，则需要抗凝治疗，必要时需要溶栓。如果中心静脉或脐静脉导管与血栓有关，应拔除导管，也可以在应用抗凝剂 3～5 d 后再拔除。

（2）抗凝治疗：一般情况下，抗凝治疗应持续 6 周至 3 个月。抗凝治疗常用药物：① 普通肝素：可增加抗凝血酶活性，从而使凝血酶和活化的凝血因子 X（aFX）失活；② 低分子肝素：对凝血功能监测要求小，发生出血和肝素诱导的血小板减少风险较低；③ 口服抗凝剂：最常用华法林。

（3）溶栓治疗：只有存在危及生命、脏器功能和肢体功能的血栓时才考虑。首选组织纤溶酶原激活物。

八、中心血管通路装置异位

使用中心静脉血管通路前,须确保其尖端位于上腔静脉下段或靠近上腔静脉和右心房交界处,导管不应进入心脏。当移动致尖端位置过浅时,易并发血栓;过深时,导管尖端与右心房壁接触摩擦导致心内膜坏死穿孔,或由于输注高渗液体导致内膜损伤坏死致穿孔,严重者危及生命。因此,确保置管时以及带管期间导管尖端位于正常位置,对降低导管移动所致并发症及不良结局发生,以及确保患者安全具有重要意义。

（一）原因

(1) 在导管置入过程中,可能会发生原发性中心血管通路装置异位,导致血管内尖端位置不正确。

(2) 在置入过程中因获得性和先天性解剖结构变化引起中心血管通路装置异位。

① 获得性异常包括狭窄、血栓形成和恶性或良性病变压迫静脉。

② 先天性异常包括永存左上腔静脉和下腔静脉、奇静脉和肺静脉的变化。

(3) 在导管留置期间的任何时间都有可能发生继发性中心血管通路装置的异位,发生异位的原因包括体位改变、肢体活动、呼吸运动、生长发育等因素。

① 体位改变:体位改变可导致导管尖端位置移动,但不同患儿导管尖端位置移动距离及方向具有差异性。

② 肢体活动:肢体活动会导致导管尖端位置移动,尤其是 PICC 置管患儿,肢体活动外展、内收角度对导管尖端位置移动影响显著。

③ 呼吸运动:导管尖端位置移动还受呼吸运动的影响,在确认导管尖端位置时,该因素也应考虑在内。当以右心膈角代表上腔静脉与心房交界处时,相对于吸气状态,在呼气状态下获取的影像学资料对导管尖端位置的评估更为准确。

④ 生长发育:小儿由于生长发育会导致上腔静脉长度改变,尤其是极低出生体重儿处于不断生长发育时期,住院期间身长及体重持续稳步或加速增长,随着身长、体重的增长,导管尖端的位置可能发生上移或异位。

（二）预防

(1) 在置入过程中使用动态超声减少不慎插入动脉的风险。移去无菌区之前也可使用超声以排除尖端在颈静脉内向头侧的异位。

(2) 在置入过程之中,通过使用尖端定位技术来提高对原发性中心血管通路装置位置异位的认识。

（三）处理措施

（1）根据中心血管通路装置异位的程度、患儿对输液治疗的后续需要和病情来处理异位。

① 对于在心脏内、处于腔房交界处下方超过 2 cm 的经外周穿刺的中心静脉导管，可基于心电图结果或根据胸片上特定距离的测量值抽回导管。

② 对于位于颈静脉位置的经外周穿刺的中心静脉导管，往往能通过多种方法复位，一般不需要重新置管。

a. 自动复位。由于 PICC 导管在血流中呈漂浮状态，异位的头端有可能随着回心血流、液体输入、重力因素等自动复位到上腔静脉。

b. 体外手法复位。利用血液动力学和重力的协同作用，通过改变体位，辅以脉冲式冲管、导管内输液或体表拍击，利用各种外力对导管头端施力，使导管头端改变方向，从而到达上腔静脉。

c. 重新送管法。PICC 颈内静脉异位的原因排除肿块压迫、上腔静脉压力增高、局部解剖变异等因素外，往往由于体位不当或不能有效曲颈引起，重新送管是临床最常用的复位方法。

（2）停止通过异位的导管进行输液，直至导管尖端位置正确。

如果需要继续进行输液治疗，可穿刺一个外周静脉留置针继续治疗。如果药物不能通过外周静脉进行输液治疗，应该评估中断治疗存在的潜在危险，汇报医师，寻求其他治疗方案，直到中心血管通路装置的尖端位置正确。

（3）中心血管通路装置的移位（中心血管通路装置移进或移出穿刺部位）是由于患儿手臂的移动以及导管固定性差引起的。这会导致外部导管长度的变化和中心血管通路装置尖端位置的改变。

① 测量中心血管通路装置体外部分的长度，并且与插入时所记录的长度相比较。

② 中心血管通路装置的体外部分已与穿刺点的皮肤进行了接触，不应该将此部分推进血管内。

③ 根据需要更换导管或者拔除导管，另选合适的位置置入导管。

第五节　静脉输液治疗

一、静脉输液给药

（一）定义

静脉输液是利用大气压和液体静压原理将大量无菌液体、电解质、药物由静脉输入体内的方法。

（二）操作要点

（1）静脉给药前，护理人员要对药物/溶液进行认真检查，严格执行查对制度，掌握药物的适应证、剂量，给药方式/途径，给药频率、药物配伍禁忌和副作用。

（2）评估静脉治疗方案的准确性，包括药品名称、剂量、浓度、给药途径，频率、输注速度；评估溶液质量，检查溶液有无渗漏/变色/沉淀/气体形成；检查包装的完整性，有无破损或是否开启；检查有效期。

（3）配制药液过程中严格执行无菌操作原则。

（4）掌握患儿病情，根据病情及药物性质，有计划安排输液顺序，尽快达到治疗效果。

（5）当科室引入新的药物时，应组织全科室人员进行该药物相关知识的学习，并在初次使用时详细阅读药物的说明书。

（6）使用 PDA 扫码、智能泵和高警示药物医嘱提示等电子信息化技术，减少临床用药错误的发生。

（7）由 2 名具有执业资格的护理人员对高警示药物进行检查核对。

（三）注意事项

（1）不应将药物直接添加至正在进行静脉输液的装置内。

（2）患儿使用高警示药品或输注多组药液时，应在输液管道和输注溶液/药物上粘贴醒目标志，以减少给药装置连接错误的风险。

（3）不可使用没有注明用途和时间的药物和注射器。

（4）输注肠外营养溶液时，应每 24 h 更换输液装置。

（5）严密观察输液反应的发生，出现严重的输液反应，如过敏反应、肺水肿、空气栓塞时应立即停止静脉输液,并通知医生进行处理。

(6) 详细记录药物名称、剂量、浓度、时间、途径和给药的方法,记录输液治疗的不良反应、治疗和护理措施。

二、肠外营养

(一) 定义

肠外营养(parenteral nutrition,PN)是指当新生儿不能耐受经肠道喂养时,由静脉供给热量、液体、蛋白质、碳水化合物、脂肪、维生素和矿物质等来满足机体代谢及生长发育需要的营养支持方式。

医护人员应根据患儿能量需求、治疗计划和胃肠道发育情况共同决定是否实施肠外营养。

(二) 操作要点

(1) 选择适合溶液/乳液类型的过滤装置。

(2) 使用具有各报警功能的电子输液泵输注 PN 溶液。

(3) 含有葡萄糖、氨基酸或脂肪乳剂的 PN 溶液使用外周静脉输注时间不超过 24 h,否则会增加外渗和静脉炎发生风险。

(4) 至少每 24 h 更换 PN 溶液给药装置。

(5) 药物含有超过 10% 葡萄糖或其他添加剂的 PN 溶液/乳剂,导致渗透压大于 900 mOsm/L,应通过中心静脉导管给药。

(6) 使用外周静脉导管输注 PN 溶液,渗透压不得超过 900 mOsm/L,否则会增加发生静脉炎的风险。

(7) 使用具有报警功能的电子输液泵或智能泵,降低用药错误的风险,减少不良事件的发生。

(8) 严格执行无菌操作原则,减少导管相关的血流感染的风险,可考虑使用指定的单腔导管输注含脂质的 PN 溶液。

(9) 含有维生素的 PN 溶液在使用前应进行冷藏、避光,避免维生素的氧化。

(三) 注意事项

(1) 如果患儿可以耐受肠内营养,优先使用肠内途径给予营养支持。

(2) 如果条件允许,运用电子信息系统,使用标准化的医嘱、模板和电脑处方录入,避免 PN 处方的错误。

(3) 肠外营养溶液应由静配中心统一进行配置。

三、静脉输血

(一) 定义

静脉输血是将全血或某些成分血通过静脉输入体内的方法。输血是急救和疾病治疗的重要措施之一。

(二) 操作要点

(1) 在输血之前,对患儿进行评估,包括生命体征、心肺功能、肾功能、实验室检查值等。

(2) 严格执行"三查十二对",且由 2 名执业护士在患儿床边进行交叉核对。

(3) 使用合适的过滤装置过滤血液和成分血。

(4) 血制品禁止剧烈摇晃,并在常温下复温 15～20 min 后输注,严禁使用非专业医用加温设备进行加温处理。

(5) 完成每个单位输血或每 4 个小时应更换输血装置。

(6) 血制品自血库取出后 4 h 内输完,因病情变化暂不输注时,应立即送回血库保存。

(7) 患儿的血制品需要缓慢输注,应与输血科联系并将红细胞或全血分装成更小的单位。但在患儿耐受的情况下,血浆应尽快输注完毕。

(三) 注意事项

(1) 输血前仔细检查血制品包装和质量,如果血袋不完整或者出现异常现象(如过度溶血、变色、存在絮状物)不要使用,并将血制品返还给输血科。

(2) 输血时,血液内不得随意加入其他药品,如钙剂、酸性或碱性药品,高渗或低渗液,以防血液凝集或溶解。

(3) 严密观察输血不良反应。

① 输血前、输血中、输血后监测和记录患儿生命体征。

② 如果出现输血反应应立即停止输血,并通知医生进行处理。

③ 输注血小板引起的输血反应发生率相对较高,输注血小板时速度不宜过快,输注时间应为 30 min 到 4 h。

四、生物治疗

（一）定义

生物输液疗法是指通过输液装置将白介素抑制剂、免疫球蛋白等生物制剂输入人体。

（二）操作要点

（1）治疗开始之前和每次给药之前认真评估患儿有无给药禁忌证。

（2）评估风险因素，包括：并发症、感染、过敏因素（药物、药物之间的相互作用）、用药史、乙肝和丙肝筛查。

（3）每次输注生物制剂前评估有无病情变化的发生，如感染、发热或腹泻。

（4）输液前和输液期间测量并记录患儿生命体征。

（5）监测生物制剂输注前、后的实验室检查结果。

（三）注意事项

（1）根据生物制剂的说明书进行存储、准备和给药，并按照相关规定处理生物废物。

① 不得使用已被冻结的免疫球蛋白产品。

② 检查生物制剂有效期，不得使用过期的药物。

③ 溶液出现混浊，有摇不散的沉淀、异物，过期失效或玻璃瓶有裂纹，均不可使用。

④ 输注前将生物制剂放置在室温下进行复温。

⑤ 免疫球蛋白开瓶后应一次注射完毕，不得分次使用。

（2）护理人员应掌握生物治疗的临床意义、生物制剂的安全配置、感染预防、选择合适的静脉通路，预防和处理生物治疗的不良反应。

（3）选择合适的输注通路，输注速度，可以参考说明书中建议的输液速率，也可以根据生物制剂的剂量、浓度、副作用或不良反应来确定输注速度。

参 考 文 献

［1］ Simona R. A pediatric peripheral intravenous infiltration assessment tool［J］. Journal of

Infusion Nursing the Official Publication of the Infusion Nurses Society，2012，35
（4）：243.

［2］　Amjad I，Murphy T，Nylander-Housholder L，et al. A new approach to management of intrave-
nous infiltration in pediatric patients：pathophysiology，classification，and treatment［J］. Journal
of Infusion Nursing the Official Publication of the Infusion Nurses Society，2011，34（4）：242 -
249.

［3］　Frey A M，Pettit J. Infusion therapy in children［M］//Alexander M，Corrigan A，Gorski
L，et al. Infusion Nursing：An Evidence-Based Approach. 3rd ed. St Louis：Saunders/
Elsevier，2010：550 - 570.

［4］　Shahid，S Dutta S，Symington A，et al. Standardizing umbilical catheter usage in preter-
minfants［J］. Pediatrics，2014，133（6）：e1742 - e1752.

［5］　戴婷婷，黄建华，尹桃，等.儿童静脉血栓栓塞症的治疗：2018 美国血液病学会静脉血栓栓
塞管理指南解读［J］.中国普通外科杂志，2019（6）：649 - 653.

［6］　倪灵敏.新生儿经外周置入中心静脉导管堵塞因素与护理进展［J］.上海护理，2014（6）：68
- 71.

［7］　陈晓春，陈琼，童燕芬，等.新生儿 PICC 尖端异位与自发矫正情况分析［J］.中华护理杂
志，2019（4）：558 - 561.

［8］　虞露艳，应燕，王秋月，等.小儿外周静脉导管敷贴固定和更换的最佳证据应用［J］.中华护
理杂志，2019（3）：356 - 362.

［9］　李春燕.美国 INS 2016 版《输液治疗实践标准》要点解读［J］.中国护理管理，2017（2）：150
- 153.

［10］　中华人民共和国国家卫生和计划生育委员会.WS/T433 - 2013 静脉治疗护理技术操作规
范［S］.2013.

［11］　孙国玉，姜毅.新生儿血栓［J］.中华新生儿科杂志（中英文），2017，32（6）：480.

［12］　刘春丽，江定飚，陈传英，等.中心静脉血管通路尖端位置移动相关因素研究进展［J］.中
华护理杂志，2019（4）：562 - 567.

［13］　李文芳.儿童输血不良反应及其相关危险因素分析［D］.重庆：重庆医科大学，2017.

（鲁　琦　杨国琴）

第十章 新生儿皮肤护理

皮肤在新生儿时期起着至关重要的作用。它是一个抵抗外界毒素和微生物的保护屏障,能够帮助机体预防感染,进行体温调节,并有助于控制非显性失水和电解质平衡,也是触觉和交流的主要媒介。

在新生儿重症监护病房中对于保持新生儿的皮肤完整性存在诸多的挑战。常规护理措施包括沐浴、医疗设备的应用、静脉导管的留置和拔除、胶带的应用等。另外接触潜在的有毒物质会破坏正常的皮肤屏障功能,易使早产儿和足月新生儿出现皮肤损伤。

新生儿皮肤护理是新生儿护理人员的一项重要临床工作。新生儿皮肤护理的目标包括保护皮肤完整性,避免暴露于有潜在毒性外用制剂,保持皮肤屏障功能。了解新生儿皮肤的特殊解剖结构和生理特点,是为新生儿提供有效护理的基础。

第一节 新生儿皮肤生理和解剖特点

一、角质层和表皮

角质层是皮肤的重要屏障,成人和足月新生儿的角质层有 10~20 层。经皮水分流失(transepidermal water loss, TEWL)的测量显示足月新生儿的皮肤屏障功能可与成人皮肤的屏障功能相当,但现在有一些证据表明,角质层在出生后第一年的屏障功能不如成人皮肤。婴儿皮肤比成人皮肤薄 30%,表皮基底层比成人薄 20%,这一层的角质形成细胞的再生率高,使新生儿伤口愈合快。

早产儿角质层细胞层数较少,具体数量由胎龄决定。在胎龄不到 30 周时,可能只有 2~3 层,而胎龄 23~24 周的超早产儿几乎没有角质层,屏障功能可以忽略不计。角质层的缺乏会导致最初几周内液体和热量过度流失,从而增加脱水的风险,并导致严重的电解质紊乱,如高钠血症。

因此在分娩后应立即使用聚乙烯覆盖物包裹新生儿,并在暖箱中设定较高的相对湿度(>70%)。对于胎龄 23～25 周的早产儿来说,皮肤屏障功能会随着时间的推移而逐渐成熟,直到胎龄 30～32 周后才形成成熟的屏障功能。

二、真皮层

足月新生儿的真皮较薄,发育不如成人,胶原蛋白和弹性蛋白纤维较短,密度较低,真皮网状层缺失,因此皮肤摸起来感觉非常柔软。

早产儿皮肤的表皮和真皮之间的结合弱,可因去除医用黏合剂而导致患儿皮肤受到损伤。当使用极强的黏合剂时,黏合剂与表皮之间的结合力可能比表皮与真皮之间的结合力强,从而导致表皮层剥离,皮肤屏障功能丧失或显著减弱。

三、皮肤 pH

由于在角质层上发生着一系列化学和生物反应,皮肤表面 pH 通常呈酸性。皮肤的这种"酸性保护膜"(pH<5)抑制致病微生物的生长,促进皮肤上共生菌或"健康"细菌的增殖,进而增强了角质层的免疫功能。

足月新生儿出生时皮肤表面呈碱性,但出生后 4 天内 pH 降至 5 以下。不同胎龄早产儿的皮肤表面 pH 在出生第一天均超过 6,但在 1 周后降至 5.5,1 月后降至 5.1。沐浴和其他局部治疗会暂时改变皮肤 pH,尿布区皮肤由于与尿液接触,并处于密闭环境,pH 更高。尿布区皮肤的高 pH 降低了角质层的屏障功能,使其更容易因摩擦而造成机械损伤。

四、外用药物的毒性风险

由于早产儿和足月新生儿皮肤的通透性增加,许多病例报告都报道了局部外用药物导致的药物中毒。新生儿皮肤比成人皮肤薄 20%～40%,并且新生儿体表与体重之比几乎是年长儿童和成年人的五倍,可增加新生儿经皮吸收和中毒的风险,如使用六氯酚制剂给早产儿沐浴会导致早产儿脑病和死亡,在 NICU 常规使用聚维酮碘会引起碘水平和甲状腺功能的改变。

第二节　皮肤护理实践

一、概述

常规评估、识别和规避因早期治疗导致的有害接触可以消除或减少新生儿皮肤损伤。为了给早产儿和足月新生儿提供优质的护理，我们需要确定潜在的高危因素，并制订皮肤保护方案和指导方针。

由美国新生儿护士协会（NANN）与妇女健康、产科和新生儿护士协会（AWHONN）联合制定的第三版《新生儿皮肤护理：循证临床实践指南》提供了新生儿皮肤护理循证实践，为制订新生儿的皮肤保护方案提供了全面的参考。

二、评估

（一）新生儿皮肤状态评分

皮肤表面的日常检查和评估是新生儿皮肤护理中必不可少的一部分。有效的皮肤护理评估工具能够提供一个标准化的方法去进行评估和制订适当的治疗计划。新生儿皮肤状况评分（NSCS）得到了广泛使用（表 10-2-1）。

表 10-2-1　新生儿皮肤状况评分

干燥
1＝正常，无皮肤干燥迹象
2＝干燥皮肤，可见脱皮
3＝非常干燥的皮肤，破裂/龟裂
红斑
1＝没有红斑的迹象
2＝可见红斑，＜50%的身体表面
3＝可见红斑，≥50%的身体表面

续表

破损

　　1＝不明显

　　2＝小,局部皮肤

　　3＝广泛

注:满分＝3分,最差分数＝9分。

（二）危险因素的识别

（1）早产。

（2）监护设备的使用。

（3）用于固定中心和外周血管通路、气管插管的各类黏合剂。

（4）水肿。

（5）由体外膜肺、肌松剂、高频通气引起的不动体位,可引起压力性损伤（图 10-2-1）。

（6）使用高风险药物,包括抗利尿激素和发疱剂（钙、碳酸氢钠）。

（7）有可能造成热损伤的设备,如辐射台。任何与皮肤接触的产品温度都不应高于 41 ℃。

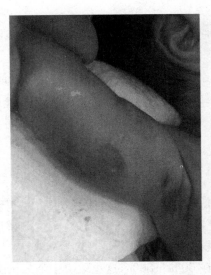

图 10-2-1　针柄压迫造成的压力性损伤

三、沐浴

（1）应该在新生儿体温和生命体征稳定时为其进行第一次沐浴；世界卫生组织建议至少推迟至生后 6 h。

（2）可用清水和中性或弱酸性（pH 为 5.5～7）的新生儿洗浴产品，应避免使用肥皂类产品，因为它们会使皮肤干燥或刺激皮肤。在出生后的最初几周，早产儿可以用温无菌水进行擦浴。

（3）保留残留的胎脂能够保护新生儿免受感染、保湿、有利于"酸性保护膜"的形成和体温的调节。胎脂在日常的护理和抚触过程中会逐渐消失。

（4）即使脐带未脱落，也可以考虑"浸泡式"沐浴或浴缸沐浴，这样新生儿更加舒适，且可减少体温的损失。

（5）对于常规的沐浴来说，新生儿不需要每日沐浴，一般来说，每周两到三次。

（6）沐浴时护士保持一只手间断握住新生儿的手迎合其握持反射，增加安全感和舒适感，该方法简单易行且体现了对新生儿的人文关怀。

（7）采用俯卧位和侧卧位沐浴时，泛化反应出现少，患儿表现得更安静，拥抱反射、哭闹及惊吓反应发生少。

三、脐带护理

洗澡时用清水洗净脐带，并擦干新生儿身上的水分，让脐带残端保持清洁、干燥，并将尿布叠在脐带下面，让脐带残端裸露。

世界卫生组织建议家长使用"自然干燥法"，保持脐带部位清洁干燥，不推荐常规使用酒精，可能会延迟脐带脱落；不推荐常规使用抗生素软膏和乳膏。在一些发展中国家，单一应用葡萄糖酸洗必泰消毒脐带已被证明可以减少脐部感染。

四、湿度设置

对小于 32 周和/或低于 1200 g 的新生儿所处环境进行加湿处理，能够减少经皮水分流失，保持皮肤完整性，减少液体需求，并减少电解质紊乱。湿化通常需使用 10～14 天，直到表皮发育成熟。

推荐相对湿度设置在 60%～80%，这也取决于临床情况。

湿度需要在几天内逐渐下调停止。每 12 h 下调湿度 5%～10%，总共下调幅度不超过 30%。在这段时间内密切监测体温，根据需要调整暖箱温度去维持温度适中。

在加湿过程中必须制订设备清洁消毒制度,并严格执行(如更换暖箱、加湿器、床单等)。

五、润肤剂

润肤剂是由脂肪或油组成的外用产品,有时与水结合使用。目前推荐在干燥或破裂的皮肤上使用润肤剂,新生儿皮肤护理中润肤剂的常规使用方法尚不清楚。

对体重小于 1000 g 的极早早产儿进行的大量研究表明,每天使用两次凡士林鞣酸软膏与仅在"需要时"使用这种润肤剂治疗干燥皮肤相比,死亡率没有差异,但常规使用这种润肤剂会增加体重小于 750 g 的小婴儿的血流感染风险。因此,不推荐体重低于 1000 g 的早产儿常规使用润肤剂。

在一些国家,经常使用油性润肤剂给新生儿按摩,尽管部分油类如葵花籽油被证明是有益的,但其他油如橄榄油或葡萄籽油可能对皮肤具有刺激性。

六、消毒剂

在进行侵入性操作之前,如置中心静脉导管、脐静脉导管、胸引管或进行外周静脉穿刺,对皮肤表面进行消毒可降低感染风险。目前使用的皮肤消毒剂包括 70% 异丙醇、75% 酒精、10% 聚维酮碘和 0.5%～3.15% 葡萄糖酸洗必泰。在评估用于皮肤消毒的不同产品时,应考虑皮肤消毒的效果、全身毒性、皮肤刺激性或是否会造成化学烧伤。

含葡萄糖酸洗必泰的溶液已被证明可以降低留置中心静脉导管的成年人的血流感染风险,但到目前为止还没有研究证明在新生儿中也如此。许多报道涉及在极低出生体重早产儿中使用葡萄糖酸洗必泰消毒脐周皮肤,但缺乏安全性数据。聚维酮碘消毒效果弱于葡萄糖酸洗必泰,异丙醇的皮肤消毒效果最差。

另外,在早产儿中使用聚维酮碘存在全身毒性反应,可对甲状腺功能产生短暂的影响,使用该消毒液进行消毒后,应使用无菌水或生理盐水将其冲洗干净,以减少皮肤接触和吸收。

氯己定产品暴露于眼睛和耳朵也会产生毒性。在成人中,曾有使用葡萄糖酸洗必泰浸泡的导尿管或在反复手术过程中大面积暴露出现过敏反应的报告。含酒精的消毒剂会导致化学烧伤和皮肤过敏。在这一人群中使用消毒剂时应谨慎。

七、医用黏合剂

医用黏合剂,如胶带、电极片、透明敷料等,在 NICU 中使用频繁,用来固定各类重要的生命支持设备,如气管导管、静脉和动脉导管、胸引管以及许多监测设备和探头。医用黏合剂造成的皮肤损伤是 NICU 中常见的问题,主要原因是由于新生儿皮肤发育不成熟,表皮层和真皮层之间的结合力弱。

黏合剂种类繁多,包括布胶带、透明胶体敷料、水胶体黏合剂、水凝胶黏合剂、硅胶黏合剂等。在临床应用时,应根据不同的需要选择不同的黏合剂。例如,水凝胶黏合剂可以很好地用于粘贴心电图电极,但不适合固定气管导管。硅胶黏合剂可以很好地贴合敷料,并将脑电图电极固定在头皮和头发上,且易于揭除,然而,硅胶黏合剂不能很好地粘贴在塑料管和导管上。

另一种减少皮肤损伤的方法是使用不含酒精的硅酮类皮肤保护剂,这种保护剂通常用于造口周围的皮肤。在几项针对早产儿的小型研究中,证实它们是有益的。不推荐使用安息香酊剂来增加黏合剂的黏性,因为在黏合剂和表皮之间形成的结合力比表皮和真皮之间的结合力更强,在去除时可能导致表皮剥离。

酒精或有机皮肤去除剂含有烃类衍生物或石油馏分物,有潜在的全身毒性,不应该使用。以硅酮为基础的黏合剂去除产品已在文献中有所报道,认为对患有遗传性皮肤疾病(如大疱性表皮松解症)的患儿有益。这一产品也有可能使早产儿受益,鼓励在这一领域进行更多的研究。

第三节   常见皮肤问题

一、静脉输液外渗

静脉输液是临床最常用的治疗手段之一,新生儿重症监护病房的新生儿则是静脉输液的主要对象;但新生儿由于皮肤细嫩,皮下组织薄而疏松,血管细、弹性差、脆性大,在输液治疗过程中更易出现液体外渗等刺激皮肤的反应,是发生液体外渗的高危群体。

通过频繁的巡视和及时的干预,可以将静脉输液外渗损伤降到最低。

(一)预防

(1)选择合适的静脉和穿刺部位。

(2)每小时评估和记录一次外周静脉穿刺点的外观。

(3)外周静脉输液不应输注浓度超过 12.5% 的葡萄糖溶液。

(4)对血管加压素和其他高危药物使用中心静脉通路。

（二）治疗

（1）当发生渗出或外渗时，应停止输液并尝试回抽液体。将肢体抬高到心脏上方，促进静脉回流，外渗肢体保暖，但不要局部加热或冷敷，因为可能会发生进一步的组织损伤。发生严重渗出及外渗 12～24 h 内应尽快给予药物治疗。

（2）下面简要介绍两种最常用的解毒剂：

① 透明质酸酶用来促进渗出物的皮下扩散（肠外营养液）。用盐水稀释至 1 mL，用 25G 或 27G 针头在外渗部位前缘周围五个不同部位皮下注射 0.2 mL，每次穿刺后更换针头。

② 酚妥拉明。已被用于治疗血管收缩剂药物外渗引起的损伤，如多巴胺、肾上腺素或多巴酚丁胺。使用 0.5 ～1 mg/mL 稀释在 NS 中的酚妥拉明溶液，用 25G 或 27G 针头在外渗部位前缘周围五个不同部位皮下注射 0.2 mL，每次穿刺后更换针头。

（3）严重损伤请整形外科会诊（图 10-3-1）。

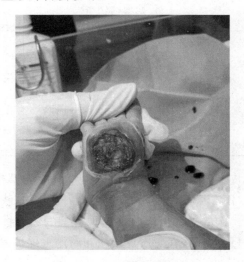

图 10-3-1　严重输液外渗

二、尿布性皮炎

新生儿尿布性皮炎俗称红臀，是由于潮湿的尿布长时间刺激局部皮肤所致的接触性皮炎。保持尿布区皮肤健康是首要目标。新生儿尿布潮湿或污染时应及时更换，最好做到每 1～3 h 更换一次。使用柔软的布或一次性湿巾纸，避免用力摩擦会阴部皮肤。

尿布性皮炎的严重程度可使用 Buckley 等学者发明的婴儿尿布性皮炎严重程

度评分量表（表 10-3-1）进行评估。该量表的信效度良好，均已经过验证。

表 10-3-1 婴儿尿布性皮炎严重程度评分量表

评估项目	分 数			
	0	1	2	3
A：红斑和刺激的严重程度	无 皮肤非常清爽	轻度 皮肤不清爽，有可见的刺激，但不明显	中度 皮肤刺激明显，但不严重	重度 皮肤刺激严重，亮红，看起来有痛感
B：皮炎范围	尿布区域（肛周－会阴－臀部）＜50%	尿布区域（肛周－会阴－臀部）≥50%		
C：丘疹/脓疱	有丘疹/脓疱，但很少，可以数的清	很多或成簇的丘疹/脓疱，数不清		
D：皮肤破损	表皮破损，黏膜破损，尿布性皮炎以外的如摩擦等原因引起的皮肤破损	真皮层的破损		

总分为四项评估项目得分相加；最高分：6 分，最低分：0 分。

如果发生尿布性皮炎，先确定根本原因。最常见的类型是由粪便酶引起的刺激性接触性尿布皮炎（图 10-3-2）。这种类型常见于肛周皮肤，皮肤逐步从鲜红色到脱皮或剥落。每天一次的沐浴可以改善这种类型的尿布性皮炎，同时可以涂抹凡士林鞣酸软膏来进行预防，或在每次更换尿布时用来保护发红的皮肤。

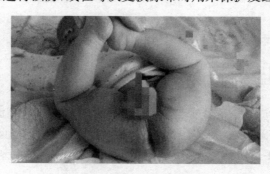

图 10-3-2 刺激性接触性尿布皮炎

对于更严重的皮肤剥脱,可以使用皮肤保护剂,例如含有氧化锌的护肤产品,应在剥脱的皮肤区域大量涂抹,在每次更换尿布时重新使用,并辅助持续性吹氧。这种类型的尿布性皮炎同时需考虑是否有潜在的原因,如腹泻是母乳性、感染性的,还是由于阿片类药物的停药或由于手术引起的营养物质的严重吸收不良导致的;腹泻也可能表明饮食紊乱,都需要暂停母乳喂养或使用药物控制腹泻。

另一种类型的尿布性皮炎涉及白色念珠菌,也可以称为酵母菌或真菌性尿布皮炎。这种类型的尿布皮炎的特征是皮肤呈暗红色,边缘有散在"卫星"状的皮损;皮肤可能剥落,也可能不剥落。可以每天局部使用抗真菌药膏 3～4 次,如果几天后皮疹状况没有好转,可能需要更换另一种抗真菌制剂。

参 考 文 献

［1］ Nursing for Women's Health. New neonatal skin care,Evidence-Based practice guideline [J]. Nursing for Women's Health,2013,17(6):545－6.

［2］ Heimall L M,Storey B,Stellar J J,et al. Beginning at the bottom:evidence-based care of diaper dermatitis[J]. MCN:The American Journal of Maternal/Child Nursing,2012,37 (1):10－16.

［3］ Lund C. Medical adhesives in the NICU[J]. Newborn and Infant Nursing Reviews,2014, 14(4):160－165.

［4］ Buckley B S,Mantaring J B,Dofitas R B,et al. A New Scale for Assessing the Severity of Uncomplicated Diaper Dermatitis in Infants:Development and Validation[J]. Pediatric Dermatology,2016.

［5］ 张珍,陈戟. 新生儿皮肤护理[J]. 临床儿科杂志,2016,34(4):318－320.

［6］ 王蓓珺,胡晓静. 提高早产儿皮肤屏障功能护理研究[J]. 护理研究,2011,25(23): 2073－2075.

［7］ 刘丽华. 监护病房新生儿皮肤损伤的危险因素分析与防范对策[J]. 护理实践与研究, 2013,10(8):105－106.

［8］ 武恬恬,王晶晶. 新生儿沐浴护理干预的研究进展[J]. 护理实践与研究,2017,14(18): 25－27.

［9］ 陈琼,黄红玉. 3 种沐浴体位对新生儿的影响[J]. 中国实用护理杂志,2012,28(2): 51－52.

［10］ 周文胜,刘晓. 俯卧斜坡位在新生儿沐浴中的应用[J]. 护理研究,2016,30(26): 3280－3282.

［11］ 侍海梅,许红梅. 握持方法在新生儿沐浴中的应用[J]. 护理实践与研究,2016,13(14): 71－72.

[12] 王俊卿.预见性护理干预在防止新生儿输液外渗中的应用[J].护理研究,2016,30(15):1914-1915.

[13] 孙彩霞,张婧晶,崔慧敏,等.综合护理干预在新生儿静脉输液中的应用[J].齐鲁护理杂志,2017,23(23):68-69.

（鲁　琦）

第十一章　新生儿发育支持性护理

发育支持性护理(developmentally supportive care,DSC)是指通过医护人员改变 NICU 的照顾方式和环境,促进早产儿生长发育,以及自我调节的能力,从而预先保障早产儿及其家人身心健康的先进护理方式。发育支持性护理是把每个患儿作为一个生命的个体,护理过程中考虑个体性的需要,注意患儿行为上的线索以及环境对其生长发育的影响。

新生儿发育支持性护理的目的是维持新生儿的生理稳定、行为功能、情绪和社会性健康,促进新生儿的生长和发育,促进亲子关系的建立。

基于每个新生儿的成熟度、敏感性和各系统的功能状态,发育支持性护理包括提供支持性环境、个体化评估和干预,以家庭和新生儿为中心的护理,以及通过应用临床协作实践模式去提供个性化和稳定的护理。具体干预措施包括监测 NICU 的灯光和声音,提供支持性的体位,加强循证护理,减少新生儿的疼痛和压力,保护睡眠节律,促进父母的参与,进行袋鼠式护理等。

多数研究认为 DSC 护理模式在促进患儿体质量增长和行为智能发育,促进治疗,减少住院费用,促进家庭功能等方面具有显著效果。本章重点介绍新生儿袋鼠式护理、体位管理和疼痛管理方面的内容。

第一节　袋鼠式护理

一、概述

袋鼠式护理(Kangaroo mother care,KMC)又称母婴皮肤接触式护理,是指新生儿包裹尿布,身体竖直趴在母亲的胸前,与母亲皮肤贴着皮肤,胸部贴着胸部(图11-1-1)。

　　袋鼠式护理于 20 世纪 70 年代末在哥伦比亚的波哥大兴起和发展，1983 年由雷及和马丁尼两位儿科医生首次提出。母亲的身体可以用来模仿有袋类哺乳动物，新生儿被放置在乳房之间类似袋状的乳沟中。

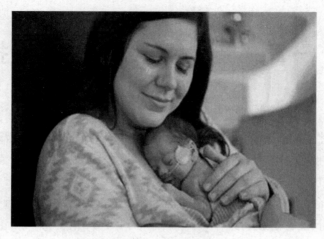

图 11-1-1　袋鼠式护理

　　袋鼠式护理是新生儿发育支持护理的重要组成部分，特别是对 NICU 住院的早产儿，它以独特的交互方式为早产儿提供包括情绪、触觉、本体感受、前庭、嗅觉、听觉、视觉和热刺激在内的多种感官刺激。袋鼠式护理对新生儿的益处包括促进生理稳定、母婴依恋、母乳喂养、睡眠和神经行为成熟，并能减少疼痛和压力。对父母的益处包括促进亲子互动和亲子关系；促进身心健康，减少父母的压力、焦虑和产后抑郁。

　　对于发展中国家和部分发达国家的早产儿来说，进行连续的袋鼠式护理（每天 24 h）是一种理想的新生儿护理补充措施。新生儿的适应性差，为促进其睡眠，推荐对 NICU 中的新生儿进行间歇性袋鼠式护理操作（每次至少 1 h）。母亲和父亲都可以为新生儿进行袋鼠式护理，对于病情稳定的早产儿，也可以定期进行袋鼠式护理。袋鼠式护理也可以用于那些在亲子关系、哺乳或临终关怀方面有困难的父母。

二、操作要点

（一）新生儿的评估

　　（1）新生儿能否参与袋鼠式护理不取决于胎龄、年龄或神经发育成熟水平，而取决于新生儿的稳定性。稳定性是根据生命体征来评估的。

（2）包括早产和/或低出生体重儿在内的稳定的新生儿都可以参与袋鼠式护理。

（3）病重的新生儿不能参与袋鼠式护理，如接受机械通气和/或血管加压药物治疗的新生儿，有脐动静脉导管、静脉导管、胸引管的新生儿，或者在 24 h 内进行了大手术的新生儿。而氧疗或经鼻持续气道正压通气（CPAP），不是袋鼠式护理的禁忌证。

（二）父母的评估

（1）父母了解袋鼠式护理的操作流程，并愿意尝试这一方法。

（2）需要评估父母的情感状况。即使母亲有不良情绪，如抑郁、焦虑、孤僻、无望、内疚或抗拒，仍然推荐其进行袋鼠式护理，这有助于改善母亲的情绪状态。

（三）操作前准备

（1）物品准备：为母亲和新生儿准备好毛毯；带脚凳躺椅或摇椅；如有需要可使用隔帘。

（2）鼓励家长穿宽松易解的衬衫，也可以穿着病号服。提供袋鼠式护理的家长需保证良好的日常卫生状况。

（3）尽可能在袋鼠式护理开始之前，完成任何可能中断袋鼠式护理的活动。

（4）固定好新生儿身上的各类管道。

（5）给新生儿穿上纸尿裤，也可以根据体重和年龄穿戴帽子和新生儿袜。

（四）转移过程

（1）根据父母的舒适程度和身体状况进行转移。母亲可站在保温箱/新生儿床旁边接收新生儿或坐在保温箱/新生儿床旁边接收新生儿。

（2）将新生儿直立地放置在父母两乳之间或任何一侧的胸部上，保持其手臂和腿在中线位。

（3）用毛毯盖住新生儿的后背。

（4）使家长的衣服包裹住新生儿，防止跌落。

（5）在转移过程中应保持新生儿的生命体征稳定，包括血氧饱和度、心率和体温；妥善固定呼吸机管道，防止管道脱落。

（五）操作中的护理

（1）母亲或父亲坐在躺椅上，脚放在搁脚凳或脚踏上。将裹着尿布的新生儿俯卧在父母的胸前，身体倾斜 30°～40°，皮肤贴合。保持新生儿的腿和手臂弯曲并处于中线位置，头部和颈部处于轻微的鼻吸气位，以防止气道阻塞。用毛毯盖住新生儿,但要避免盖住头部。

(2) 鼓励父母进行至少 1 h 的袋鼠式护理,让新生儿完成一个睡眠周期,并尽可能延长睡眠时间。

(3) 鼓励父母把双手紧握在新生儿背后,让新生儿入睡。另外可以给父母一面小镜子,这样父母可以看到新生儿的脸,看到他或她的面部表情。在袋鼠式护理期间,父母还可以轻声地对新生儿说话、阅读或唱歌。

(4) 在袋鼠式护理期间进行日常生命体征监测,包括心肺功能,脉搏血氧和体温,监测和记录呼吸窘迫的迹象。新生儿可通过经口或管饲法进行喂养。

(5) 为袋鼠式护理提供一个安静、昏暗的环境。

(6) 在袋鼠式护理期间评估家长的舒适度和需求。

(六) 操作后护理

(1) 在袋鼠式护理后,哺乳期的母亲可能需要立即吸乳,因为袋鼠式护理会刺激母亲泌乳。

(2) 记录新生儿的生理和行为反应,包括呼吸、心率、血氧饱和度、体温、睡眠状态和哭闹情况,以及新生儿对袋鼠式护理的耐受性。

(3) 记录家长对袋鼠式护理的反馈和意见。

(4) 与家长讨论并提供袋鼠式护理的相关知识学习。

第二节 新生儿体位支持

一、概述

新生儿体位支持是发育支持性护理的内容之一,用于促进新生儿肌肉骨骼发育和神经－行为－情绪功能的发展。由于没有正常的新生儿屈曲体位和来自母亲子宫的保护,早产儿需要通过外界提供的支持来适应一个受到重力、呼吸机和其他医疗设备干预的环境。

体位支持的目的是改善新生儿的神经生理状态,促进屈曲姿势,维持新生儿能量守恒,促进运动技能,如手、脸、口运动,支持自我调节行为,并能防止头部畸形,髋部外旋以及发育迟缓。

许多体位支持技术已在各 NICU 得到开展,如襁褓包裹,"鸟巢式"包裹和使用其他体位支持工具的技术。这些技术也可以用来减轻新生儿疼痛和压力,给新生儿提供边界感、安全感,保持屈曲体位,并对本体的感觉,如热觉和触觉等感觉系统提供持续的刺激。

重要的是,随着新生儿接近足月并出院回家,应该实施美国儿科学会的《新生儿猝死综合征安全睡眠指南》。在准备出院回家时,父母需要学习有关猝死综合征的预防知识,并学习体位支持技术。

二、一般原则

(1) 安全是体位支持的关键。避免体位支持工具堵塞新生儿的鼻孔和嘴巴,同时保证在紧急情况下这些辅助工具易被去除。

(2) 促进屈曲和对称体位:促进四肢和躯干的弯曲,以及肩膀和臀部的弯曲和内收。

(3) 促进头部、颈部和躯干处于中线体位,并处于一条直线上,以及踝关节的中线对齐,以防止畸形。

(4) 预防头部畸形和斜颈。

(5) 在任何操作过程中都应进行体位支持和活动支持,尽可能促进和维持新生儿的平静状态。

(6) 体位支持的程度、时间要根据新生儿的基本情况和需要决定。

(7) 避免提供的边界太紧导致新生儿的自发活动受限。

(8) 促进家庭的参与,教育家长使用体位支持技术和安全知识。

三、操作方法

(一) 俯卧位

俯卧位(图 11-2-1)可以改善患有急性呼吸系统疾病患儿的气体交换情况。对于肌张力较低的早产儿和喂养不耐受的早产儿也应首选俯卧位。病重或极早产的新生儿没有足够的肌力来保持舒适弯曲的姿势,需提供边界支持。具体操作如下:

(1) 弯曲新生儿的胳膊和腿,将其双手靠近肩膀或脸,这样有利于他们进行自我安慰。

(2) 将头部朝向一侧,下巴略向内收,但应交替朝向另一侧,以防止头部/颈部畸形。

(3) 使用体位支持工具防止髋关节过度外展,可使用"鸟巢"或襁褓来维持体位。

(4) 对于机械通气或使用 CPAP 的新生儿来说,当其生命体征稳定时,可以使用交替的 1/4 转卧位：最上面的手臂和腿是弯曲的，并用一个卷枕来进行支撑，另一个手臂和腿处于复苏体位，使用合适的体位支持工具将膝盖和脚都放置在中立位。

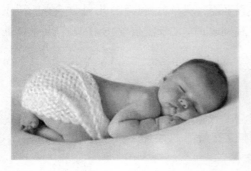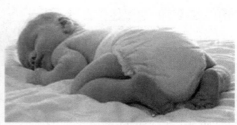

图 11-2-1 俯卧位

（二）侧卧位

侧卧位（图 11-2-2）可以减少髋关节和肩关节的外展和外旋。它可以用于那些不需要置于俯卧位并能耐受配方奶喂养的病情稳定的新生儿。具体操作如下：

（1）保持头部居中，肩部保持中立，并与躯干对齐。

（2）支撑背部，使背部略微弯曲。稳定臀部和腿部，并使膝盖收拢弯曲。

（3）将下臂和肩部向前放置，以防止新生儿转向俯卧位。

（4）让新生儿的手能够自由活动，这样手就可以触摸脸和嘴来进行自我安慰。

（5）使用体位支持工具来维持适当的体位，如使用"鸟巢"、吊带、卷枕或襁褓，但要避免过度保护。

（6）抬高健侧肺部的方法适用于单侧肺部疾病的治疗。

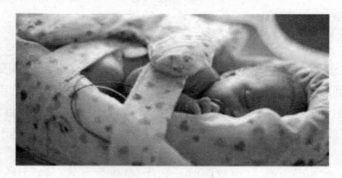

图 11-2-2 侧卧位

（三）仰卧位

基于美国儿科学会的建议，仰卧位是健康新生儿的安全睡眠体位，也推荐用于肌肉松弛、有单侧或双侧胸引管的新生儿。对于患有胃食管反流疾病的新生儿来说，如果在近 48 h 内没有出现剧烈的呕吐现象，则在任意一个睡眠阶段采取仰卧位都是安全的。具体操作如下：

（1）保持头部居中，颈部稍屈曲并放松，保持早产儿整个身体处于中线位置。

（2）支撑肩部，使其略微上抬，弯曲手臂、臀部、腿和膝盖，支撑新生儿的脚部。

（3）使用体位支持工具，如卷枕和鸟巢，使早产儿保持舒适的体位。

（4）每 3～4 h 检查新生儿身体受压部位。

（5）防止头部一侧扁平（斜头）和/或颈部扭曲（斜颈）。支持和鼓励新生儿头部左右转动。分别从两侧与新生儿进行对话，并把图片或玩具放在头部两边。

（6）教育父母，并鼓励尽早过渡到仰卧位睡眠，为出院回家做准备。

四、体位支持策略

NICU 的护理人员常使用一些体位支持工具或用手来维持早产儿的屈曲体位和中线位置，以尽量减少早产的后遗症，通常包括襁褓、"鸟巢"，或用手促进或维持新生儿身体的屈曲，使新生儿达到最佳体位，减轻压力/疼痛和身体不安，改善睡眠和自我调节，促进神经肌肉的发育。应教育和鼓励家庭成员采取各种安抚措施，如用手包绕新生儿（图 11-2-3），促进父母的参与、互动，并与新生儿建立亲密关系。

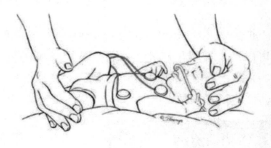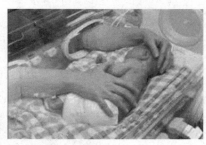

图 11-2-3　用手包绕新生儿

（一）襁褓

襁褓包裹是一种传统的用来包裹新生儿的方法，新生儿被紧紧地但舒适地包裹在床单、毯子或其他织物中，应保持上肢和下肢屈曲，双手放在靠近嘴巴的位置。

用于襁褓包裹的毯子或其他包裹物品不应高于新生儿的肩膀，并允许新生儿的头部能从一边转到另一边。根据美国儿科学会的猝死综合征指南，在新生儿的睡觉区域，如新生儿床上不应该有保险杠或玩具。襁褓包裹可以用来减轻各种操作过程中的压力和疼痛，也可以帮助有大脑缺陷和戒断症状的新生儿。

（二）"鸟巢"

"鸟巢"通常在 NICU 中运用，它在新生儿的身体周围提供边界感。护理人员可以使用毯子和/或棉布卷在新生儿周围创建边界，这样早产儿就可以"嵌套"在其中。"巢"为新生儿提供了一个舒适和安全的环境，并使其保持屈曲体位，以促进其神经肌肉的发展（图 11-2-4）。

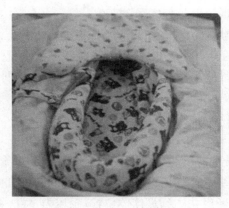

图 11-2-4　"鸟巢"

（三）促使新生儿身体屈曲

新生儿身体保持屈曲位置能够促进新生儿生理和行为稳定，在吸痰、放置鼻胃/口胃管和其他紧张/痛苦的操作中可以用来安抚早产儿。将新生儿置于侧卧位，使其肩部、手臂和腿部弯曲，靠近身体中线，手放在新生儿的嘴巴附近（图 11-2-5）。在用手促使新生儿身体屈曲的同时也可以使用"鸟巢"。

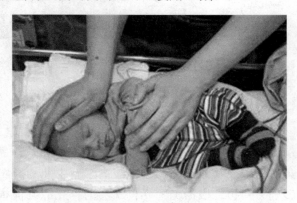

图 11-2-5　促使新生儿身体屈曲

第三节　新生儿疼痛管理

一、胎儿和新生儿对疼痛的生理反应

在妊娠中晚期,大量的周围神经、脊髓神经和椎管上神经通路的成熟是产生痛觉的必要条件。妊娠 20 周时,胎儿皮肤感觉神经末梢分布于全身各区域,中枢神经系统内存在完整的皮质神经元,近红外光谱(NIRS)研究显示早产儿在接受有害刺激后会处于一种特殊的躯体感觉皮质激活模式,该模式表明疼痛刺激会到达大脑皮层。外周感觉纤维具有更大的、重叠的感受域并抑制皮质下行通路,这表明新生儿和幼儿对疼痛有着高反应性。

新生儿的疼痛反应模式可通过应激激素水平、心率变化、血压和氧饱和度加以预测。虽然胎儿大约在妊娠 23 周的时候就能产生应激反应,但这些生理参数是非特异性的,不一定是疼痛的可靠指标,尤其是在血流动力学不稳定、患脓毒血症或进行机械通气的危重新生儿中。

新生儿疼痛评估工具是一种综合量表,通常将生理参数与可观测的痛苦表现结合起来进行判断,但在遭受慢性疼痛或受到持续性有害刺激的新生儿中,行为和生理反应的可靠性较低。

二、新生儿疼痛的影响

新生儿会对疼痛形成内隐记忆,疼痛会对新生儿产生短期和长期的不良影响。行为学和神经学研究表明,经历过多次侵入性操作和有害刺激的早产儿在矫正年龄 18 个月大时对疼痛刺激反应较小。

新生儿遭受的疼痛和压力会影响其神经发育,从而影响日后对疼痛刺激和行为反应的感知,因此预防和控制疼痛对新生儿的短期和长期预后都是有益的。

一项研究表明,在接受动脉导管未闭结扎心脏手术的新生儿中,接受较少阿片类药物镇痛的新生儿比充分接受阿片类药物镇痛的新生儿有更强烈的应激反应和更多的术后并发症。

三、新生儿疼痛的特点

(1) 新生儿的神经及神经内分泌系统发育成熟,可以传递疼痛刺激。

（2）持续或严重的疼痛可能会增加新生儿的发病率。

（3）经历过疼痛的新生儿可能对今后的疼痛事件有不同的反应。

（4）疼痛的严重程度和镇痛效果可以通过有效的工具进行评估。

（5）新生儿在需要镇痛处理时通常不容易得到安慰。

（6）缺乏行为表现（包括哭泣和运动）并不一定意味着新生儿没有疼痛。

（7）从静脉穿刺到腹部手术，预期的疼痛程度有很大的不同。医疗团队在疼痛事件发生前应根据患儿病情和实际情况制订一个适当的疼痛管理方案。

四、疼痛评估

目前临床上有许多经过验证的可靠的疼痛评估量表。行为指标（如面部表情、哭泣、身体/肢体运动）以及生理指标（如心动过速或心动过缓、高血压、呼吸急促或呼吸暂停、氧饱和度降低、手掌出汗、迷走神经症状）对评估新生儿的舒适度或疼痛很有效。疼痛和压力的生化指标（如血浆皮质醇或儿茶酚胺水平）通常不用于临床评估，但可用于临床研究。

由疼痛刺激引起的生理反应包括儿茶酚胺的释放、心率加速、血压升高和颅内压升高。由于早产儿的应激反应不如足月儿那么强烈，在评估疼痛反应时必须考虑胎龄和纠正胎龄。即使是对疼痛反应正常的新生儿，持续数小时或数天的疼痛刺激也会耗尽交感神经系统的输出，会使医护人员对新生儿不舒适和疼痛程度的评估与判断出现偏差。

生命体征的变化并不是疼痛反应所特有的，单独用于识别疼痛时并不可靠。面部活动和心率的变化是能够观察到的足月儿和早产儿最敏感的疼痛指标。胎龄25~26周时，新生儿面部表情与儿童/成人相同。

（一）疼痛评估量表

（1）应由接受过培训的护理人员根据患儿情况定时评估疼痛。使用的疼痛量表应有助于指导护理人员提供有效的止痛方法。由于得分的微小变化可能会导致治疗不足或治疗过度，因此，应定期对护理人员的熟练程度进行重新评估，以保证疼痛评估的可靠性和准确性。

（2）选择最合适的工具来评估新生儿疼痛对其管理至关重要。当医生、护士和父母面对相同新生儿的疼痛反应时，他们对疼痛线索的感知是不同的。在评估和管理疼痛时，照顾者的主观感情会影响他们的判断和行为，因此选择一个具有临床实用性和可行性的疼痛评分工具尤为重要。表11-3-1中列举了一些比较常见的疼痛评估量表。

（3）疼痛的记录是必不可少的。监测患儿的疼痛评分可以尽早确定疼痛性质、疼痛有无缓解，并发现阿片类药物的耐受性。

表 11-3-1   新生儿疼痛评估工具

疼痛评估工具	胎龄/纠正胎龄	生理指标	行为指标	疼痛类型	评分等级
PIPP（早产儿疼痛量表）	28～40周	心率 血氧饱和度	警觉性 皱眉 挤眼 鼻唇沟加深	操作性疼痛和术后疼痛	0～21
CRIES（新生儿术后疼痛评估量表）	32～56周	血压 心率 血氧饱和度	哭泣 表情 失眠	术后疼痛	0～10
NIPS（新生儿疼痛量表）	28～38周	呼吸形态	面部表情 哭闹 活动（上肢、腿部） 觉醒状态	操作性疼痛	0～7
COMFORTneo（新生儿舒适量表）	24～42周	呼吸反应 血压 心率	警觉性 躁动 肢体运动 肌张力 面部张力	持续性疼痛	8～40
NFCS（新生儿面部编码系统）	25周～足月	无	皱眉 挤眼 鼻唇沟加深 张口 嘴巴伸展（垂直和水平） 舌绷紧 下颌颤动 缩唇	操作性疼痛	0～10
N-PASS（新生儿疼痛/躁动与镇静量表）	0～100天	心率 呼吸 血压 血氧饱和度	哭闹易怒 行为状态 面部表情 四肢肌力	急性及持续性疼痛 也评估镇静状态	疼痛：0～10 镇静：-10～0

疼痛评估工具	胎龄/纠正胎龄	生理指标	行为指标	疼痛类型	评分等级
EDIN（新生儿疼痛与不适量表）	25～36 周	无	面部活动 身体活动 睡眠质量 与照护者的接触 安抚	持续性疼痛	0～15
BPSN（Bernese 疼痛评估量表）	27～41 周	呼吸形态 心率 血氧饱和度	警觉性 哭闹时间 平静时间 皮肤颜色 皱眉伴挤眼 身体姿势	操作性疼痛	0～27

（二）危重新生儿

疼痛反应受纠正胎龄和新生儿行为状态的影响。大多数疼痛量表的验证都是使用急性疼痛作为刺激（针刺脚后跟），很少有被充分验证过的能够评估急性持续性或慢性疼痛的工具。另外，处于严重疾病状态的危重症新生儿可能无法表现出疼痛的指征，很少有量表指导当新生儿病重或早产时如何评估无反应的指征，但是缺乏疼痛表现并不意味着新生儿没有疼痛。

因为早产儿的生理和行为反应不成熟，现有的疼痛工具无法很好地评估和解释早产儿的疼痛。神经功能受损的新生儿也会表现出类似正常足月新生儿的疼痛反应，但是这种反应的强度可能会减弱。

护理人员必须根据患儿具体病情制订相应的疼痛治疗方案，如疾病类型、健康状况、疼痛风险因素、成熟度、接受的侵入性操作、缓解疼痛的药物以及疼痛的过程。

（三）慢性或持续性疼痛

当疼痛时间延长时，生理和行为指标会发生明显的变化。新生儿可能会变得被动，很少或没有身体运动及面部表情，心率和呼吸变化更少，耗氧量更低。护理人员可能会因为他们缺乏生理或行为反应而误解这些表现，以为这些新生儿没有疼痛。

新生儿睡眠质量和持续时间，喂养、互动的质量，以及可安慰性，更能说明持续性疼痛的存在。有证据表明,反复和/或长时间接触疼痛可能会增加患儿对未来疼痛刺激的疼痛反应(痛觉过敏),甚至可能导致非疼痛性刺激引起的痛觉(痛觉超敏)。

五、疼痛管理

疼痛管理方案的制订应基于新生儿重症监护病房中常见的诊断、治疗或外科手术的强度。在制订方案时应考虑患儿的病史、临床状况和纠正胎龄。表 11-3-2 列举了一些有效的疼痛管理方法。

目前,护理人员没有充分使用非药物性镇痛方法去缓解疼痛。如果使用得当,这些非药物性镇痛措施将会发挥出很好的效果,也可以作为药物治疗的辅助方法去缓解疼痛。

表 11-3-2　减轻疼痛的方法和建议

操作	干预措施	注解
足跟采血	使用非药物性措施	静脉穿刺更有效,疼痛更少;局部麻醉药、对乙酰氨基酚、温暖足跟不能减少足跟采血产生的疼痛
静脉穿刺	非药物性措施 使用外用局麻药	比足跟采血所需的时间和需重新采样的可能性更少
动脉穿刺	非药物性措施 使用外用和皮下局麻药	比静脉穿刺更痛苦
中心静脉置管	非药物性措施 使用外用局麻药 考虑使用小剂量阿片类或深度镇静	部分医疗机构倾向于使用全身麻醉
手指采血	非药物性措施 使用机械设备采血	静脉穿刺更有效,疼痛更少;局部麻醉药、对乙酰氨基酚、温暖手指不能减少手指采血产生的疼痛
皮下注射	尽可能避免,如果不能避免,使用非药物性措施和外用局麻药	
肌肉注射	尽可能避免,如果不能避免,使用非药物性措施和外用局麻药	

续表

操作	干预措施	注解
腰椎穿刺	非药物性措施 使用外用局麻药 利多卡因浸润 小心摆放体位	如果患儿有气管插管和通气治疗,使用静脉镇痛/镇静
外周动脉导管	非药物性措施 外用局麻药 利多卡因浸润 考虑静脉注射阿片类药物	
耻骨上膀胱吸引术	非药物性措施 外用局麻药 利多卡因浸润 考虑静脉注射芬太尼(0.5~1.0 $\mu g/kg$)	
外周置入中心静脉导管(PICC)	非药物性措施 外用局麻药 利多卡因浸润 考虑静脉注射芬太尼(1 $\mu g/kg$)或静脉注射氯胺酮(1 mg/kg)	部分医疗机构倾向于使用深度镇静或全身麻醉
ECMO置管术	异丙酚 2~4 mg/kg 氯胺酮 1~2 mg/kg 芬太尼 1~3 $\mu g/kg$ 肌肉松弛剂	
气管插管	芬太尼 1 $\mu g/kg$ 或吗啡(1030 $\mu g/kg$),咪达唑仑(50~100 $\mu g/kg$),氯胺酮(1 mg/kg),有经验的临床医生可使用肌肉松弛剂,考虑阿托品	最佳方案尚未得到验证
胃管置入	非药物性措施 考虑使用局麻药凝胶	动作迅速,使用润滑剂,避免损伤
胸部物理治疗	小心摆放体位,如果有胸引管,使用芬太尼(1 $\mu g/kg$)	避开皮肤损伤或红肿的部位、留置引流管或导管部位
拔除静脉导管	考虑非药物性措施	

续表

操作	干预措施	注解
伤口治疗	非药物性措施 外用局麻药 根据损伤程度考虑使用小剂量阿片类药物或深度镇静	
脐导管置入术	非药物性措施 静脉注射对乙酰氨基酚(10 mg/kg) 避免缝合皮肤	脐带组织不受神经支配,但应避免对皮肤造成伤害
气管拔管	非药物性措施	
换药	非药物性措施 外用局麻药 如果换药面积大,考虑深度镇静	

非药物性措施包括使用安抚奶嘴、口服蔗糖、襁褓包裹,与母亲进行皮肤接触。
在保证新生儿重症监护质量的前提下,可以减少操作次数。

(一) 环境改造

(1) 应将光线适当遮挡,避免直射新生儿的眼睛。

(2) 噪音会影响到新生儿的休息和睡眠,应降低病房的音量水平,创建一个安静的环境。

(3) 给新生儿摆舒适的体位是所有照护者都需要掌握的一项技能。当存在引起疼痛的危险因素时,这项技能更为重要。临床上可以使用体位支持工具来辅助患儿保持舒适的姿势,增强疼痛管理的效果。

(4) 促进新生儿身体屈曲或"手襁褓"是指将手放在新生儿的头部或背部和足部,保持四肢弯曲并靠近躯干。这项技术能够缓解吸痰和足跟采血的疼痛。

(5) 袋鼠式护理是把新生儿放在父母的胸前,裹在衣服里面,新生儿只穿戴尿布和帽子,并在新生儿身上盖暖和的毛毯。袋鼠式护理过程中释放的酶和激素可提高疼痛阈值,从而提高患儿对疼痛的耐受性,减少哭泣。无论是袋鼠式护理还是"手襁褓",只要抱着新生儿,镇痛效果就会保持。

(二) 非药物性干预

非药物性干预包括味觉介导的镇痛,常常联合应用环境、促进新生儿身体屈曲或"手襁褓"、非营养性吸吮和袋鼠式护理来缓解疼痛。

（1）甜味剂（蔗糖或葡萄糖）：在疼痛事件发生前 2 分钟，并在疼痛事件发生前再次口服甜味剂，可降低 12 个月以下新生儿的疼痛反应（图 11-3-1）。对于重复的疼痛过程，味觉介导的镇痛比单纯的环境改变更为有效。

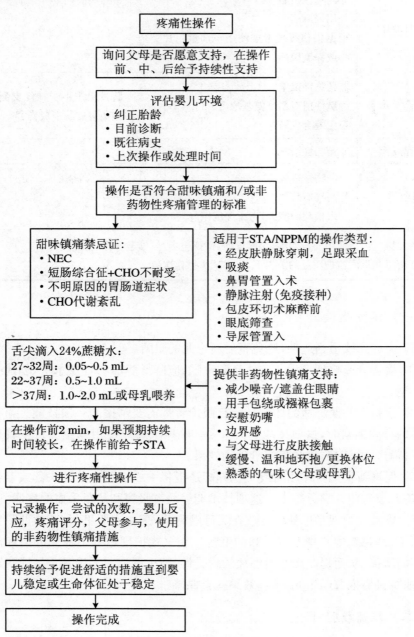

图 11-3-1　操作性疼痛处理流程

注：CHO：碳水化合物；STA：甜味剂镇痛；NPPM：非药物性镇痛措施。

① 对于持续时间超过 5 min 的疼痛事件,应考虑重复给药。

② 甜味剂的最佳剂量尚未确定。新生儿早期和早产儿反复服用甜味剂的长期效果尚不清楚。

③ 甜味剂必须与舌头接触,因为舌头上的味蕾比较集中。鼻胃管给药无效。

④ 当与其他非药物策略(如非营养性吸吮)联合使用时,镇痛效果更好。

(2) 母乳(乳房)喂养是一种有效的疼痛干预策略,可以减少哭泣时间和疼痛反应。这可能是由于母乳的甜味联合袋鼠式护理及包裹的综合作用。

(3) 非营养性吸吮与甜味剂联合使用更有效。只要新生儿在吮吸,镇痛作用就会保持。

参 考 文 献

［1］　Cong X,Cusson R M,Walsh S,et al. Effects of skin-to-skin contact on autonomic pain responses in preterm infants[J]. The Journal of Pain,2012,13(7):636 - 645.

［2］　Davanzo R,Brovedani P,Travan L,et al. Intermittent kangaroo mother care:a NICU protocol[J]. Journal of Human Lactation,2013,29(3):332 - 338.

［3］　Cong X,Ludington - Hoe S M,Hussain N,et al. Parental oxytocin responses during skin-to-skin contact in preterm infants[J]. Early Human Development,2015,91(7):401 - 406.

［4］　Aucott S,Donohue P K,Atkins E,et al. Neurodevelopmental care in the NICU[J]. Mental retardation and developmental disabilities research reviews,2002,8(4):298 - 308.

［5］　Peyrovi H,Alinejad-Naeini M,Mohagheghi P,et al. The effect of facilitated tucking position during endotracheal suctioning on physiological responses and coping with stress in premature infants:a randomized controlled crossover study[J]. The Journal of Maternal-Fetal & Neonatal Medicine,2014,27(15):1555 - 1559.

［6］　林晓萍,周旭红.发育支持性护理在改善早产儿生长发育状况中的应用[J].中华现代护理杂志,2015(15):1814 - 1816.

［7］　王惠良,肖海鸟,王莉聪,等.发育支持性护理在早产儿中的应用[J].护理研究,2007,21(32):2964 - 2965.

［8］　王文学.NICU 护士发育支持护理行为干预研究[D].济南:山东大学,2015.

［9］　张玉侠.实用新生儿护理学[M].北京:人民卫生出版社,2015.

［10］　张欣,冯淑菊,韩冬韧,等.NICU 护士开展发育支持护理的现况及影响因素分析[J].中华护理杂志,2012,47(9):828 - 831.

［11］　高子莹,邓宜雅,陈香韶.鸟巢式护理对早产儿生长发育的影响[J].护理实践与研究,2016,13(10):51 - 52.

［12］　包蓓蕾,陈云.袋鼠式护理对早产儿生理指标稳定性的影响[J].中国实用护理杂志,2012,28(23):39－40.

（虞文芳　王晓纯）

第十二章　新生儿神经保护性护理

随着现代医疗技术的进步,怀孕 22 周出生的新生儿也可存活,不过这一进步伴随着巨大的成本,因为早产儿将在 NICU 待数周或数月,其中部分早产儿短期和长期预后不佳。这些小患者会出现各种各样的发育、发展问题,包括认知缺陷、学习成绩差和行为障碍。

现在社会已经关注到了早产儿和低出生体重儿的心理健康问题,如注意力缺陷、多动症、焦虑症和情绪障碍。有相当多的早产儿表现出与自闭症一致的行为。尽管这些发病的原因尚不清楚,但有人认为,早产儿处在极为敏感的发育时期,早期环境对大脑产生的负面影响是造成这些不良后果的原因之一。

学习神经发育的原理,认识早产儿行为线索的意义,使 NICU 护理人员能够在 NICU 环境中为每个新生儿和家庭提供个性化的、有益于发育的神经保护性干预措施。

第一节　神经保护性护理概述

一、神经可塑性

神经可塑性是指由于经验原因引起的大脑结构改变。神经可塑性是近期的发现,过去的科学家往往认为在婴儿关键期后,大脑结构往往不发生变化。大脑由神经元细胞和神经胶质细胞构成,这些细胞互相连接,通过加强或削弱这些连接,大脑的结构可以发生改变。神经可塑性是人类大脑的终身属性,但它从出生到童年后期最为突出。研究认为,神经可塑性在生命早期达到高峰,因为在大脑快速发育的时期,会产生很多的新突触,并基于活动和感觉体验进行突触修剪。

二、神经保护性护理

神经保护性护理是一种干预手段,用于促进大脑的发育,或在神经元损伤后促进大脑的恢复,通过建立新的连接和通路来恢复大脑功能,并减少神经元的死亡。神经保护性护理并不是保护或者防止神经损伤,而是一种积极主动和有目的性地维持正常神经系统发育,让它有效应对生理刺激或外界刺激并产生相应生理调节的护理模式。

当我们致力于降低早产儿的发病率和死亡率时,我们需要加强早产儿神经保护,其重点是改善 NICU 中早产儿与其家人的亲子关系。将神经保护理念纳入新生儿护理和 NICU 的环境设计中,当环境压力降低时,早产儿的预后可以得到明显改善。

神经保护性发育支持护理包括创造一个管理压力和疼痛的医疗环境,同时采取平和、抚慰的方法来帮助整个家庭参与到新生儿的护理和发展中来。神经保护性发育支持护理是建立在一系列学科研究的基础上的,包括护理学、医学、神经学和心理学。当神经保护性教育和相关护理措施实施后,新生儿健康状况得到改善,住院天数缩短,同时也降低了住院费用。

皮肤接触护理(skin-to-skin contact,SSC)已被 WHO 编入袋鼠式护理的全方位护理策略中,在神经保护性护理中也被单独提出,是对住院早产儿进行神经保护和以家庭为中心的护理的基本组成部分。

第二节　新生儿综合发展护理模式

新生儿综合发展护理模式包括新生儿护理的七个发展核心措施(神经保护措施):疗愈环境、与家庭合作、体位和环抱、保障睡眠、最大限度地减少压力和疼痛、保护皮肤、优化营养。

以下每项神经保护核心措施都将通过定义、新生儿特征、个体化治疗目标以及神经保护性干预措施等方面进行阐述。

一、核心措施 1:疗愈环境

NICU 中的早产儿正经历着生长发育的特殊时期。由于脱离了子宫的保护,早产儿的生理和神经保护需求发生了巨大的变化。疗愈环境包括物理环境(空间、隐私和安全)和感官环境(触摸、温度、体位、嗅觉、味觉、声音和光线)。

对于新生儿,尤其是早产儿来说,最佳的环境是与母亲(或父亲)进行皮肤接触。SSC 的特点是新生儿能够与父母亲皮肤直接接触,可以为表观基因发育、DNA 复制、神经回路和生理调节提供正常和健康的环境,因为在暖箱里护理新生儿对他的表观基因、DNA 和发育中的大脑来说是高度"不正常的"。

（一）定义

疗愈环境包括涉及空间、隐私和安全的物理环境,以及感官环境。物理环境不仅涉及空间,还涉及空间的特性,这些特性影响感觉、活动和运动发育。感觉系统包括触觉、前庭觉(运动、本体感觉和平衡)、味觉、嗅觉、听觉和视觉系统。所有的感官刺激都带有社会和情感特征。不良环境导致的感官损伤会严重影响健康和神经发育,导致大脑发育和功能的终身改变。

（二）新生儿的特征

包括新生儿的自主神经系统、感觉系统、运动系统和状态调节系统的稳定性。

（三）个体化治疗目标

尽量减少 NICU 外界环境对新生儿大脑发育产生的负面影响。

（四）神经保护性干预措施

1. 物理环境

(1) 对 NICU 环境进行适当的改造或对现有设施进行改建和翻新。

(2) NICU 物理环境设计应采用最新的推荐标准,应满足新生儿的神经发育需要,为以家庭为中心的护理的开展提供足够的私人空间和设施,同时满足 NICU 工作人员的需要。

2. 触觉

(1) 促进早期、频繁、长期的皮肤接触。

(2) 在所有的环抱和护理过程中提供温和而有力的接触。

(3) 在新生儿出生后的前两周,利用皮肤接触或温湿度适宜的暖箱为其提供中性温度。

(4) 进行体位摆放时采取中线屈曲体位、提供环抱感和舒适感。

(5) 尽可能进行无创监测和检验。

(6) 尽量减少常规的实验室检查。

3. 前庭觉

(1) 促进早期、频繁、长期的皮肤接触。

（2）不要突然移动新生儿,应慢慢地改变体位。

（3）摆放体位时提供支撑和边界感。

（4）护理操作过程中促进新生儿身体屈曲,并用手进行包绕安抚。

（5）集中进行护理操作。

（6）协调多名医护人员之间的检查和护理工作。

4. 味觉

（1）促进早期、频繁、长期的皮肤接触。

（2）将新生儿的手放在脸和嘴巴附近,发展手口综合能力。

（3）用初乳或母乳给新生儿进行口腔护理。

（4）在管饲喂养期间给新生儿提供非营养性吸吮机会。

（5）提供积极的口腔喂养体验,促进母乳喂养。

（6）尽量减少在口鼻周围使用胶带等医用黏合剂。

5. 嗅觉

（1）促进早期、频繁、长期的皮肤接触。

（2）评估清洁剂味道,保持床单位无异味和无香味。

（3）通过胸垫或软布提供母亲身上的气味。

（4）打开酒精、洗必泰等消毒剂的瓶盖时应远离新生儿(在暖箱外)。

（5）在管饲喂养期间用母乳进行非营养性吸吮。

6. 听觉

（1）促进早期、频繁、长期的皮肤接触。

（2）对声音进行监控,使噪音水平低于 50 分贝,单人间低于 45 分贝。

（3）尽快关闭仪器报警声。

（4）在与新生儿互动之前,通过轻柔的声音促进他们的"接近行为"。

（5）覆盖暖箱和婴儿床。

（6）消除外来杂音。

（7）可以使用具有高降噪系数的天花板、瓷砖。

（8）评估各设备的噪音,及时修理设备或消除噪音。

7. 视觉

（1）促进早期、频繁、长期的皮肤接触。

（2）提供可调节的照明设备。

（3）避免在 38 周之前进行有目的的视觉刺激。

（4）促进新生儿与家长的视觉交流。

（5）在检查和手术过程中应遮住新生儿的眼睛。

（6）覆盖暖箱和婴儿床,营造幽暗的环境(图 12-1-1)。

（7）当新生儿暴露在光疗灯或直射光下时,应该使用眼罩保护眼睛。

（8）超过 31 周时，可进行光暗循环训练。

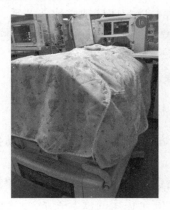

图 12-1-1　营造幽暗的环境

二、核心措施 2：与家庭合作

随着早产儿发展问题日益增多，学者开始致力于研究 NICU 环境中一些被忽视的方面，如与早产儿父母建立伙伴关系，希望可以改善早产儿发展结局。

在全国各地的 NICU 中，真正的医患合作以及与照顾新生儿的家庭共享决策尚未成为护理的标准。对于一个重症新生儿的父母来说，创伤性的经历会阻碍这种医患合作。家属参与床边查房是医护人员与家庭之间建立伙伴关系和进行知识交流的一个关键组成部分，这也是以家庭为中心的护理理念的核心。对大多数父母来说，参加床边查房的经历有助于减轻他们对孩子的担心和焦虑。

新生儿与母亲的互动可促进新生儿大脑发育。"与父母零分离"的神经保护性干预措施将确保新生儿神经发育达到正常标准，同时免受不良刺激的影响。父母与新生儿会对这种早期的身体和心理的联系产生依恋，包括父母关系和养育行为，并在婴儿、儿童和成人阶段继续维持这一亲属关系。

神经保护性护理的必要条件是父母和新生儿实现零分离的社会实践。母亲和新生儿之间的触觉刺激有助于提高母亲的反应能力和新生儿依恋程度。皮肤接触有助于形成父亲与早产儿之间的依恋程度、信任、照料和互动。若父母对新生儿的照顾质量和/或时间受到限制，例如在 NICU 中对早产儿进行护理，这些不良体验会导致新生儿大脑结构和功能的改变。

（一）定义

与家庭合作的概念包含着一种哲学关怀，认为随着时间的推移，家庭对新生儿的健康和幸福的影响越来越大，应开展以家庭为中心的护理，实现新生儿与家长零分离。目前皮肤接触被视为开展以家庭为中心的护理最为理想的护理模式,鼓励父母参与、促进母婴依恋,并与医疗团队建立伙伴关系。

（二）新生儿的特征

包括新生儿对父母关系和互动的反应。

（三）个体化治疗目标

（1）父母不会被视为"访客",而是被视为护理团队的重要成员,鼓励他们与新生儿实现零分离。

（2）父母得到支持和帮助,成为新生儿的主要照护者。

（3）新生儿与父母建立安全稳定的依恋关系。

（四）神经保护性干预措施

（1）促进早期、频繁、长期的皮肤接触。

（2）鼓励新生儿与父母实现零分离。

（3）通过床边查房和轮班报告交班促进家属积极参与到新生儿的护理中来。

（4）确认家庭是否处于悲痛或失落阶段,并根据需要提供个性化的支持。

（5）积极观察和倾听家人的感受并掌握他们的关注点。

（6）通过家属能够理解的方式来告知他们新生儿的医疗和发展需求。

（7）鼓励和支持母乳喂养。

（8）鼓励和帮助父母,使他们有能力照顾他们的孩子。

（9）帮助家长建立自信心,鼓励他们回家后继续为孩子提供皮肤接触。

（10）对父母进行有关新生儿依恋、发育和安全问题的教育。

（11）为 NICU 的早产儿父母提供网络问诊和社交机会。

三、核心措施 3:体位和环抱

神经保护性护理包括体位摆放和环抱新生儿。在子宫内,胎儿被包裹在一个有 360°明确边界的环形封闭空间里,而 NICU 中新生儿的自然静息姿势通常是平躺的、伸展的、不对称的,头部朝向一侧(通常是右侧),四肢外展并向外旋。随着时间的推移,肌肉神经元之间的连接加强,从而导致新生儿朝这种扁平、外旋和不对称的休息姿势发展。

NICU 中体位摆放不当引起的常见后果包括脊柱弯曲异常;髋部过度外展和外旋(称为"蛙形腿");肩膀被抬高、外展和外旋("W"手臂);颅骨畸形。这些身体畸形可能导致新生儿从 NICU 到儿童期的运动延迟和功能受限,随后影响整个生命周期。

　　NICU 体位摆放不当会影响新生儿早期肌肉和骨骼的发育。长期的治疗体位和治疗措施会导致新生儿头部变形和颈部肌肉僵硬。新生儿头部的柔韧性决定了头形的变化,尤其是早产儿的头骨比足月儿更软更薄,在早产儿中,无论是处于仰卧、俯卧还是侧卧位,头部都是身体承受压力最大的部位。除了承受巨大的压力、头骨柔软和脑组织快速生长外,长时间保持某些姿势也会增加头部变形的风险。

　　仔细、周到的体位摆放可以保持肌肉骨骼的协调性并促进发育进程。同时安全舒适的体位有助于改善新生儿睡眠,促进生长发育,并有助于神经行为组织的正常化。用手包绕新生儿会增加其安全感和自我控制感,减少压力。

　　体位和环抱可以包括 SSC 在内。体位和环抱的关键点,也是 SSC 的安全技术,即保护气道,在有安全保护措施的前提下,允许父母在实施 SSC 期间睡觉。另外,当婴儿直立时,腹腔内容物会从上腹部往下降,造成膈下负压增加,有利于胸廓扩张。

（一）定义

　　NICU 体位管理是一种神经运动发育干预措施,可减少新生儿姿势畸形的发生并改善肌张力、姿势对称、运动状态。新生儿在 NICU 中的每一个身体姿势都会影响肌肉骨骼系统的塑形。NICU 中的体位管理不仅可以影响神经运动和肌肉骨骼的发育,还可以影响生理功能和生理稳定性、皮肤完整性、热量调节、骨密度、头部塑形、睡眠及大脑发育。

（二）新生儿的特征

　　(1) 环抱过程中的自主稳定性。
　　(2) 在有或无支撑的情况下保持肌张力和弯曲姿势的能力。

（三）个体化治疗目标

　　(1) 在更换体位和环抱期间以及休息和睡眠期间保持自主神经的稳定性。
　　(2) 在整个住院期间维持新生儿处于中线、屈曲、稳定和舒适的体位,可以避免或减少可预防的身体畸形。
　　(3) 护理人员应将自己视作新生儿的伙伴,护理程序是"与"新生儿一起执行的,而不是"对"新生儿执行的。
　　(4) 只有在新生儿发育成熟时,才能为其提供适当的刺激/游戏。

（四）神经保护性干预措施

　　(1) 促进早期、频繁、长期的皮肤接触。

（2）使用有效和可靠的体位评估工具，如婴儿体位评估工具（IPAT），以确保新生儿处于合适的体位，并鼓励采取问责制。

（3）在每次护理互动中，都应预测、优先考虑和支持新生儿的个性化需求，尽量减少干扰其正常发育的压力源。

（4）使用适当的体位支持工具，使新生儿始终保持中线、屈曲、有环抱感和舒适的体位。

（5）在俯卧时提供腹部支撑，并确保肩部和髋部弯曲。

（6）使用凝胶填充的体位支持工具，保护脆弱的皮肤和支持肌肉骨骼的发展。

（7）评估新生儿的睡眠－觉醒周期，以确定进行体位更换和环抱的恰当时间。

（8）小心地更换新生儿的体位，至少每 4 h 一次。

（9）在更换体位和各项操作中提供"四手支持"。

（10）洗澡和称重时用襁褓包裹新生儿（图 12-2-1）。

（11）促进新生儿手到嘴/脸的接触。

（12）教育家长有关体位摆放、用手包绕新生儿和环抱新生儿的原则，减少不必要的接触和环抱。

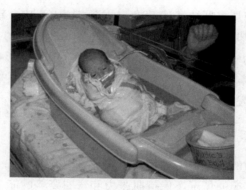

图 12-2-1　包裹沐浴

四、核心措施 4：保障睡眠

睡眠对 NICU 中的新生儿来说是一个极其重要的问题，优质的睡眠对大脑健康至关重要。在妊娠约 28 周时，个体睡眠模式开始出现，以快速动眼（rapid eye movement，REM）和非快速动眼（nonrapid eye movement，NREM）睡眠周期为特征，并在胎龄 36～38 周时变得更加稳定。一个完整的静息－活跃周期是 60～90 分钟。在最初的睡眠周期中，REM 睡眠占主导地位，随着婴儿接近足月，REM 和 NREM 几乎相等，到产后 8 个月大时，NREM 睡眠占睡眠时间的近 80%。

研究人员使用额叶脑电图进行监测时发现，与那些跟父母分离的新生儿相比，进行皮肤接触时的早产儿表现出更有规律的睡眠模式和循环。在皮肤接触过程中,早产儿有明显的睡眠周期,先是快速进入静息睡眠,然后进入活跃睡眠。

自主神经指数表明,当新生儿在婴儿床上睡觉时,会出现焦虑性觉醒,入睡时间会大大延长。在婴儿床里,静息睡眠时间减少了85%以上,睡眠周期也出现了紊乱。皮肤接触会促进母婴体内释放催产素和缩胆囊素,使母婴都能感到安全放松,从而促进新生儿的优质睡眠。出生后仅实施1 h的皮肤接触也可以改善生理状态和睡眠时间。此外,在皮肤接触过程中母体气味会刺激新生儿的嗅觉系统,促进睡眠循环。

在NICU中医护人员为了维持早产儿的生命所实施的各项医疗、护理程序和干预措施会影响早产儿的睡眠。NICU中持续的强光刺激会干扰睡眠-觉醒状态。任何干扰快速动眼睡眠的操作或药物都会破坏眼细胞的结构和神经连接。直射光会干扰任何年龄段患者的睡眠,早产儿同样是畏光的,但要注意他们会在昏暗的光线下睁开眼睛,降低光线强度可能有助于休息,并促进生长,但如果光线强度没有变化,新生儿就失去了发育所必需的昼夜节律。

明确新生儿所处睡眠周期的阶段,护理人员就可以调整实施护理操作的时间,以避免打断新生儿的睡眠周期。但目前大多数临床操作都是在护理人员方便的时候进行的,如果可能的话,应该选择在婴儿的最佳时间,也就是在一个睡眠周期快结束时进行。

（一）定义

快速动眼和非快速动眼睡眠周期对于早期神经感觉发育、学习和记忆,以及保持大脑可塑性至关重要。睡眠剥夺(包括快速动眼和非快速动眼)会导致大脑可塑性的丧失,表现为脑容积缩小,学习能力减弱,并对行为和大脑功能产生长期影响。保护睡眠及睡眠周期能够保持大脑可塑性,进而促进大脑持续发育,提高远期的学习能力。

（二）新生儿的特征

(1) 新生儿表现出睡眠-觉醒状态、睡眠周期和过渡阶段。
(2) 新生儿的成熟度和仰卧位睡眠的准备度。

（三）个体化治疗目标

(1) 在开始所有护理活动之前,对新生儿的睡眠-觉醒状态进行评估。
(2) 保持新生儿长时间不间断的睡眠。

（四）神经保护性干预措施

(1) 促进早期和长期皮肤接触。

（2）使用有效可靠的睡眠状态评估量表进行睡眠评估。

（3）用柔和的声音接近新生儿,然后进行轻柔有力的抚摸。

（4）加强噪音控制,确保睡眠不受干扰;有家人陪伴的单人房可以提高新生儿睡眠质量。

（5）用舒缓柔和的声音进行听觉刺激,如母亲的声音和心跳,以及其他舒缓的声音。

（6）保护新生儿的眼睛免受光线的直接照射,保持较暗的室内光线,可以使用暖箱罩来控制光线。

（7）教育父母解读与新生儿睡眠相关的行为线索,以及促进睡眠循环的方法。

（8）围绕睡眠－觉醒状态进行集中护理和个性化护理。

（9）提供日常光照,最好是较短波长的光线,有利于新生儿昼夜节律的调节。

（10）避免使用大剂量的镇静剂和抑制药物,这些药物可以抑制细胞的兴奋性,从而干扰视觉发育、快速动眼和非快速动眼睡眠周期。

（11）保护新生儿睡眠和睡眠周期,特别是快速动眼睡眠周期。

（12）在护理过程中要密切关注新生儿的压力表现。

（13）提供适合新生儿年龄和成熟度的发展性护理。

（14）确保新生儿在出院前能保持正常的睡眠模式。

（15）帮助仰卧位睡眠的新生儿增加趴着活动/玩耍的时间。

（16）教育父母有关仰卧位睡眠和趴着活动的重要性和基本原理,并让父母将这一重要性告知其他家庭成员和照顾者。

五、核心措施 5：减轻压力和痛苦

NICU 对新生儿、父母和工作人员来说是一个充满压力的环境,生命早期的应激反应将会长久地影响新生儿的神经、内分泌等生理功能。

早产儿在 NICU 住院期间各生理系统还不成熟,特别容易受到早期刺激的不利影响。对于大脑正处于一个快速发育时期的新生儿来说,他们在 NICU 中接受各种刺激和医疗操作,应激系统对于这些外界刺激的处理十分敏感。NICU 工作人员的日常照料,如洗澡、称重和换尿布,也会对新生儿产生压力。这些压力发生在新生儿发育的关键时期,可能会导致短期和长期并发症的发生。NICU 中存在的压力源和痛苦的体验可能会提高早产儿皮质醇水平,限制神经细胞可塑性,从而影响行为能力的学习和记忆。即使是单一的不良感觉也足以引起皮质醇增加,即使新生儿看起来正在休息或处于平静状态,高皮质醇水平表明仍有压力存在。

减少早产儿的应激反应在神经系统方面会有很多益处。给新生儿进行抚触可以降低皮质醇水平。皮肤接触也能迅速减轻新生儿的压力,对于大于 25 周的新生儿来说,仅进行20分钟的皮肤接触就可以降低60%的皮质醇水平。在皮肤接触期间母亲和新生儿压力水平会同步下降。母乳喂养联合皮肤接触应用可能是目前最有效的非药物镇痛方法,而且不会产生副作用。父母对新生儿进行简单温和的抚摸可以降低他们的疼痛敏感性,培养感情和促进生长发育。

(一)定义

新生儿的压力来源包括物理环境、护理人员操作、医疗和外科手术、疼痛、呼吸窘迫、病情发展、体温变化、触摸等多种刺激方式,其中最主要的是与父母分离所造成的压力。新生儿应激的后果包括能量消耗增加,愈合和恢复能力下降,生长发育减缓,生理稳定性受损,大脑发育和组织结构改变。

(二)新生儿的特征

包括表现压力或自我调节的行为线索。

(三)个体化治疗目标

促进自我调节和神经发育。

(四)神经保护性干预措施

(1)促进早期和长期皮肤接触。

(2)使用有效可靠的疼痛评估工具。

(3)提供个性化护理,优先考虑和支持新生儿的需求,将压力和疼痛降至最低。

(4)提供非药物支持(体位的摆放、用手包绕安抚、襁褓包裹、安慰奶嘴和蔗糖水舌尖滴入),也可根据病情提供必要的伤害小的侵入性干预措施。

(5)教育父母解读与新生儿压力和疼痛相关的行为线索,并提供安慰性的干预措施。

六、核心措施6:保护皮肤

NICU中的新生儿由于皮肤发育不成熟、灌注不足、液体潴留、免疫系统受损、医疗操作,以及需要使用敷料、胶带等各类医用黏合剂和各种医疗设备,常常会导致皮肤受损。新生儿在刚出生时,皮肤是无菌的,在24 h内就会有细菌定植。皮肤会分泌产生 pH<5 的酸性覆盖层,以保护皮肤免受微生物的侵害。皮肤在保护新生儿和提供先天免疫方面起着至关重要的作用,因此保持皮肤完整性是重要的医疗护理目标,要实现这一目标,就必须时刻警惕可能对皮肤产生负面影响的

因素。

对于生命体征不稳定的胎龄 22～24 周的早产儿来说,医疗干预对大脑和身体发育十分重要,却容易造成新生儿皮肤的损害,因此,皮肤保护变得尤为重要。SSC 最大限度地减少了经皮水分流失,改善皮肤屏障功能。SSC 期间母亲的乳房会升温,将热量传递给新生儿,并协助他们调节自身体温。父亲的胸膛也能给新生儿保暖。在 NICU,母亲和新生儿皮肤黏膜都会有环境中的微生物定植,母亲对这些微生物产生抗体,并通过母乳喂养和皮肤接触将这些保护性抗体转移至新生儿体内,这将有助于保护新生儿免受医院获得性感染。

（一）定义

皮肤的功能包括体温调节、储存脂肪和保温、维持液体和电解质平衡、屏障保护功能防止细菌及毒素渗透和吸收、触觉、感受压力和疼痛,并能将感觉信息传导到大脑。

（二）新生儿的特征

包括新生儿皮肤的成熟度和完整性。

（三）个体化治疗目标

（1）保持新生儿从出生到出院的皮肤完整性。

（2）降低极低出生体重儿的经皮水分流失。

（3）为新生儿提供适合生长发育的抚触和按摩。

（四）神经保护性干预措施

（1）促进早期和长期的皮肤接触。

（2）根据医院规定,在入院时和日常护理中使用有效可靠的皮肤评估工具。

（3）通过与母亲的皮肤接触或暖箱提供的适当湿度,促进新生儿角质层在出生后 2 周内成熟。

（4）根据导管置入循证实践进行各类导管置入操作。

（5）尽量减少医用黏合剂的使用,在去除黏合剂时要小心,以防止发生表皮剥离。

（6）使用能保护皮肤免受撕脱伤的产品。

（7）使用凝胶填充产品维持舒适的体位,以保护皮肤和防止皮肤破损。

（8）避免使用肥皂和常规使用润肤剂。

（9）给新生儿进行全身包裹沐浴,至少间隔 72～96 h 一次。

（10）给体重 1000 g 以下的新生儿沐浴时仅仅使用清水。

（11）可以使用 pH 中性清洁用品为体重大于 1000 g 的新生儿进行沐浴。

（12）教育家长如何保护皮肤、如何进行包裹沐浴和新生儿抚触。

七、核心措施 7：优化营养

母乳是 NICU 新生儿的最佳营养食物，新生儿摄入的任何母乳都是有价值的。母乳喂养不是一种干预措施，而是新生儿和母亲处在安全环境中的一种神经行为后果。母乳喂养支持固有微生物群的早期定植，促进了主动免疫的形成，也是促进新生儿心肺功能稳定的重要调节手段。

皮肤接触为新生儿提供了一个安全的环境，从而促进了母乳的分泌和喂养。皮肤接触促进了母乳喂养前行为的启动、母乳喂养的排他性、更长的母乳喂养时间、对母乳的更好认识和更高的产奶量。有对早期皮肤接触的文献回顾表明皮肤接触促进母乳喂养，接受过皮肤接触的新生儿比没有接受过皮肤接触的新生儿更容易在出院时实现母乳喂养，皮肤接触过程中的半卧位有助于引出刺激母乳喂养的原始新生儿反射。

30 周以下的早产儿一般可以进行非营养性吮吸或不含液体的"干性"吮吸，如用拳头或奶嘴，但缺乏节律性，吮吸节律一般在 30～32 周时开始建立。非营养性吸吮不会中断呼吸，通常在新生儿的神经系统成熟之前就已经建立起来了。非营养性吸吮能够增加氧合，促进新生儿更快地过渡到乳房喂养或适应奶瓶喂养。

神经支持性喂养主要针对新生儿。NICU 的喂养成功标准包括促进新生儿神经系统成熟，生理状态稳定，喂养准备情况良好和互动技巧熟练，即强调喂养质量而不仅是喂养量。

（一）定义

母乳喂养是降低新生儿发病率最有效并被广泛认可的预防手段。即使有充足的母乳，大多数早产儿也是通过奶瓶喂养来学习进食的。奶瓶喂养对早产儿来说是复杂和难以掌握的，需要经验丰富的护理人员来帮助他们安全地进食。在早产儿开始经口喂养时，可采用强调喂养准备和奶嘴质量的新生儿喂养量表，并进行发展支持护理干预。

（二）新生儿的特征

（1）接受环抱和喂养时能够保持生理稳定性。

（2）能够表现出喂养准备线索。

（3）在整个奶瓶喂养或母乳喂养期间，能够协调好吮吸－吞咽－呼吸动作。

（4）能够耐受持续的营养摄入并健康成长。

（三）个体化治疗目标

（1）喂养是安全的、功能性的、营养性的和神经支持性的。

（2）通过个性化喂养护理措施加强营养优化。

（3）防止出现口腔厌恶，确保喂养过程对新生儿来说是一种积极的体验。

（4）新生儿在出院前能够实现母乳喂养。

（四）神经保护性干预措施

（1）促进早期、频繁、长期的皮肤接触。

（2）使用有效可靠的新生儿喂养量表。

（3）通过口腔按摩提供母乳的味道和气味。

（4）尽量减少口腔周围的负面刺激（医用黏合剂的使用、吸痰等）。

（5）使用长期留置的鼻饲管而不是短期使用的鼻饲管。

（6）在管饲喂养期间，让新生儿在母亲泵乳后的乳房上进行非营养性吸吮。

（7）当母亲不在时，在管饲喂养期间环抱着新生儿并使用大小合适的奶嘴进行非营养性吸吮。

（8）结合基于线索/新生儿驱动的喂养实践进行个性化护理。

（9）一旦开始经口喂养，与喂养量相比，应更加关注喂养的质量。

（10）在给新生儿喂奶时使用护理技巧，避免过度的下巴和颈部支撑等。

（11）进行奶瓶喂养时，使新生儿侧卧的位置靠近父母或护理人员。

（12）教育父母有关新生儿喂养的线索表现。

（13）指导母乳喂养的母亲在乳房上喂养她们的新生儿。

参 考 文 献

[1]　Altimier, L. Neuroprotective core measure 1: The healing environment[J]. Newborn and Infant Nursing Reviews, 2015, 15(3): 89 – 94.

[2]　Altimier L, Phillips R M. The neonatal integrative developmental care model: Seven neuroprotective core measures for family-centered developmental care[J]. Newborn and Infant Nursing Reviews, 2013, 13(1): 9 – 22.

[3]　Altimier L, White R. The neonatal intensive care unit (NICU) environment[M]//Kenner C, Lott J W. Comprehensive Neonatal Nursing Care. 5th ed. New York: Springer Publishing Company, 2014: 722 – 738.

[4]　Bergman N. Skin-to-skin contact as a neurosupportive measure[J]. Newborn Infant Nurs. Rev.

2015,15(3):145-150.

[5] Conde-Agudelo A,Díaz-Rossello J L. Kangaroo mother care to reduce morbidity and mortality in low birthweight infants[J].Cochrane database of systematic Reviews,2016(8).

[6] Danner-Bowman K,Cardin A D. Neuroprotective Core Measure 3:Positioning & Handling—A Look at Preventing Positional Plagiocephaly[J]. Newborn and Infant Nursing Reviews,2015,15(3):111-113.

[7] 周元成,吴新贵.脑神经可塑性的研究进展[J].广西中医学院学报,2010,13(2):83-85.

[8] 邹林霞,林小苗,陈维华,等.基于NICU环境的早期干预对早产高危儿神经发育结局的影响[J].中国康复,2017,32(2):136-137.

[9] 周伟,荣箫.新生儿重症监护病房环境与早产儿脑病[J].中华实用儿科临床杂志,2015(14):1053-1056.

[10] 何广荣,付丽,李洪伟,等.NICU中光线水平对早产儿生长发育影响的研究[J].中国护理管理,2014(3):281-283.

[11] 李燕凤,陈月凤,陶英.NICU环境管理对早产儿的影响[J].齐鲁护理杂志,2017,23(23):73-75.

[12] 蒙景雯,陈华,李变,等.以家庭为中心的护理方案对早产儿家长照顾能力的影响[J].护理学杂志,2017,32(9):5-7.

[13] 张敏,张丽,关志,等.家庭参与式护理模式应用于NICU早产儿护理的研究进展[J].中国护理管理,2018,18(12):1692-1696.

（虞文芳　毕金霞）

第十三章　新生儿姑息治疗

　　围产期姑息治疗是一种跨学科合作、综合全面的治疗方法，旨在为可能会面临围产期死亡的家庭提供支持。围产期死亡指的是妊娠 20 周后的胎儿死亡和新生儿夭折。姑息治疗的理念之一为临终关怀，即帮助新生儿平静、有尊严地死亡，并为家庭和卫生保健人员提供爱心支持。

　　产前检查技术的迅速发展使我们能够早期发现胎儿异常，也使得这类患有危及生命疾病的胎儿及其家庭的治疗和护理需求增加。姑息治疗可以在产前开始并延续至产后，也可以对出生时患有危及生命的疾病或在住院期间出现危及生命的疾病的新生儿进行姑息治疗。

　　世界卫生组织估计，全世界有 120 万儿童在生命末期需要姑息治疗。先天性畸形约占所有活产的 3%，是婴儿死亡的主要原因。与早产相关的死亡原因占所有婴儿死亡的 35%，超过任何其他单一原因导致的死亡。2018 年中国婴儿死亡率为 6.1‰，有相当比例是发生在 NICU 中的。

　　姑息治疗适用于生命受限的患儿，如严重早产并伴随着各种并发症、与出生有关的创伤或患有复杂的先天性疾病。姑息治疗的目标是改善患儿生存质量并提高其舒适度。治疗和安慰措施可以共存，WHO 指出，在新生儿生存机会渺茫的情况下，姑息治疗应该与治疗同时开始。

第一节　姑息治疗实施过程

一、评估

　　姑息治疗旨在通过对患儿疼痛和生理、社会、心理、精神和文化需求的早期评估、识别和管理，减少临终患儿及其家属的痛苦，提高他们的生活质量。因此国际护士理事会认为护士在姑息治疗中具有重要作用，护士和其他医疗工作者将决定何时停止积极治疗，并将治疗的重点转移到为患儿及其家庭提供最大程度的舒适上来。

综合评估应建立在患儿身体状况、家属心理、社会、宗教和文化领域的基础上。建议使用通用伦理标准进行决策，即根据病理生理、治疗目标和父母的意愿来衡量利弊，达到最佳结果。

建立供医疗护理团队参考和执行的工作流程，避免护理工作混乱，并保证护理工作的连续性。

二、计划和实施

医护人员应及时并富有同理心地向家属提供诊断结果。由于预后的不确定性及新生儿的寿命可能比预期的要长，可以在产前就制订好治疗计划。治疗计划是向参与者提供的书面文件，用来说明胎儿/新生儿的目前诊断和保持婴儿舒适所需的预期治疗方法。

医务人员应以书面指导的方式向家长提供姑息治疗干预措施的相关信息，如转介至社区、咨询师和其他医院；姑息治疗具体包括哪些措施；患儿死亡时应与谁联系。当病重的新生儿被送往三级医院时，医护人员应告知父母姑息性治疗将可能成为护理的重点，因为父母可能认为转运至上级医院意味着疾病会被治愈，而实际上大多数时候仅仅是明确诊断。

当决定进行姑息治疗时，应把握重点：

（1）应审查当前医嘱，并决定在开始进行姑息治疗时是否应继续执行这些医嘱。

（2）出现疼痛和痛苦的症状时，如呼吸困难或癫痫发作，应采用非侵入性方式进行治疗并考虑给药方式，如果不再需要或不可用静脉注射，可以使用口腔、皮肤或直肠给药。

（3）应鼓励采取护理措施促进舒适，如袋鼠式护理。

（4）应使用可靠有效的量表来评估新生儿的疼痛和镇静状态。

三、注意事项

（1）在新生儿出生前、出生时、出生后；在产房、新生儿重症监护室和出院后在家中等任何地方，都应提供姑息治疗。

（2）进行产前诊断确定胎儿患有危及生命的疾病后，在子宫内就应该提供姑息治疗。应以客观中立的方式向家庭提供终止妊娠或继续妊娠的选择，家庭最终决策应得到医疗护理团队的支持。

（3）当家庭成员选择继续妊娠时，应在产前选定一名协调人员，以帮助家庭了解医疗保健系统；协调医疗护理团队和家庭成员之间开展的护理会议；回答专业相关问题；帮助父母制订适当的生育方案，这份方案作为记录父母关于怀孕、分娩、出生和产后的计划的书面文件，供所有参与者执行。

（4）多学科团队成员应相互协调并共同提供护理和服务。通过团队内部协商一致提出一个共同建议，以避免在沟通和护理方面出现分歧。如果任何一方希望更改计划，多学科团队必须召开全体会议重新评估是否应该进行更改。

（5）父母是护理团队的一部分，应该参与到决策过程中。开展家庭会议对护理人员了解家庭对婴儿的需求、期望和目标是至关重要的。

（6）应提供家庭支持服务：社会工作者和心理咨询师可在产妇围产期为家庭提供支持服务；医院姑息医疗护理团队成员可提供情感和精神上的支持；由儿童心理医生或家庭关系调解专家为婴儿的兄弟姐妹提供支持；哺乳咨询师帮助那些希望在婴儿生命结束前用母乳喂养婴儿或捐献母乳的母亲，并在需要时帮助母亲停止泌乳。

（7）所有工作人员都应接受培训、签署书面协议、评估并通过年度能力考核和支持服务。在新生儿离世后，应向工作人员说明死亡病例的情况。

四、向家庭和初级保健过渡

医院工作人员应与当地临终关怀或姑息治疗机构建立联系，以提供连续性护理。如果当地的临终关怀医院不提供儿科护理，儿科家庭卫生机构和初级医疗保健医生可能会承担姑息治疗的任务。给因生存机会渺茫而出院的婴儿制订护理计划，包括必要的资源和非复苏计划，以避免进行不必要的复苏。

应该讨论关于患儿是否该接受人工营养和水化作用（artificial nutrition hydration，ANH）。人工营养和水化作用可延长患者生命，在姑息治疗中尚存在争论。家属和工作人员需意识到，口服食物和水的婴儿可生存 1～3 周，家属可能会感激这段时间，因为在这段时间内可以在没有管道和导联线的情况下实施照护并亲近他们的婴儿。

另外，喂养管的置入有可能延长患儿寿命，但已有对生命终末期的成年患者的研究表明，不进食时会更舒适。当没有接受营养时，身体会释放内啡肽来进行镇痛。当一个成年人发生了器官衰竭时仍进食，常常会出现各种并发症，如肺水肿、心力衰竭、腹胀、腹痛、腹泻和吸入性肺炎。

第二节　临终关怀护理

在新生儿重症监护病房中提供富有同理心、以家庭为中心的临终关怀护理对护理人员来说是一个挑战。医疗护理团队必须平衡婴儿和父母及家庭的医疗需求。

虽然婴儿的死亡是一个毁灭性的事件，但多学科团队的专业知识和技能可以极大地影响父母面对丧亲之痛的能力。父母在临终关怀期间从医护人员那里得到的同情和治疗对他们影响深远。

一、疼痛管理和舒适护理

疼痛管理对新生儿尤为重要。触觉是胎儿首先发育的感官。胎龄 30～37 周的胎儿就能明确地感受到疼痛，且新生儿对疼痛敏感性强于成人。在 NICU 很多患儿在终止治疗 48 h 后死亡，其中 73% 的患儿在整个过程中的疼痛得不到有效控制，没有获得有效的临终关怀护理。

镇痛治疗是唯一需要为濒死患儿提供的治疗，这种治疗包括药物镇痛和非药物镇痛。在使用非药物镇痛时护士可以为患儿及其父母提供一个安静、光线柔和的病房环境；应用非营养性吸吮、音乐疗法、提供舒适的体位和治疗性抚触等一系列措施缓解患儿疼痛，增加其舒适性。在使用药物镇痛时，一般建议从患儿停止治疗开始即给予镇痛治疗，直至死亡。通常医院给濒死患儿使用吗啡 1～2 mg，在 10～20 分钟内静脉泵入，药物通常是在拔除呼吸机之前给予。也有一些医院不给濒死患儿任何止痛药物，除非他们有疼痛的指标，但是一般医生的共识是濒死时呼吸的挣扎是痛苦的，所以应该给予药物镇痛。

在舒适护理方面，包括袋鼠式护理、口腔护理、维持身体清洁、及时更换尿布及衣服。

二、终止生命支持治疗时的护理

当姑息治疗进行至在医院或家庭中移除维持生命的设备时，应提供临终关怀。在移除生命支持设备之前，应制订计划，以支持新生儿继续自主呼吸。当停止为新生儿提供呼吸机支持时，护理人员应注意以下事项：

（1）新生儿的父母应该决定在场人员。

（2）护士应该尽可能多地向家长解释整个过程，包括拔管和疼痛控制。并让他们知道患儿不会立即死亡。

（3）在移除生命支持设备之前，应该停止使用血管升压药和神经肌肉阻滞剂。

（4）拔管时，停止所有不必要的静脉导管和设备；移除胶带和管道导联线；可进行轻柔的吸痰操作。

（5）如有呼吸窘迫，应给予吗啡等药物治疗；根据病情和家长的意愿，可采取氧疗作为一种安慰措施。

（6）治疗呼吸窘迫或缓解不适的药物应根据新生儿的体重采用标准剂量，必要时可重复使用。

（7）在撤掉生命支持后，新生儿应由父母或家庭成员抱着，护士和主治医生应在家属旁进行协助，评估患儿的心率和舒适度。如果父母不愿意抱着患儿，护士应抱着并进行安慰。

（三）提供临终关怀

1．提供私人空间

（1）为家庭提供一个安静、私密的环境，并能容纳家庭希望在场的每一个人。

（2）保持光线柔和，避免噪音，灯光的亮度应该根据家庭的舒适程度进行调整。

（3）应安排工作人员，随时能为家庭提供一名护士和一名医生。

（4）在实施临终关怀病房门口做象征性的标志，如飞翔的蝴蝶。

2．取消访问限制

（1）帮助父母通知其他人，允许除父母以外的家人和朋友探视及告别。

（2）出席者的手机应该处于关闭或静音状态。

3．同理心支持

（1）在此期间医护人员应注重语言表达的合理性，避免用"死亡、濒死"等词汇加重父母心理应激，可以用"目前状态不是很好"代替。

（2）避免应用"稳定、很好、好转"等词汇，以免患儿最终死亡而造成父母误解。

（3）应用监护仪对患儿实施监测，应注意调整模式，避免父母直接面对监护仪上的波形曲线最终变成直线的一幕。

（4）给予家庭精神上的支持。

4．促进患儿舒适

（1）应经常进行疼痛评估以确定患儿的痛苦。

（2）不应进行足跟采血、血气分析等侵入性的操作。

（3）给新生儿少量的口服液，如滴母乳和唇部润滑液，促进舒适。

（4）应给予适当的药物治疗，可通过静脉、直肠、口腔或局部给药。

5. 创造回忆

（1）给父母足够的时间去创造回忆。允许他们在撤除机械通气或其他生命支持之前、期间或之后抱着、拍照、给患儿洗澡和穿衣服。如果可以的话，患儿应该被带到室外的阳光下。

（2）帮助家属抓拍自然瞬间及临终记录影像。

（3）创建一个记忆盒，里面装有患儿床头卡、照片、衣服、一绺头发、脚印、手印和患儿生命中积累的任何其他纪念品。

（4）如果家属不希望在婴儿死亡时看到或保存它们，可以将它们保存在指定的地方。

第三节 丧亲之痛护理

护理人员和社区可以提供丧亲干预。干预措施包括：

（1）家属离院时应由工作人员陪同。

（2）给患儿父母一个礼物并让他们带回家，如毛绒玩具熊。

（3）第二天打电话给患儿家属进行慰问。

（4）给患儿家属寄一张卡片、一封电子邮件或工作人员写的信；可以将信息个性化，并附上团队成员的签名。

（5）在患儿出生或死亡周年纪念日当天联系家庭成员，根据家庭意愿，通过电话、卡片、短信或电子邮件将该家庭介绍给当地或在线支持小组的成员。

（6）提供有关丧亲关怀的小册子及联系方式。

（7）关注患儿兄弟姐妹的需要，并提供支持。

（8）将患儿照片存档一段时间，给父母充足的时间考虑是否需要这些照片。

（9）进行随访，让家庭成员可以提出问题或表达他们对所受到照顾的看法。

（10）为失去亲人的家庭举行一年一度的纪念活动，以悼念他们的孩子。

参 考 文 献

[1]   Barfield W D. Standard terminology for fetal, infant, and perinatal deaths[J]. Pediatrics, 2011, 128(1): 177 - 181.

[2]   Catlin A, Brandon D, Wool C, et al. Palliative and end-of-life care for newborns and in-

fants: from the National Association of Neonatal Nurses[J]. Advances in Neonatal Care, 2015,15(4):239 - 240.

[3]　Vesely C, Beach B. One facility's experience in reframing nonfeeding into a comprehensive palliative care model[J]. Journal of Obstetric, Gynecologic & Neonatal Nursing, 2013,42(3):383 - 389.

[4]　Wool C. State of the science on perinatal palliative care[J]. Journal of Obstetric, Gynecologic & Neonatal Nursing,2013,42(3):372 - 382.

[5]　王国琴,芦玮玮,许茂莲. NICU 临终关怀护理进展[J]. 中华现代护理杂志,2014,20(36): 4683 - 4685.

[6]　张欣,李时雨,陈京立. 新生儿重症监护室临终关怀护理研究进展[J]. 中华护理杂志, 2012,47(6):574 - 576.

[7]　Sankaran K, Hedin E, Hodgson-Viden H, 等. 加拿大三级医疗中心新生儿的临终关怀 [J]. 中国当代儿科杂志,2016,18(5):379 - 385.

[8]　卢林阳. 130 例濒死新生儿的临终关怀与姑息护理[J]. 中华护理杂志,2009,44(9):815 - 816.

[9]　陈静,王笑蕾. 安宁疗护的发展现状与思考[J]. 护理研究,2018,32(7):1004 - 1007.

[10]　王梦莹,王宪. 国内外安宁疗护的发展现状及建议[J]. 护理管理杂志,2018,18(12):878 - 882.

[11]　冉伶,许毅. 儿童临终关怀的发展[J]. 医学与哲学,2014,35(1):37 - 39.

（虞文芳　武　静）

第十四章　新生儿随访和护理

第一节　新生儿出院前指导

一、出院指征

新生儿在出院前,必须符合下列条件:

(1) 体重≥2000 g。

(2) 生命体征稳定,并有成熟的呼吸控制能力。

(3) 建立经口喂养,保持体重持续增长。

(4) 在居家环境中,能够维持正常体温。

大多数早产儿在纠正胎龄 34～36 周后达到生理稳定,随后才逐渐实现经口喂养和氧合稳定。呼吸暂停在早产儿中很常见,连续观察 10 天无呼吸暂停发生方可建议出院。新生儿喂养和体重增长也是出院后即将面临的挑战。对于 NICU 中的新生儿,在开放的环境中(如婴儿床)必须持续几天(直至 1 周)体重增加 15～30 g/d方可达到出院指征。

住院超过 5 天的新生儿在出院前应进行听力筛查,有条件的应行听觉脑干反应检查,可避免听觉神经疾病被漏诊。此外,新生儿出院前应在医院进行第一次眼科检查,生后 4～6 周的新生儿或纠正胎龄 31～33 周的早产儿应进行视网膜病变检查,对于长期住院的新生儿,在出院前也应进行与年龄相适应的免疫接种。

二、父母准备及教育

新生儿尤其是早产儿刚出院时,由于环境、生活节律和喂养方式的改变,可出现不适应的表现,如喂养不顺利、哺乳困难、进食奶量明显减少、呛奶、呕吐、大便不通畅等,甚至会导致短期内体重减轻,使再次入院概率增加。尤其是小胎龄、出院时尚未足月的早产儿、有支气管肺发育不良、胃食管反流等症状者,出院后仍存在较高的发病风险。因此,在出院前应对早产儿家长进行相关知识的宣教,使他们学会喂养和护理方法。要指导家长学会观察早产儿的生命体征和异常情况,预防和紧急处理喂养过程中的不良事件。

指导内容包括:

(1)喂养:早产儿出院前由新生儿科医生进行喂养和生长评估,给予出院后喂养的初步建议。

(2)护理:指导家庭护理方法与技巧,紧急情况的处理,如呛奶、窒息、呼吸暂停等。

(3)观察:包括精神状况、体温、喂养、大小便、体重增长、呼吸、黄疸、视听能力、肢体活动等,发现异常及时就诊。

(4)营养素补充:出院后继续补充维生素 D、铁剂,酌情补充钙、磷、维生素 A 等营养素。

(5)随访计划:告知早产儿随访的重要性和相关内容,以及首次随访的时间及地点等。

早产儿在出院后相当长的一段时间内面临着生长落后、神经发育迟缓和发病率增加的风险,尤其出生后第 1 年是追赶生长的关键期,定期监测和评估,针对性的喂养指导和干预,能有效帮助大多数早产儿达到理想的生长状态,改善其预后。应使家长了解随访的重要意义,增加依从性。根据各医疗机构的特点,以多种形式开展早产儿家长的教育,共同促进早产儿健康成长。

第二节　出院后家庭支持

一、向初级保健过渡

出院后护理的连续性和协调性对婴儿的健康和发展至关重要。应在出院时向患儿父母提供有关初级保健人员和相关转诊的信息,以便提高他们对婴儿健康检查、继续进行必要治疗或停用药物等建议的依从性。通常,卫生保健专家应该参与高危儿出院后的护理。这些专家包括营养学家、发育专家、语言和职业治疗师、儿科外科医生、肺科医生和神经科医生。应向患儿父母提供如何向这些卫生保健专家转诊的信息。此外,应重视免疫接种,包括预防性使用帕利珠单抗以降低呼吸道合胞病毒感染的频率和严重程度。

建议采取以下的策略帮助父母从医院向家庭和初级保健过渡：

（1）进行出院宣教，并提供建议。

（2）进行清晰的沟通，并保证出院后护理的协调连续性。

（3）提供充足的社会和专业支持。

（4）督促家长及时进行健康和发育筛查。

（5）必要时提供家庭随访护理。

二、出院后父母的情绪状态和心理健康

高危儿和早产儿、婴儿住院治疗都会给父母带来巨大的压力。高危儿的父母经常患有创伤后应激障碍，症状包括反复出现的记忆、创伤性再体验、带有非常负面的情绪、逃避行为、睡眠障碍、过度警觉、激惹性增高和注意力不集中等。这种情绪和行为异常通常集中发生在与婴儿住院有关的情况下，会唤起不良记忆。在必要时应当给有创伤后应激障碍的父母提供专业支持和心理辅导。

NICU婴儿的父母经常患有抑郁症，这会影响婴儿的生长发育，建议对父母进行抑郁症和其他情绪障碍的筛查。通常父母在出院后对婴儿有明显的焦虑和担忧，这与婴儿后续可能发生的疾病、反复的再入院和婴儿未来的发展有关。养育一个从生命危险中幸存下来的婴儿是一项极具挑战性的任务，我们应关注这些父母的育儿方式，因为他们更容易表现出过度保护行为、补偿性教育和脆弱儿童综合征。育儿障碍会影响婴儿的发育，甚至导致孩子将来出现行为方面的问题和医疗资源的滥用（如过度使用急诊科）。在严重的情况下，父母需要咨询师或心理学家的专业支持。

基层的卫生保健人员也应该综合考虑这些婴儿引发的社会效应。由于他们的易感性和父母保护婴儿免受可能感染（如呼吸道合胞病毒感染）的意愿，父母可能会有意与社会隔离，在某些情况下可能会出现社会歧视现象。因此，向父母提供有关支持小组的信息是很重要的。

同时，卫生保健人员还应避免自己的言行导致的歧视现象，不应给这些父母和婴儿贴上标签，应尊重和支持这些脆弱的家庭。建立信任和诚实的沟通是关键。应该在出院后第一时间与父母进行联系，即使是通过电话探访，也有助于建立信任，减少父母的焦虑和担忧，并能减少对医疗资源的浪费。建议定期与父母接触，去提高婴幼儿和父母出院后的护理质量。

出院后的父母经常诉说身体疲惫，睡眠不足，以及因照顾有特殊需要的婴儿、多次预约和多次治疗而感到疲劳，必要时可向父母们提供临时照护服务方面的信息。此外，这些婴儿还会带来严重的经济负担，应该告知父母一些有效信息，如他

们是否可以通过医疗保险和补助计划支付一些费用,以减少自付费用。向父母提供这类信息还将有助于提高父母对婴儿健康检查建议的依从性,并促进专业服务的使用,如语言治疗、物理治疗、听力治疗项目等。

第三节　新生儿随访

一、随访内容

(一)喂养评估

喂养情况包括早产儿的进食需求,喂养方式(乳类),每日奶量,有无呕吐、腹胀等,排尿和排便的次数和性状。

出院后首次评估时尤其要注意哺乳过程中生命体征的变化、吸吮吞咽与呼吸的协调、每次喂奶所需时间、体重增长情况和住院期间并发症的治疗与转归等。母乳喂养还应评估:每日哺乳次数(包括夜间)、每次哺乳持续时间、每次哺乳时有吞咽动作的时间、单侧或双侧喂哺、直接哺乳或泵出母乳奶瓶喂哺、有无添加人乳强化剂及添加量、尿量、睡眠、体重增长、母亲对自己奶量的估计、饮食习惯和身体情况等。对开始引入半固体食物的婴儿应了解食物种类、添加次数、接受程度和进食技能等,避免过多引入半固体食物影响乳量摄入。

(二)生长监测

在出生后的前3~4个月,应保持体重增长速度在15~30 g/d,在12~18个月时体重增长速度下降至5~15 g/d。为了促进体重增加和生长发育,需要补充母乳强化剂、铁、多种维生素、叶酸等。

与此同时,应计算新生儿热量的摄入。对于较大的健康的婴儿来说,每天108 kcal/kg可以保证足够的生长需要。但对于早产儿,由于蛋白质摄入需求增加,每天需要120~130 kcal/kg。

与普通NICU婴儿相比,那些患有特殊疾病的婴儿,如妊娠34~37周的晚期早产儿、已接受手术的足月儿,以及在首次出院后不久需要手术治疗的慢性肺病或先天性心脏病的婴儿,由于存在呼吸或消化问题,他们可能需要更多的钙。如果患有慢性肺病,婴儿可能每天需要120~150 kcal/kg的热量,需要增加蛋白质摄入量、限制液体摄入、加强电解质管理。患有先天性心脏病的婴儿通常需要限制液体摄入量同时需增加热量摄入。对于高危儿,应定期评估电解质状况、酸碱平衡和血液指标,主要监测血红蛋白、红细胞压积、钾和钙以及其他成分是否处于低水平,以防止出现呼吸暂停、贫血或骨质减少。

对婴儿进行健康评估时还应测量身长、头围和体重。早产儿的头围在刚出生后不久增加 0.7~1 cm/周,足月儿增加 0.5 cm/周;在 12~18 个月时,头围的增长下降到 0.1~0.4 cm/月。早产儿的身长增长为 0.8~2.2 cm/周,足月儿为 0.7~0.75 cm/周,12~18 个月时下降至 0.75~1.5 cm/月。

（三）发育监测

应在第一年内对高危儿的神经发育、行为和感觉状态进行多次评估,以确保早期发现问题并采取适当的干预措施。国外提出了以下高危儿随访的"危险信号":

（1）Apgar 评分 5 分钟小于 4 分。

（2）脑室内出血超过 Ⅱ 级,脑积水。

（3）缺氧缺血性脑病,神经系统检查异常(震颤,低张力/高张力),癫痫。

（4）需进行换血治疗的重度高胆红素血症。

（5）严重感染(败血症、脑膜炎)。

（6）严重低血糖。

（7）持续性肺动脉高压,接受过体外膜肺氧合,一氧化氮吸入治疗。

（8）出院时需使用呼吸暂停监测仪和咖啡因。

（9）婴儿母亲滥用药物。

（10）先天性出生缺陷(如 21 - 三体或唐氏综合征)。

接受大小手术,如膈疝、严重心脏病变、幽门狭窄,甚至腹股沟疝手术的婴儿可能会出现发育迟缓。在这些外科患儿中,可以确定几个导致发育迟缓的危险因素:遗传易感性、早产、病前状态、手术时的年龄、手术时间和使用的麻醉/镇痛药物类型。

二、随访时间和频率

基层医疗护理的随访频率可参照美国儿科学会的预防保健护理指南,但高危儿需要更多的随访。随访频率为出院后 6 月龄以内每月 1 次,6~12 月龄每 2 个月 1 次。高危早产儿第一年应每月 1 次,尤其出院后 1~2 周内应进行首次评估。部分高危儿应在出院后进行每周或每半月一次的检查,同时根据病情需要随时去基层医疗机构就诊。对于早产儿及提早出院的新生儿(分娩后小于 48 h),美国儿科学会和加拿大儿科协会建议在出院后 2~4 天内去基层医疗机构就诊。

建议在婴儿期 1、2、4、6、9 和 12 个月时进行体格检查和测量、发育监测以及心理社会和行为评估。在幼儿期时,在 15、18、24 和 30 个月,以及 3 岁和 4 岁时进行随访检查。建议在婴幼儿 9、18、24 或 30 个月大时使用标准化工具进行发育筛查。对于出生体重低于 1500 g 的新生儿,以及患有缺氧缺血性脑病、癫痫、缺氧性心肺功能衰竭和多种先天性异常的婴儿,应在纠正年龄 1 岁和 2 岁时接受标准化的神经发育测试。Sherman 等人还建议在纠正年龄 6 个月时进行评估,以评估发生严重残疾的可能性。

除此之外,还应进行眼科检查。体重小于 1500 g 或胎龄小于 32 周的早产儿,以及病程复杂的婴儿,应进行视网膜病变筛查(图 14-3-1)。根据这些建议,22 周以上的婴儿的第一次眼底检查应在出生后 4~6 周或在纠正胎龄 31~33 周时进行,应每隔 1~3 周进行一次随访。

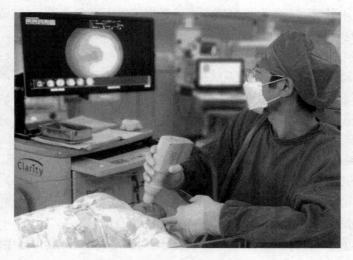

图 14-3-1　早产儿视网膜病变(ROP)筛查

听力筛查也是必要的。出院后,应在婴儿出生后 1 个月和 3 个月时进行听力评估,有听力障碍的婴儿应在 6 个月前加入早期听力检测和治疗干预项目,且在前 3 个月应尽早加入,会使婴儿在语言发展上获益更大。建议出生后前 3 年每 6 个月由听力专家进行一次听力评估。

参 考 文 献

[1]　Purdy I B, Melwak M A. Who is at risk? High-risk infant follow-up[J]. Newborn and Infant Nursing Reviews, 2012, 12(4): 221 - 226.

[2]　Walker K, Holland A J A, Halliday R, et al. Which high-risk infants should we follow-up

and how should we do it? [J]. Journal of paediatrics and child health,2012,48(9):789 -
793.

[3]　Whyte R K,Canadian Paediatric Society,Fetus and Newborn Committee. Safe discharge
of the late preterm infant[J]. Paediatrics & child health,2011,15(10):655 - 660.

[4]　Westerberg A C,Henriksen C,Ellingvåg A,et al. First year growth among very low birth
weight infants[J]. Acta Paediatrica,2010,99(4):556 - 562.

[5]　Hynan M T,Mounts K O,Vanderbilt D L. Screening parents of high-risk infants for
emotional distress:rationale and recommendations[J]. Journal of Perinatology,2013,33
(10):748 - 753.

[6]　《中华儿科杂志》编辑委员会,中华医学会儿科学分会儿童保健学组,中华医学会儿科学
分会新生儿学组.早产、低出生体重儿出院后喂养建议[J].中华儿科杂志,2016,54(1):6
- 12.

[7]　Vohr B,曹云.新生儿重症监护病房高危新生儿出院后随访[J].中国循证儿科杂志,
2008,3(6):401 - 406.

[8]　邓玉环,孙亚莲,高丹.综合管理模式对高危儿随访效果的影响研究[J].中国妇幼保健,
2016,31(12):2421 - 2423.

[9]　吕攀攀,董荣芝,刘芳,等.高危儿听力筛查及随访研究[J].中国康复理论与实践,2016,22
(12):1459 - 1461.

[10]　郭书娟.0~3 岁高危儿社区早期干预指导研究[D].上海:复旦大学,2010.

[11]　高美哲,王春霞,屈克丽.高危儿分类转诊对社区儿童保健工作的影响[J].中国儿童保健
杂志,2015,23(11):1219 - 1221.

[12]　芦玮玮,卢林阳.共情护理对高危儿家长随访依从性的影响[J].护理实践与研究,2014,11
(1):145 - 146.

[13]　中国医师协会儿童健康专业委员会第一届儿童早期健康发展专业委员会,中国医师协会
第一届儿童早期健康发展专业委员会,西安医学会新生儿学分会.早产儿出院后随访及
管理建议[J].中国妇幼健康研究,2019,30(9):1048 - 1052.

（虞文芳　　杨国琴）

第三部分

新生儿
常见护理操作及检查

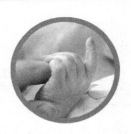

第十五章　新生儿常见护理操作

第一节　一般操作原则

本章概述了新生儿病区中较为常见的几项护理操作,主要介绍每项操作的基本方法和内容。

一、医疗用品的选择

在进行护理操作前应考虑所有可选用的医疗用品并评估每种用品的风险效益比。

许多医疗用品是由塑料制成的,其含有的聚氯乙烯可产生增塑剂邻苯二甲酸二(2-乙基己基)酯(DEHP),长期接触这些物质会产生毒性作用。因此在选择医疗用品时应为新生儿提供多种选择,尽量使用不含邻苯二甲酸二(2-乙基己基)酯的用品。

二、感染控制

在任何护理操作之前,都应该进行严格消毒。最适用于新生儿的消毒液目前尚不明确;氯己定(用于皮肤已经发育成熟的患儿)和酒精是常见的消毒制剂。当使用含碘消毒液对新生儿皮肤进行消毒时,应在消毒液干燥后,用灭菌水仔细清洗皮肤,避免含碘消毒液引起的化学灼伤。对于极早早产儿(出生胎龄小于 28 周),酒精也会导致化学灼伤,所以酒精消毒待干后也需要用灭菌水冲洗。

三、生命体征的监测

在人员充足的情况下,进行护理操作时还需要另一名专业的护理人员持续监测和管理新生儿的生命体征。护理人员应在整个操作过程中监测新生儿的心肺功能和体温,必要时采取干预措施。持续的心肺功能监测可以通过侵入性(如动脉血压监测)或非侵入性操作(如血氧饱和度监测仪)来实现。

护理人员可以通过使用操作核查表,以确保每个步骤都正确、标准地完成,操作结束后,所有参与人员核对记录并签名。

四、疼痛管理

操作过程中产生的疼痛可以通过药物或非药物镇痛方法来缓解,应考虑镇痛药物对于患儿心肺功能产生的消极影响。

舌尖滴入蔗糖水(如24%蔗糖溶液)在缓解新生儿与医疗操作相关性疼痛方面非常有效(如静脉采血、足跟采血等)。当患儿对口服镇痛药物产生耐受时,它也可以作为缓解疼痛的辅助手段。建议在用药前使用新生儿疼痛评估量表来评估用药需求。关于疼痛管理详细内容可参照本书第十三章。

五、家属知情同意

为患儿进行任何侵入性操作前都必须告知父母,使其了解每项操作的适应证和可能出现的并发症(紧急状态或面临抢救的情况下除外)。如果有备选方案也应告知家属,对于侵入性或风险较大的护理操作,须在家属签署知情同意书后方可执行。

六、防护

护理人员在必要情况下应进行全面防护,包括戴手套、穿防水的隔离衣、戴护目镜,以防止接触可能含有感染性病原体的血液和体液。

七、查对制度

在开始任何护理操作之前,整个团队都应该对患儿进行仔细的检查和核对,以确保正确的操作是在正确的患儿身上进行的,并且如果需要的话,还应确定是在正确的一侧进行操作(如胸廓造口置管术)。所有操作核查表中都应包括这种查对步骤。使用核查表有助于确保医护人员不会疏忽遗漏任何关键步骤或评估内容。

八、培训和学习

在为患儿进行护理操作之前,护理人员应该严格按照操作标准进行学习和培训,培训内容包括适应证、潜在并发症、治疗方法、备选方案和操作流程。条件允许的话,应先在模拟患者身上进行训练。有经验的操作者也可以利用业余时间对其他医护人员进行培训和指导,这样可以提高个人和团队的技能操作水平。

九、规范记录

规范记录操作流程以提高护理人员护理质量,如记录上一次插管时遇到的困难或者气管插管的深度和型号,可以为再次插管提供重要信息。

一般情况下,所有操作流程都应被记录,包括失败的操作;同时还需要记录日期和时间、适应证、监护情况、疼痛管理的术前用药、操作技术、操作时遇到的困难、并发症和实验室检查结果。

第二节　血标本采集

新生儿血标本采集的目的是为了获得血清或全血标本以进行实验室检查。血液标本可经由动脉、静脉、中心导管或足跟部获取。采血前需要认真核对患儿身份信息。

一、静脉采血

(一)定义

通过采血针抽取一定量的静脉血以进行血液生化检查,血培养和其他实验室检查。常选用肘前静脉和大隐静脉。

(二)临床适应证

当所需采血量大于 1 mL 时,可进行静脉穿刺抽血。

（三）临床禁忌证

当新生儿已确诊或怀疑有严重凝血功能障碍时应尽量避免抽血，因为对这类患儿来说止血较为困难。

凝血因子缺乏不是静脉穿刺的禁忌证，除非需要抽血的这块皮肤受到感染或者可能需要经外周静脉进行中心静脉置管。

（四）用物准备

准备用物包括无菌手套、安抚奶嘴和24%蔗糖水、聚维酮碘、采血管、采血针、无菌纱布、生理盐水和胶带或敷贴。

（五）步骤

（1）洗手并准备用物。

（2）用襁褓包裹新生儿，将需要穿刺的一侧肢体暴露在外或者另请一位助手固定好新生儿。

（3）戴上无菌手套，给新生儿吸吮一个蘸有蔗糖水的安抚奶嘴。

（4）用聚维酮碘消毒穿刺点，待干后用生理盐水清洗皮肤上多余的碘酒，待干。

（5）以45°角将采血针刺入所选静脉内。

（6）一旦针管里出现血液，立即将真空采血管插入采血针后端空腔。

（7）拔出针头，用无菌纱布按压穿刺部位，直至止血。

（8）如有必要，用纱布或敷贴覆盖穿刺点。

（六）操作后评估和护理

评估穿刺后局部出血情况、穿刺点是否有血肿和末梢循环情况。

（七）记录

记录穿刺部位、穿刺针型号、采血量、操作时患儿的耐受情况、穿刺局部出血情况、是否有血肿或周围创伤情况。

二、动脉采血

（一）定义

动脉采血作是为了从外周动脉中获取血液，最常用的动脉是桡动脉和胫骨后动脉。通常避免使用肱动脉，因为可能会导致臂丛神经损伤；避免使用颞动脉，因为可能会导致颞神经损伤；避免使用股动脉，因为可能会导致髋关节骨髓炎。

（二）临床适应证

动脉采血主要是为了进行血气分析检查或者需要抽取大量的血液进行特殊检测，例如在检测遗传和代谢性疾病时，由于微量血液的检查结果不准确，需要抽取动脉血以保证足够的检测血量。

动脉采血也适用于那些应用止血带压迫可能改变结果准确性的检测，如血清乳酸和血氨浓度检测。

（三）临床禁忌证

动脉采血适用于特殊且必要的检查，普通实验室检查应尽量避免动脉穿刺，因为动脉通常不能进行重复穿刺，尤其是如果该动脉在后期需要留置外周动脉导管时，应予以保护，避免进行穿刺操作。

（四）用物准备

无菌手套、安抚奶嘴和 24% 蔗糖水、聚维酮碘棉签、无菌纱布、生理盐水、采血针、采血管、动脉血管显像仪（如有）。

（五）步骤

（1）核对新生儿的身份信息，确认用物在有效期内且包装完整，并告知新生儿父母操作的必要性。

（2）洗手，穿戴合适的个人防护用具，给新生儿吸吮一个蘸有蔗糖水的安抚奶嘴。

（3）用襁褓包裹新生儿，或在其他人的协助下固定新生儿。

（4）如果要使用桡动脉或胫骨后动脉采血，需进行改良版 Allen 试验来确认侧支循环是否通畅。

（5）根据需要，可以使用动脉血管显像仪来识别动脉。

（6）戴无菌手套。

（7）使用消毒剂（如聚维酮碘、洗必泰或酒精）消毒动脉上方的皮肤后待干。

（8）用无菌盐水清洗残留的消毒剂，待干。

（9）将采血针以30°～45°的角度置入确定的动脉内。

（10）一旦针管里出现血液，立即连接采血管。

（11）抽取所需的标本量后，拔出针头，用无菌纱布迅速按压穿刺部位。

（12）按压穿刺部位直至停止出血。

（13）用生理盐水擦拭残留的血迹和消毒剂，并用纱布轻压盖住穿刺点。

（14）观察穿刺点局部是否持续出血。

（六）操作后评估和护理

评估穿刺部位肢体末端循环情况、穿刺点出血情况以及周围是否有血肿形成。

（七）记录

记录 Allen 试验测试结果、操作时患儿的耐受情况、疼痛评分和镇痛方法、无菌技术执行情况、穿刺的动脉、采血针型号、标本是否采集成功和操作后出血量或血肿位置。

三、中心或外周动脉导管内采血

（一）定义

如果新生儿有中心或外周动脉导管（图 15-2-1），可以直接从导管中抽取血液，无需用针头进行采血。

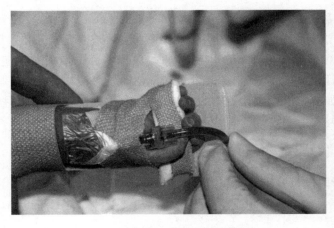

图 15-2-1　新生儿外周动脉导管

（二）临床适应证

其目是通过无创途径获取血液标本，避免对周围静脉、动脉或足跟进行穿刺从而造成损伤。

（三）临床禁忌证

从中心或外周动脉导管采血很少有禁忌证。然而对于极低出生体重的新生儿来说，从导管中快速抽取或注入血液是禁忌，因为机体血流量的变化可能导致生发层基质－脑室内出血（IVH）。

（四）用物准备

无菌手套、采血管、注射器、冲管液。

（五）步骤

（1）洗手，戴上无菌手套。

（2）夹紧导管或关闭旋塞，将注射器连接到导管或旋塞上，松开管路或打开旋塞，回抽导管，抽出 0.5 mL 血液后，夹紧导管或关闭旋塞，断开该注射器并连接新的注射器以保持无菌。

（3）连接样本采集注射器，松开导管或打开旋塞，并抽取所需的样本量，夹紧导管或关闭旋塞。

（4）连接初始注射器，松开导管或打开旋塞，将第一次抽出的血液重新注入导管内，夹紧导管或关闭旋塞。

（5）连接含有封管液的注射器，松开导管或打开旋塞，慢慢地冲洗管道，清除残留的血液。

（6）关闭旋塞。

注意：① 进行血气分析时，使用 1 mL 预肝素化注射器或用 0.5 mL 肝素钠（1 U/mL）湿润过管壁的 1 mL 注射器抽取血标本。抽取血样的速度应控制在 1.5 mL/min，以避免动脉灌注降低过快；② 在抽取血液样本前，必须清除导管内的输液液体（如有），以避免读数错误。抽取样本后应注入少量肝素盐水冲管液将血液从导管中清除。

（六）操作后评估和护理

确保导管内没有残留的血液或空气。

（七）记录

记录血液标本获取量和送检的实验室标本，如有并发症也需要记录。

四、足跟部采血

（一）定义

目的是通过穿刺足跟部以获得全血标本。

（二）临床适应证

当只需要取少量血样和静脉采血困难时，可从足跟部采血行毛细血管血气分析、血糖检查、血常规检查或新生儿代谢疾病筛查。

（三）临床禁忌证

极早早产儿禁忌足跟采血；灌注不足、足跟有损伤、穿刺后不能获取足够的血液或者需要大量的血液进行实验室检查都是足跟部采血的禁忌证。过度挤压脚跟会导致足跟受伤，并可能破坏血液标本的完整性。

（四）用物准备

无菌手套、聚维酮碘或酒精、采血针、采血管、生理盐水、血糖试纸（如需要）、无菌纱布、胶带或敷贴。

（五）步骤

（1）洗手。

（2）戴上无菌手套并且给新生儿吸吮一个蘸有蔗糖水的安抚奶嘴。

（3）用碘酒或酒精棉签消毒需要穿刺的部位后用生理盐水清洗消毒残留物，待干。

（4）用采血针刺破足跟的外侧或内侧（足跟取血部位为足跟两侧面）。

（5）轻轻挤压足部，使血液从穿刺点流出（如血液灌注良好，这不需要挤压）。

（6）用采血管接取血液标本。

（7）用无菌纱布覆盖穿刺部位，按压止血。

（8）用纱布或敷贴覆盖穿刺部位。

（六）操作后评估和护理

检查穿刺后的足跟部是否有挤压伤和穿刺部位是否持续出血。

（七）记录

记录足跟穿刺部位、采集的血液标本、操作时患儿的耐受情况和是否有可见创伤或穿刺部位持续出血。

第三节 各类导管的留置

一、外周静脉置管

（一）定义

静脉置管指的是经外周静脉置入导管，用以输注静脉药物、血液制品或补充液体、电解质。

（二）临床适应证

当需要静脉输注液体、电解质、药物或血液制品时，可以置入静脉导管。

（三）临床禁忌证

禁忌证包括周围组织发生循环障碍或局部皮肤发生感染。

（四）用物准备

远红外辐射台；包裹新生儿的毯子；无菌手套；安抚奶嘴；24% 蔗糖水；皮肤消毒剂（聚维酮碘、酒精）；22～26 号静脉导管；装有生理盐水的注射器，用于冲洗导管；一次性止血带；敷贴；固定胶带；棉球；需要的话可以准备固定胳膊用的小夹板；静脉血管显像仪。

（五）步骤

（1）洗手，戴无菌手套。

（2）核对新生儿的身份信息，选择适合穿刺的静脉。

（3）将新生儿置于辐射台上。

（4）必要时用襁褓包裹或在他人协助下固定新生儿。

（5）给新生儿吸吮一个蘸有蔗糖水的安抚奶嘴。

（6）可使用静脉血管显像仪确认静脉：手背或足部、头皮、前臂或腿。一般来说，手背和足部的静脉通常更容易看到和穿刺。避免使用静脉采血常用的肘前静脉和隐静脉。如果需要静脉输液的时间超过 1 周，则可以选择经皮中心静脉置管。

（7）扎止血带使穿刺静脉充盈。

（8）消毒静脉上方皮肤。

（9）将针头与皮肤成 15°～30°角刺入皮肤,见回血后将导管送入静脉并撤回针芯。

（10）解开止血带。

（11）连接注射器并推注生理盐水以确认通畅。

（12）如果推注生理盐水受阻或接近导管尖端的组织因液体渗出而肿胀,应按压导管尖端上方并拔出导管,然后按压穿刺部位止血。

（13）尝试在另外一个备选血管进行穿刺,建议每名护士最多只能进行两次穿刺,如果第二次穿刺仍失败,应该换另一名护士进行操作。

（14）一旦穿刺成功且冲管顺畅,立即用透明敷贴和胶带固定导管,必要时约束患儿以防止静脉导管移位(图 15-3-1)。

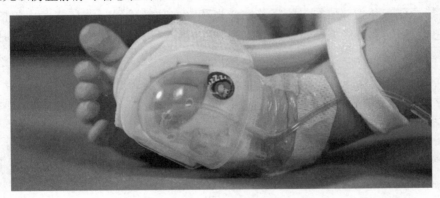

图 15-3-1　外周静脉导管固定

（六）操作后护理和评估

置管后需立即检查静脉导管是否通畅,固定后和输液前也应进行再次确认。随时观察置管部位和周围皮肤的完整性,以免导管不慎移位导致渗出液渗入到周围组织。同时需要密切观察静脉炎或其他感染的迹象。

（七）记录

记录置管位置、尝试置管的次数、操作时患儿的耐受情况、失血量和是否出现并发症。

二、胸腔穿刺置管术

（一）定义

在胸腔内放置导管，利用负压吸引装置引出胸腔内的气体或液体。

（二）临床适应证

张力性气胸伴心肺功能损害、气胸（影响机体通气和换气功能）、引流胸腔积液。

（三）临床禁忌证

禁忌证有穿刺部位的皮肤完整性受损和凝血功能障碍。潜在并发症包括：出血、感染、疼痛和神经损伤。在所有接受胸腔置管术的新生儿中，这些情况的发生率不到 2%。

（四）用物准备

消毒液（2%洗必泰、聚乙烯吡咯酮碘）；胸腔穿刺包：无菌巾，缝合线，弯头止血钳，手术刀，剪刀，持针器；胸腔引流管；灭菌注射用水（在操作后清洗消毒液）；止痛药和/或镇静剂，需遵医嘱；无菌手套；无菌衣；口罩/帽子；固定装置（或用毛毯包裹）；一次性使用胸腔引流器。

（五）步骤

（1）将所需用物准备齐全。
（2）用固定装置将患儿的患侧胸部抬高 45°～60°。
（3）定位穿刺点（锁骨中线第二至第三肋间隙或腋中线第四至第六肋间隙）。
（4）遵医嘱使用止痛药/镇静剂。
（5）洗手，戴无菌手套，按无菌操作的要求整理用物。
（6）消毒局部皮肤，待干。
（7）为患儿铺无菌治疗巾。
（8）予 1%利多卡因麻醉穿刺区域。
（9）将穿刺点上方的皮肤切开一个小口。
（10）在切口内插入闭合的弧形止血钳，钝性分离各层组织直至见到肋骨。
（11）用止血钳刺穿胸膜（此时可能会有空气逸出的声音）。
（12）将胸腔引流管插入胸腔并根据新生儿的大小用止血钳将引流管置入 2～

4 cm。

（13）将胸腔引流管连接到一次性使用胸腔引流器上。

（14）将胸引管缝合在适当的位置，并按要求进行包扎。

（六）操作后评估和护理

（1）监测生命体征和血氧饱和度。

（2）定期复查胸片。

（3）评估操作后疼痛情况和有无并发症发生。

（七）记录

记录操作的日期和时间、位置（切口位置）、插管的临床指征、插管用物（包括胸腔引流管的尺寸）、操作前后的生命体征、疼痛管理措施（药物治疗/舒适护理）、尝试置管的次数、患儿在操作过程中的耐受情况/遇到的问题、引流出的液体/气体量、失血量、操作前和操作后的胸片结果以及治疗计划。

三、胸腔穿刺术

（一）定义

紧急状况下对有胸腔积液（或气胸）的患儿进行经皮穿刺以排出胸腔内积液、血液和气体。

（二）临床适应证

临床指征包括存在心肺功能损害或衰竭的症状，以及出现单侧或双侧胸腔大量积液、积气产生压迫而引起各临床症状。

（三）临床禁忌证

需要考虑的是穿刺部位皮肤的完整性和患儿凝血功能状况，潜在并发症包括：出血、感染、疼痛和神经损伤，在所有接受胸腔穿刺术治疗的新生儿中，这些情况的发生率只有不到1%。

（四）用物准备

穿刺针（23～25号蝶形针或22～24号静脉留置针）；消毒液（2%洗必泰，聚乙烯吡咯酮碘）；灭菌注射用水（操作后清洗消毒液）；"T"形接头；医用三通接头；10 mL或20 mL注射器；镇静剂（遵医嘱）；无菌手套；无菌纱布；无菌治疗巾；固定装置(或用毛毯包裹);胶布。

(五)步骤

(1)患儿取仰卧位,在患侧下方放置固定装置。

(2)在操作过程中保持体温稳定并且监测生命体征。

(3)将用物准备齐全(如果使用静脉留置针,则将"T"形接头连接到静脉导管的末端,三通接头连接到"T"形接头的末端,抽吸用的注射器安装在三通接头上;如果用蝴蝶针,则将三通接头连接到蝶形针的末端,将注射器连接到三通接头上进行抽吸)。

(4)进行定位,穿刺部位位于锁骨中线第二肋间隙。

(5)洗手,戴无菌手套,按无菌操作的要求整理物品。

(6)铺无菌洞巾。

(7)常规消毒皮肤,待干。

(8)将针平稳地置入标记好的穿刺部位,向前推进,进针至有落空感时即提示进入胸膜腔。

(9)使用注射器通过三通开关分次抽出气体或积液,拔针后用纱布覆盖,贴上胶布固定。

(六)操作后的评估和护理

监测生命体征和血氧饱和度,需持续引流的患儿应置入胸引管。

(七)记录

操作的日期和时间,穿刺的临床指征,用物,操作前、中、后的生命体征,疼痛管理的措施(药物治疗/舒适护理),尝试穿刺次数,操作过程中患儿的耐受情况,操作前和操作后的胸片结果。

四、气管插管术

(一)定义

气管插管是将气管内导管通过口腔或鼻腔,经声门置入气管或支气管内的方法,用于人工通气,是临床上最常用的急救技能。

(二)临床适应证

进行机械通气提供呼吸支持、留取痰液标本进行培养、清除气管内的胎粪、缓解气道阻塞或声门下狭窄症状、应用肺泡表面活性物质、用于下呼吸道检查。

（三）用物准备

一次性无菌吸痰管（8 F 或 10 F，用于清除口腔分泌物）；负压吸引装置；气管插管（表 15-3-1）；新生儿喉镜；呼吸气囊和氧气面罩；氧源；导丝；无菌手套；呼气末 CO_2 监测仪；固定气管插管的丝绸胶带；胎粪吸引装置（视情况而定）；心电监护仪。

表 15-3-1　气管内插管的大小和位置

新生儿体重（kg）	气管导管型号（mm）	插入深度（cm）
<1	2.5	<7
1～2	3	7～8
2～3	3.5	8～9
>3	3.5～4	>9

（四）步骤

（1）准备和检查用物是否齐全。

（2）将新生儿置于辐射台或暖箱中，予鼻吸气位，使新生儿颈部轻微伸展。

（3）清理呼吸道分泌物。

（4）监测患儿的心率呼吸，必要时行人工辅助通气（气囊加压给氧），直至心率、血氧饱和度恢复正常，并且皮肤颜色转为红润。

（5）术者立于患儿头侧，左手持喉镜，轻轻将镜片插入新生儿的口中。

（6）将舌体推向左侧显现视野。

（7）进到会厌软骨处使镜片尖略微向上提起，以显露声门。

（8）如果声门显露不清，可在环状软骨上方轻轻按压。

（9）在患儿吸气时将气管导管沿口腔右侧插入气管。

（10）将导管插入到气管内的适当深度（表 15-3-1）。

（11）抽出喉镜，使用呼气末 CO_2 监测仪来确认位置，并用听诊器来听诊肺部的呼吸音是否对称。

（12）用"工"形胶布妥善固定气管插管（图 15-3-2）。

（13）插管完成后进行胸片检查确定导管位置是否正确，并查看患儿肺野情况。

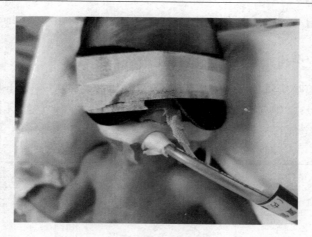

图 15-3-2 "工"形胶布固定气管插管

（五）操作后评估和护理

观察并发症，包括气管穿孔、食管穿孔、插管位置不正确、堵管或导管移位，为患儿提供持续的呼吸支持并进行呼吸监测。必要时行血气分析和胸片检查。

（六）记录

操作记录应完整描述和记录操作的基本原理、方法、给药、用物使用和患儿在操作过程中的耐受情况。操作后生命体征记录应作为该患儿后续护理计划的参考内容。

五、经外周静脉置入中心静脉置管

（一）定义

经外周静脉置入中心静脉导管（peripherally inserted central venous catheters, PICC）是将一根长导管置入外周静脉，然后将导管尖端送入到上腔静脉（SVC）或下腔静脉（IVC）。当置管位置在上肢静脉或头皮静脉时，导管尖端最佳位置是在上腔静脉中；当置管位置在下肢静脉时，导管尖端最佳位置是在右心房和膈肌之间的下腔静脉中。

中线导管是一种外周静脉置管输液工具，又叫中等长度导管，长度为 20.0～30.0 cm，将其置入静脉：如果从上肢置入，导管尖端可位于腋静脉；如果从头皮静脉置入，导管会穿过颈外静脉；如果从下肢置入，导管则会穿过腹股沟下方。与PICC 相比，中线静脉导管的置入过程较为简单。

（二）临床适应证

美国疾病控制和预防中心（CDC）建议，治疗时间超过 6 天的患者应该更多地考虑使用外周静脉置管，也就是说，选择 PICC 或中线导管。通过对血管通路需求的早期评估可以减少对患者的侵入性操作，并可以提高穿刺成功率、减少穿刺次数。需要留置长期静脉通路的临床适应证包括：① 需要输注高渗性药物进行治疗（>600 mOsm/L）；② 需要输注肠外营养；③ 长期的静脉治疗；④ 需要输注化疗药物。

（三）临床禁忌证

一般禁忌证包括：严重的菌血症或真菌血症、家属未签署同意书、凝血障碍或血小板减少、无合适的静脉。

在选择穿刺部位时应考虑排除：① 骨折和/或出生时有损伤的部位；② 静脉回流慢的部位；③ 皮肤破损的部位；④ 该血管有其他用途。

一些情况下，当患儿的血管有其他用途时，比如考虑行脑室储液囊埋置术或脑室－腹腔分流术时，应避免使用头皮血管。同样地，对于可能需要进行体外膜肺氧合（ECMO）治疗的患儿，应避免在右上肢置管。在有先天性心脏病的患儿中，确定置管位置时需要考虑未来手术的部位。

（四）用物准备

无菌帽子、口罩、隔离衣、无菌手套、无菌卷尺、无菌止血带、无菌洞巾、PICC 导管、穿刺导入针、无菌剪和/或修剪器、无菌镊、皮肤消毒剂（洗必泰或聚维酮碘）、肝素盐水冲洗液、正压接头、无菌注射器、无菌纱布、灭菌注射用水或生理盐水、无菌胶布、透明敷贴和固定装置。

（五）操作过程

PICC 的置管操作人员应接受过专业培训，并且应定期参加培训、训练并通过考核。

（1）评估患儿是否需要置管以及预期治疗的持续时间。

（2）与家属讨论并取得知情同意。

（3）评估并选择合适的静脉。

（4）测量导管置入深度。经上肢置入 PICC 时，将从预穿刺点沿静脉走向至同侧胸锁关节的长度设为基础长度，体重小于 2500 g 的新生儿不另加长度，体重大于 2500 g 的新生儿加 1 cm；经下肢置入 PICC 时，测量穿刺点—腘窝静脉—股静脉—剑突软骨的距离；经头皮置入 PICC 时，测量预穿刺点—锁骨—胸骨—胸骨切迹—第三肋间长度作为穿刺长度;测双侧臂围。

(5) 按无菌操作的要求整理导管和所需器械。

(6) 为患儿进行操作前准备,包括药物和非药物性镇痛措施。

(7) 戴无菌帽子和口罩。

(8) 洗手,穿无菌隔离衣,戴无菌手套,用消毒剂(洗必泰或聚维酮碘)消毒皮肤,待干。注意:对于早产儿或2个月以下的新生儿,慎用洗必泰,它可能会刺激皮肤或导致化学灼伤。

(9) 脱手套,穿无菌手术衣,戴无菌手术手套。

(10) 将患儿置于合适的体位。

(11) 铺无菌巾。

(12) 准备导管,冲洗并修剪至预定长度。

(13) 扎无菌止血带。

(14) 将穿刺导入针与皮肤呈$15°\sim30°$置入,一旦见到针管内有回血立即放低穿刺角度再进少许,以确保导引套管的尖端也处于静脉内,再将外套管送入少许,将针芯从导入针鞘内取出。

(15) 松开止血带。

(16) 使用无齿镊将导管置入穿刺导入针管腔内并缓慢送入到静脉中。

(17) 当导管达到预定位置时移除导入针。

(18) 轻轻按压穿刺处直到出血停止。

(19) 确认插入导管的长度和外露导管的长度。

(20) 如果使用带探针的导管,此时应缓慢取出探针。

(21) 回抽确认回血,用冲管液冲管确认导管通畅,肝素液正压封管,接正压接头。

(22) 用无菌纱布覆盖穿刺点,将外露的导管呈"L"形弯曲,贴无菌透明膜,交叉固定导管圆盘处。

(23) 正确使用弹力绷带加压包扎。

(24) 确认导管尖端在上腔静脉或下腔静脉的位置。

(25) 如果不在上腔静脉或下腔静脉中,则需重新定位。

(26) 通过X射线再次确认导管尖端位置。

(27) 清理穿刺点周围血迹。

(28) 记录操作过程,包括是否重新定位、影像学确认结果、操作前用药、导管品牌和批号、修剪长度、置入长度和患儿的耐受程度。

(六) 操作后评估和护理

(1) 每小时评估置管部位的情况,包括敷料的完整性、有无发红、渗漏和导管外露长度。

（2）确认导管尖端位置与输注液体的性质。

（3）如果导管尖端位置不在上腔静脉或下腔静脉的中心位置，则输注的葡萄糖浓度不超过 12.5%。

（4）当敷料变松、粘贴不紧、潮湿、被污染或超过说明书中建议的使用期限时需更换敷料。

（5）维持规定的最低输液速度，以防止堵管。

（6）冲管时使用的注射器规格不小于 5 mL 或按照生产商的指示选择冲管注射器。

（7）如果用肝素封管，每 6 h 用 1 mL 生理盐水和 1 mL 10 U/mL 肝素进行冲管。

（七）记录

记录操作过程；家长知情同意及健康教育；核对患儿身份信息；患儿准备包括疼痛管理和患儿的反应；置管部位准备，包括消毒剂的种类；PICC 导管的类型、规格/尺寸、批号和管腔数；穿刺导入针的类型和型号；导管是否有探针；描述置管过程；置管尝试次数；导管长度，如果有修剪的话，记录其原始长度和修剪长度；导管置入深度及导管外露长度；固定方法包括固定手法和敷贴类型；并发症和任何需要重新定位的情况；影像学检查确认导管尖端位置；操作过程中患儿的耐受程度；操作的日期、时间和操作者的姓名。

除了根据患儿的具体情况记录操作流程外，一些医院还制定了严格规范的操作流程供医务人员学习和遵守，如手卫生、消毒隔离制度和每日评估导管情况。

（八）腔内心电图定位技术在新生儿 PICC 置管中的应用

1. 原理

心脏的电活动可被体表电极所描述，即现在广泛应用的体表心电图（electro-cardiogram，ECG）。ECG 记录的是心脏每一心动周期所产生的电活动，每个心动周期主要由 P 波、PR 间期、QRS 波、T 波、PR 段、ST 段、PR 间期、QT 间期等波段构成。

将感知电极经外周血管置入心腔并放置在心腔某一部位后记录到的局部心腔电活动称为心腔内电图（intracardiac electrocardiogram，IC-ECG）。IC-ECG 主要反映感知电极邻近区域的心肌电活动，感知电极靠近心腔的某一部位时只有该部位的心肌激动产生的电位才被该电极所记录，其记录的波形多为高尖的双向或多向波，仅凭 IC-ECG 的图形很难区分哪个是心房波，哪个是心室波，故在观察心腔内电图时必须与同步记录的体表心电图结合以便进行分析。

在利用 IC-ECG 技术对 PICC 导管尖端进行定位时,当导管尖端进入上腔静脉后,操作者需要通过转换器将 PICC 替代模拟体表心电图 II 导联的阴极端,使其成为感知心电信号的腔内电极,电极尖端为 PICC 中的导电介质的尖端。此时模拟 II 导联上的 P 波主要反映心房除极波在额面投影的向量环在该导联轴方向上的分量。

由于置管过程中电极尖端及导管尖端的位置在不断改变,模拟 II 导联的向量方向也在发生细微变化,且当电极尖端接近或进入心房时,其感知的电位大小由血管腔内的阴极与体表阳极的电势差转变为心腔内的阳极与体表阴极的电势差,因此,在电极尖端由管腔进入心房时,心电图上所显示的 P 波大小和形态会发生明显变化。由此可推测探测电极尖端与心房电位综合向量轴之间的相对位置关系以及导管尖端与心腔之间的距离大小决定了 P 波大小及形态。故导管尖端在上腔静脉及心房中不同部位所感知到的 P 波电压及向量方向不同,心电图上则表现为 P 波大、小形态不同。根据这一原理可反映 PICC 置管过程中导管尖端的位置。

2. IC-ECG 引导 PICC 尖端定位时的 P 波变化规律

经上腔静脉途径置管时,PICC 导管尖端的目标位置在上腔静脉与右心房的上壁交接连接处(CAJ),此位置电极记录的是高位右心房电图。导管尖端位于上腔静脉以外静脉或刚进入上腔静脉时,IC-ECG 记录的 P 波与体表心电图无显著差异(图 15-3-3);当导管尖端进入上腔静脉时,P 波逐渐增大;当导管尖端到达 CAJ 处(解剖位置)时,正向 P 波显著增大;当导管尖端超过 CAJ 进入右心房时可出现负向 P 波;当导管尖端位于右心房上部时正向 P 波达到最高峰,此后正向 P 波振幅逐渐下降。根据腔内心电图 P 波的这一变化规律,可指导 PICC 尖端到达理想位置。

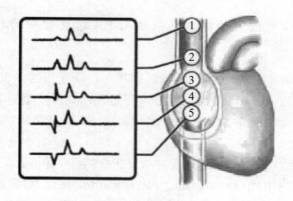

图 15-3-3　导管尖端位置与心电图变化示意图

3. 操作方法

利用 IC-ECG 技术引导 PICC 尖端定位时需在置管前和置管后分别记录体表

和腔内心电图。

（1）置管前：记录体表心电图。

取 4 个电极片分别贴于患儿胸骨右缘锁骨中线第一肋间（RA）、胸骨左缘锁骨中线第一肋间（LA）、右锁骨中线剑突水平处（RL）、左锁骨中线剑突水平处（LL）体表皮肤，且电极只可以放置在干净完整的皮肤上，将心电监护仪调至 PICC 模式和Ⅱ导联，记录体表心电图，确保患儿心电图具有 P 波。

（2）置管后：准备腔内心电图尖端定位。

① 注射器连接 PICC 末端：取 20 mL 注射器，抽取 0.9% 的氯化钠注射液 10 mL，并与 7♯ 一次性使用静脉输液针连接。排气后连接肝素帽（针尖前 1/3 插入肝素帽中），肝素帽被 0.9% 的氯化钠注射液充盈后连接 PICC 导管末端。

② 导联线鳄鱼嘴夹与一次性使用输液针连接：助手将无菌单包装分体式导联线的鳄鱼嘴夹夹在一次性使用输液针的后 2/3 上。

③ 体表心电与腔内心电转换：助手分离心电监护导联盒上的 RA 导联线。操作者将夹在输液针上的无菌导联线另一端传递给助手，助手将其连接于导联线盒上的 RA 接口槽内。

（3）心电定位 PICC 尖端位置：推注 0.9% 氯化钠注射液 1~2 mL，通过腔内心电图 P 波形态的变化实时定位导管尖端。操作者一边缓慢轻柔送管，一边密切观察监护仪显示屏，通过判断心电图波形的 P 波形态辅助导管定位。当导管未进入上腔静脉时 P 波与体表心电图无显著波差异；当导管尖端进入上腔静脉后 P 波逐渐增高；当导管尖端进入上腔静脉中下段时 P 波明显增高；当导管尖端到达上腔静脉与右心房交界处（解剖位置）时 P 波达高峰；当 P 波达高峰后回落和/或出现双向 P 波时判定导管进入心房。此时停止送管并回退导管，至 P 波的波幅为 R 波的 50%~70%（此时为导管留置的理想位置，胸部 X 射线显示导管尖端位置在第 5~7 胸椎）停止退管。0.9% 氯化钠注射液正压冲管夹闭 PICC 导管夹，移除输液针，去除鳄鱼嘴夹。

六、脐动静脉置管术

（一）定义

脐动脉和脐静脉置管术通常应用于 NICU 中患严重疾病的新生儿和早产儿，以方便进行实验室检查、持续监测动脉血压或中心静脉压以及静脉输液。

（二）临床适应证

脐静脉置管对于需要持续输注葡萄糖、药物、高渗性肠外营养的新生儿来说是一条稳定的血管通路,也可用于监测中心静脉压。脐静脉导管应位于靠近右心房交界处的下腔静脉内,其尖端应在右膈上 0.5～1 cm 处。

脐动脉适用于动静脉换血治疗;需反复留取动脉血标本;动脉有创血压的持续监测。一般认为,当婴儿需要机械通气和/或吸氧浓度大于 40% 时,脐动脉导管可用于血气监测。脐动脉导管的尖端位于主动脉弓下方的降主动脉胸段内(即高位)或位于肾动脉下方和主动脉叉上方到髂动脉内(即低位)。

（三）临床禁忌证

脐静脉置管的禁忌证包括腹膜炎、坏死性小肠结肠炎、脐炎、脐膨出。

脐动脉导管置管的禁忌证包括局部血管损伤、腹膜炎、坏死性小肠结肠炎、脐炎、脐膨出和急腹症。

（四）用物准备

心电监护仪;婴儿远红外辐射台;置管者的防护用品包括无菌手套、无菌衣、口罩和帽子;助手的个人防护用品包括无菌手套、无菌衣、口罩、帽子和卷尺;消毒剂(聚维酮碘);穿刺包(无菌巾、无菌弯盘、治疗碗、巾钳、直纹式止血钳、弯纹式止血钳、有齿镊、无齿镊、持针器、线剪、无菌棉球、无菌纱布、结扎棉线);无菌手术刀(♯11或♯15);脐静脉导管:体量小于 1250 g 的用 3.5 F,大于等于 1250 g 的用 5 F,可选择双腔脐静脉导管(UVC);脐动脉导管:体量小于 1250 g 用 3.5 F,大于等于 1250 g 的用 5 F;无菌注射器若干支,无菌肝素化血气注射器 1 支;无菌生理盐水、肝素盐水、带线缝合针;扩张器;固定装置:包裹住腿的尿布、胶带、纱布或安全别针、绑带。

（五）步骤

(1) 携用物至床旁,核对患儿身份信息。

(2) 患儿仰卧位置于辐射台上,固定患儿双下肢以稳定患儿,测量插管长度。

① 脐静脉:ⅰ. 长度 = 肩缝至脐的距离(cm)/1.7 + 0.6 cm + 脐带残端长度;ⅱ. 长度 = 体重 ×1.5 + 5.6 cm + 脐带残端长度或体重×2 + 5 cm + 脐带残端长度;ⅲ. 长度 = 剑突到脐的距离 + 1 cm + 脐带残端长度。

② 脐动脉:ⅰ. 低位长度 = 脐到锁骨中线距离的 2/3。ⅱ. 高位长度 = 体重×2.5 + 9.7 cm(精确)。ⅲ. 高位长度 = 体重×3 + 9 cm(粗略)。ⅳ. 高位长度 = 体重×4 + 7 cm(体重<1500 g)。

(3) 消毒皮肤:手消毒,打开穿刺包,戴无菌手套,将消毒液倒入弯盘,浸湿棉球。助手用钳子夹住脐带的末端,以脐部为中心,常规消毒脐部和周围皮肤,消毒范围上界平剑突,下至大腿根部及会阴,左右至腋中线。

（4）手消毒,穿手术衣,戴无菌手套。在脐周铺无菌巾,并用巾钳固定;铺无菌洞巾,暴露脐部。

（5）在脐根部皮肤上缘系无菌棉线,以减少出血,但不宜过紧,以保证导管在血管中顺利通过。

（6）切断脐带:在距离脐根部约 1 cm 处用止血钳夹住脐带,操作者用手术刀沿所夹部位切断过长的脐带(切至测量处)。

（7）识别脐动静脉:脐残端横断面(图 15-3-4)可见 2 个脐动脉和 1 个脐静脉的开口,脐动脉位于切面的"4 点钟"和"8 点钟"处,为白色圆形,腔小、壁厚。脐静脉在脐切面的"12 点钟"处,为蓝色扁形,腔大、壁薄。脐静脉较粗,开口塌陷。

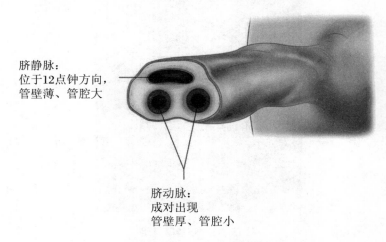

脐静脉:
位于12点钟方向,
管壁薄、管腔大

脐动脉:
成对出现
管壁厚、管腔小

图 15-3-4　脐残端横断面

（8）清理脐带:用有齿镊夹住脐带的残端,保持脐带残端竖立并稳固。用镊子清理脐带残端血痂,防止血栓形成。

（9）置管过程。

① 脐静脉置管(图 15-3-5):用扩张器打开脐静脉开口并充分扩张后,提起脐带与下腹部成 60°,略偏向左腿,用无齿镊夹住脐静脉导管头端插入脐静脉,导管插入时,方向稍偏右上方约 30°,可与腹内脐静脉成一条直线,达到预计插管的位置,抽回血通畅,用肝素盐水封管,接肝素帽。

② 脐动脉置管:用扩张器打开脐动脉开口充分扩张,朝向足部插入脐导管,边送导管边推肝素盐水,达到预计插管位置时,抽回血,血流畅即可。推送导管过程中,助手注意检查患儿臀部及下肢,若有发绀或发白的现象应立即拔出导管。

（10）固定:用缝合线先围绕脐带根部做荷包缝合,用丝线缠绕导管后打结,用胶布粘成桥状以固定插管。用脐根部的棉线扎紧脐带,将导管固定在腹壁。

（11）拍胸片确定导管的位置:脐静脉导管最佳位置在膈肌上 0.5～1.0 cm。

脐动脉最佳位置：高位置管时，导管尖端位于第 8 和第 10 胸椎之间；低位置管时，导管尖端位于第 3 和第 4 腰椎之间。

（12）脐静脉导管连接输液装置，脐动脉导管连接测压装置。

（13）脱手套及无菌手术衣，给患儿取舒适卧位，整理床单位及用物。监测生命体征变化。

（14）处理垃圾，整理用物。

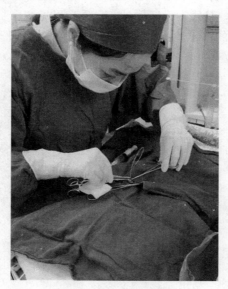

图 15-3-5　脐静脉置管

（六）操作后护理和评估

监测患儿的血压和心率、呼吸，维持输液并且使用正确的护理方式以保证导管与输液管连接处保持无菌，避免污染。

（七）相关并发症

脐动脉置管相关性并发症：这些并发症主要与血管意外有关，包括血栓栓塞，多发生在肾脏，肠系膜和腿部，很少出现在脊髓处。这些症状可表现为血尿、高血压以及坏死性小肠结肠炎或肠梗死的临床征象，还可能出现背部、臀部或腿部皮肤发绀或发白的现象。其他潜在并发症包括感染、弥散性血管内凝血和血管穿孔，出现以上并发症都必须拔管。脐动脉置管的患儿必须密切观察皮肤颜色、小便颜色，监测血小板计数，测量血压，防止以上并发症的出现。

（1）置管后的腿部颜色发白是临床上最常见的并发症，虽然有时持续的时间很短暂，但也需要提高警惕，可以通过热敷对侧腿来缓解这一症状，如果血管痉挛现象消失,则可以保留导管。如无改善,应拔除导管。

(2)血栓:当怀疑置管新生儿出现血栓时,我们可以用多普勒超声对患儿主动脉和肾脏血管进行检查。如果发现血栓,需拔除导管。

如果存在无临床症状的小血栓,或只有血压升高的症状,则在拔除导管后,在超声辅助下进行溶栓治疗,必要时进行高血压的治疗。如果出现血栓形成的临床症状,如脉搏消失或凝血障碍,且没有颅内出血时,可以考虑全身肝素化治疗,将部分凝血活酶时间(APTT)维持在控制值水平的两倍。如果血栓较大并且出现组织灌溉减少的情况,可以考虑使用溶解纤溶蛋白的制剂。通过外科手术治疗取出栓子通常是比较困难的。

(八)其他注意事项

(1)使用肝素抗凝以防血栓形成,临床中一般使用 0.5 U/mL 的稀释肝素。但是在输液中使用肝素是否能降低血栓并发症的发生率目前尚不清楚。

(2)导管的尖端位置:对于脐动脉高位和低位的选择尚缺少有效信息支持,肾血管血栓和肠系膜血栓更容易发生在导管尖端置于高位时(T8~T10),与低位有关的并发症,如下肢皮肤发白发绀现象容易被发现,在出现需要拔管的并发症的发生率方面高位组和低位组没有明显差异。

(3)导管留置时间:脐动脉导管相关性并发症的发病率与留置时间有直接关系,所以需要每日评估拔管指征,如果不再需要导管或发生并发症,应尽早拔管。

① 脐静脉导管的留置时间限制到 7~14 天。

② 脐动脉导管的留置时间期限为不超过 5 天。

③ 沿脐残端放一个脐结,用几分钟的时间慢慢移除脐导管。在移除脐动脉导管时,最后 5 cm 的导管长度应以每分钟 1 cm 的速度缓慢取出,将动脉痉挛的发生率降至最低。

(4)感染和使用抗生素:因为存在真菌感染和耐药性的风险,不需要预防性地使用抗生素,只有确定患儿感染后或怀疑患儿感染金黄色葡萄球菌时再进行抗生素治疗。

(九)记录

记录家属是否签署知情同意书、患儿的耐受程度、是否出现并发症、导管的置入深度以及后期是否有调整、输液开始的时间和速度、获得的血标本及实验室结果。

七、导尿术

（一）定义

将导尿管经尿道插入膀胱,引流出尿液。

（二）目的

（1）引流尿液,排空膀胱,缓解尿潴留。

（2）留置导尿,观察尿量及尿液性质。

（3）留取无菌尿标本。

（4）监测膀胱功能。

（5）注射造影剂进行膀胱和泌尿系统成像检查（膀胱造影）。

（三）临床适应证

急、慢性尿潴留,留取尿培养标本,休克等危重患儿等。

（四）临床禁忌证

（1）会阴感染,由于置入导尿管时可能会引起上行感染从而导致泌尿道的感染。

（2）操作风险包括导尿管相关的尿道感染（catheter-associated urinary tract infections,CAUTI）的发生或尿道和膀胱的损伤。

（五）用物准备

（1）不同型号的硅胶导尿管（3.5～8 F）:体重小于 1000 g 的新生儿使用 3.5 F 导管;体重 1000 g～1800 g 的新生儿使用 5 F 导管;体重超过 1800 g 的新生儿使用 8 F 导管。新生儿不应使用带有球囊的导尿管,因为球囊会对其尿道造成压力性损伤。

（2）无菌标本盒。

（3）如果需要保留导尿,准备无菌集尿袋。

（4）无菌治疗巾。

（5）聚维酮碘棉球,润滑油。

（6）生理盐水纱布或湿巾纸。

（7）康护垫。

（8）无菌手套。

（9）安慰奶嘴。

（10）24%蔗糖水。

（六）步骤

（1）准备用物。

（2）洗手。

（3）将新生儿安置在辐射台上，取仰卧位。

（4）包裹新生儿的上半身和/或在助手的帮助下固定患儿，可用蘸有蔗糖水的安慰奶嘴对患儿进行安抚。

（5）用湿巾纸清洁会阴皮肤，脱下尿布，在新生儿臀部下方铺上干净的康护垫。

（6）将新生儿大腿外展成蛙式，充分暴露会阴。

（7）初步消毒外阴：戴无菌手套，用碘伏棉球消毒外阴。女婴消毒顺序为：由上至下，由外向内，依次擦拭阴阜—左右大阴唇—左右小阴唇—尿道外口；男婴消毒顺序为：旋转消毒尿道外口，龟头—阴茎颈—阴茎体—阴茎根部—阴囊—耻骨联合—腹股沟。消毒两次，脱手套，处理污物。

（8）戴手套，铺无菌治疗巾。

（9）用润滑剂润滑导管尖端。

（10）暴露尿道：对于刚出生没有割过包皮的男婴，用手回缩包皮，露出尿道口；对于刚出生的女婴，用手分开大阴唇，暴露出阴道口上方的尿道口。

（11）再次消毒：自上而下、由内向外，依次消毒：尿道外口—左右小阴唇—左右大阴唇（男婴依次旋转消毒尿道外口、龟头—阴茎颈—尿道外口）。

（12）将导尿管插入尿道口，向前推进，直到导尿管中有尿液流出。如果遇到阻碍，不要强行导入。先停止并观察患儿情况或变换插入的角度。

（13）置入深度：体重小于 750 g 的男婴最多插入 5 cm，体重大于 750 g 的男婴插入 6 cm；体重小于 750 g 的女婴最多插入 2.5 cm，体重大于 750 g 的女婴插入 5 cm。

（14）导尿管确定在位后，就可以留取无菌尿标本或连接集尿袋引流。

（15）如果需要留置导尿管，可使用敷贴进行固定。

（七）操作后护理和评估

标注导尿管外露长度，保留导尿时要观察会阴是否有损伤，尿液中是否有血液或粪便，导尿管周围是否有尿液渗漏。

（八）记录

记录导尿管长度和插入的深度、操作过程中患儿的耐受程度、导尿管的固定方法、收集的样本量以及实验室结果。

第四节　新生儿复苏

一、新生儿复苏的定义

复苏是抢救昏迷或濒死患儿并使其恢复生命的紧急操作。当患儿的心脏停止跳动或呼吸停止时，需要立刻进行复苏，因为在心脏停止跳动或呼吸停止的几分钟内可能发生永久性的脑损伤甚至死亡。

复苏是心肺复苏（cardiopulmonary resuscitation，CPR）的简称。CPR 结合了胸外按压和人工呼吸两项操作。有效的胸外按压可以在患儿心跳完全恢复之前维持机体血液循环。人工呼吸是持续为患儿提供氧气，直到自主呼吸恢复。国际复苏联络委员会（international liaison committee on resuscitation，ILCoR）制定了心肺复苏指南。委员会成员包括：美国心脏协会（AHA）、欧洲复苏委员会（ERC）、加拿大心脏及卒中基金会（HSFC）、澳大利亚复苏委员会（ANZCOR）、新西兰复苏委员会（NZRC）、南非复苏委员会（RCSA）、拉丁美洲复苏委员会、美国儿科学会（AAP）、世界卫生组织（WHO）。

根据 ILCoR 的指南，胸外按压的按压深度至少为 5 cm，按压频率至少 100 次/分。医护人员可以对患儿进行口对口呼吸或使用呼吸气囊将空气按压进患儿肺部来提供人工呼吸。美国心脏协会最新指南强调，高质量的胸外按压应优先于人工呼吸，特别是在非专业的救援人员实施 CPR 时。

新生儿在分娩时和/或出生后第一个月内的任何时候都有可能需要进行复苏抢救，5%～10%的新生儿在出生时需要进行新生儿复苏（如刺激呼吸）。据统计，在医院出生的新生儿中有1%～10%需要辅助通气，每年全世界500万新生儿死亡病例中，出生时窒息占19%。有效的新生儿复苏可改善新生儿情况。因此，对新生儿护理人员进行新生儿复苏的知识和技能的培训是至关重要的。

二、临床适应证

心肺复苏是指心脏停止跳动和/或呼吸停止时用于保护大脑功能完整的一项紧急操作，心肺复苏适用于所有没有呼吸和/或存在濒死的喘息样呼吸的无意识的新生儿。如果新生儿有脉搏但没有呼吸（呼吸停止），则需要进行人工呼吸。然而，由于非专业的救援人员很难正确判断脉搏是否存在，美国心脏学会（AHA）的心肺复苏指南不建议非专业的救援人员进行脉搏检查，专业救援人员则可以进行脉搏检查。

当患儿心功能不足以维持机体有效循环和/或当患儿呼吸受到抑制导致机体不能进行有效的通气换气时，我们必须要立即采取措施稳定其生命体征。

三、临床禁忌证

只有在心脏停搏 6 min 内实施心肺复苏，才能确保其有效性。心肺复苏操作的时效性说明：心脏停搏 6 min 后即使体内有新鲜的血液灌注，也会对脑细胞造成永久性损伤。研究表明，脑细胞在缺氧环境下 4～6 min 内就会进入休眠状态。

在极低温的环境下发生心脏骤停时，心肺复苏的时效可以延长。这是因为低体温可以减缓新陈代谢和降低生理进程，大大减少了组织对氧气的需求，使大脑得到保护。

四、无复苏意义的情况

极早早产儿和有严重先天畸形的新生儿在出生时通常面临着这样的问题：是否进行复苏，以及复苏至何种程度。在产房内不建议进行复苏的情况包括：① 妊娠小于 23 周的早产儿；② 出生体重低于 400 g；③ 无脑畸形；④ 确诊 13 - 三体综合征；⑤ 确诊 18 - 三体综合征。有研究数据表明，这些新生儿即使存活下来，也会伴随着重度残疾。

五、终止复苏

如果对胎儿或新生儿的治疗效果不佳或预后极差，仅是延缓死亡的到来，在患儿的法定监护人签写"放弃治疗知情同意书"后，可以停止复苏抢救。参与抢救的医护团队也应该与患儿家属保持持续沟通以决定是否继续抢救。国际复苏联络委员会建议应该根据当地的社会人文状况和医疗体系的实际情况来制定终止复苏的临床指南。

六、复苏前准备

(一) 环境准备

保持环境清洁温暖,为复苏做准备。

(二) 物品准备

单纯进行心肺复苏操作是可以不需要设备支持的。准备氧源、氧气面罩、血氧饱和度监测仪、气管插管、喉镜、静脉穿刺用物和药物可以提高新生儿复苏成功率,抢救室中的复苏设备和抢救物品应处于完好备用状态且定点安置,并定期检查维护。

此外,根据 2010 年心肺复苏和心血管急救指南,如果新生儿出现室颤,可以使用自动体外除颤器(AED)进行除颤,使心脏恢复到窦性心律。国际复苏联络委员会的申明指出年龄在 12 个月以下儿童目前不建议使用 AED,因为没有足够的证据支持其有效性。

婴儿的"正常"心率可达 205 次/分,而 AED 设备会将 205 次/分的心率识别为"心动过速",然后自动充电并对新生儿进行电击除颤。因此,如果 12 个月以下的婴儿需要使用 AED,那只能由经过专业培训的新生儿护士用手动除颤仪进行操作。

美国心脏协会(AHA)已经采纳了婴儿使用 AED 的指导方针,但也非常明确地表示,"更先进的除颤器"更适合在婴儿中使用。婴儿使用 AED 时安放电极板的位置是:一侧电极板位于胸部中线,略向左;另一侧电极板位于后胸壁。

心血管急救指南提供了一份进行复苏时需要使用的用物和设备清单。

1. 吸引装置

吸引球,吸引器和连接管,4 F、6 F、8 F、10 F 或 12 F 吸痰管,8 F 胃管,10 mL注射器,胎粪吸引管。

2. 正压人工通气装置

带有安全阀或压力表的新生儿复苏气囊(此复苏气囊必须能够输送 90%～100%浓度的氧气),面罩(带有气垫的面罩是首选),氧气流量表(流速可达10 L/min)和管道(包括便携式氧气筒)。

3. 插管用物准备

喉镜(早产儿:0 号,足月儿:1 号),气管插管(型号分别为 2.5 mm、3.0 mm、3.5 mm 和 4.0 mm)。无菌剪刀,气管插管固定胶带,酒精棉片,二氧化碳探测器(可选),喉罩气道(可选)。

4. 药物和器材准备

1∶10000 肾上腺素,100～250 mL 生理盐水或乳酸林格氏液,4.2%碳酸氢钠,盐酸纳洛酮,30 mL 生理盐水,250 mL 10%葡萄糖,脐静脉置管用物,手术刀和手术剪,聚乙烯吡咯酮碘溶液,固定脐导管的胶布,3.5 F 或 5 F 脐静脉导管,三通接头,不同规格注射器若干,不同规格的针头若干。

5. 其他用物

个人防护装备,远红外辐射台,时钟(或计时器),温暖的毛毯,听诊器,心电监护仪和电极片,脉搏血氧仪和婴儿袖带。

(三)人员准备

对刚刚出生的新生儿进行复苏时,医护人员应该戴手套或穿戴其他防护工具。必须严格执行标准的预防措施,特别是在可能存在血液和体液污染的情况下。所有来自新生儿身上的体液都应被视为具有潜在传染性。

(四)复苏程序

1. 快速评估:出生后立即快速评估 4 项指标

(1) 足月吗?

(2) 羊水清吗?

(3) 有哭声或呼吸吗?

(4) 肌张力好吗?

如 4 项均为"是",应快速彻底擦干,与母亲皮肤接触,进行常规护理。如 4 项中有 1 项为"否",则需进行初步复苏。

2. 初步复苏

(1) 保暖。

产房温度设置为 25～28 ℃。提前预热辐射保暖台,足月儿辐射保暖台温度设置为 32～34 ℃,或腹部体表温度 36.5 ℃;早产儿根据其中性温度设置。用预热毛巾包裹新生儿放在辐射保暖台上,注意擦干头部和保暖。有条件的医疗单位在复苏胎龄<32 周的早产儿时,可将其头部以下躯体和四肢放在清洁的塑料袋内,或盖以塑料薄膜置于辐射保暖台上,摆好体位后继续初步复苏的其他步骤。避免辐射台温度过高,防止引发呼吸抑制。

(2) 体位。

置新生儿头轻度仰伸位(鼻吸气位)。

(3) 吸引。

必要时(分泌物量多或有气道梗阻)用吸引球或吸引管(12 F 或 14 F)先口咽后鼻清理分泌物。过度用力吸引可导致喉痉挛,并刺激迷走神经,引起心动过缓和自主呼吸延迟出现。应限制吸管的深度和吸引时间（＜10 s），吸引器负压不超过100 mmHg。

（4）羊水胎粪污染时的处理。

2015 年美国新生儿复苏指南不再推荐羊水胎粪污染时常规气管内吸引胎粪（无论有无活力）。根据我国国情和实践经验，当羊水胎粪污染时，仍首先评估新生儿有无活力：新生儿有活力时，继续初步复苏；新生儿无活力时，应在 20 s 内完成气管插管及用胎粪吸引管吸引胎粪。如果不具备气管插管条件，而新生儿无活力时，应快速清理口鼻后立即开始正压通气。

（5）擦干和刺激。

快速彻底擦干头部、躯干和四肢，拿掉湿毛巾。彻底擦干即是对新生儿的刺激以诱发自主呼吸。如仍无呼吸，用手轻拍或手指弹患儿足底或摩擦背部 2 次以诱发自主呼吸。如这些努力无效表明新生儿处于继发性呼吸暂停，需要正压通气。

3．正压通气

（1）指征：① 呼吸暂停指征或喘息样呼吸；② 心率＜100 次/分。对有以上指征者，要求在黄金一分钟内实施有效的正压通气。

如果新生儿有呼吸，心率＞100 次/分，但有呼吸困难或持续发绀，应清理气道，监测脉搏血氧饱和度，可常压给氧或给予持续气道正压通气，特别是早产儿。

（2）压力：通气压力需要 20～25 cmH_2O，少数病情严重的新生儿可用 2～3 次 30～40 cmH_2O 压力通气。国内使用的新生儿复苏囊为自动充气式气囊（250 mL），使用前要检查减压阀。有条件最好配备压力表。

（3）频率：40～60 次/分。

（4）用氧：推荐县及县以上医疗单位创造条件在产房添置空氧混合仪、空气压缩器及脉搏血氧饱和度仪。无论足月儿或早产儿，正压通气均要在脉搏血氧饱和度仪的监测指导下进行。足月儿开始用空气进行复苏，早产儿开始给予 21%～40%浓度的氧，用空氧混合仪根据血氧饱和度调整给氧浓度，使氧饱和度达到目标值。胸外按压时给氧浓度要提高到 100%。

脉搏血氧饱和度仪的传感器应放在新生儿动脉导管前位置（即右上肢，通常是手腕或手掌的中间表面）。在传感器与仪器连接前，先将传感器与婴儿连接，有助于最迅速地获得信号。

（5）评估心率：可触摸新生儿的脐带搏动或用听诊器听诊新生儿心跳，计数 6 s，乘 10 即得出每分钟心率的快速估计值。近年来脉搏血氧饱和度仪用于新生儿复苏，可以测量心率和血氧饱和度。为了更准确地评估心率，2015 年美国新生儿复苏指南推荐应用 3 导联心电图测量心率。

（6）判断有效通气：开始正压通气时即刻连接脉搏血氧饱和度仪，并观察胸廓是否起伏。有效的正压通气表现为胸廓起伏良好，心率迅速增快。

（7）矫正通气步骤：如达不到有效通气，需矫正通气步骤，包括检查面罩和面部之间是否密闭，再次通畅气道（可调整头位为鼻吸气位，清除分泌物，使新生儿的口张开）及增加气道压力。矫正通气后如心率＜100 次/分，可进行气管插管或使用喉罩气道。

（8）评估及处理：经 30 s 有效正压通气后，如有自主呼吸且心率≥100 次/分，可逐步减少并停止正压通气，根据脉搏血氧饱和度值决定是否常压给氧；如心率＜60 次/分，应气管插管正压通气并开始胸外按压。

4. 胸外按压

（1）指征：有效正压通气 30 s 后心率＜60 次/分。在正压通气同时须进行胸外按压。

（2）要求：此时应气管插管正压通气配合胸外按压，以使通气更有效。胸外按压时给氧浓度增加至 100%。

（3）方法：胸外按压的位置为胸骨下 1/3（两乳头连线中点下方），避开剑突。按压深度约为胸廓前后径的 1/3，产生可触及脉搏的效果。按压和放松的比例为按压时间稍短于放松时间，放松时拇指或其他手指应不离开胸壁。按压的方法有拇指法和双指法：① 拇指法：双手拇指的指端按压胸骨，根据新生儿体型不同，双拇指重叠或并列，双手环抱胸廓支撑背部；② 双指法：右手食指和中指的指尖放在胸骨上进行按压，左手支撑背部。

因为拇指法能产生更高的血压和冠状动脉灌注压，操作者不易疲劳，加之采用气管插管正压通气后，拇指法可以在新生儿头侧进行，不影响脐静脉插管，是胸外按压的首选方法。

（4）胸外按压和正压通气的配合：胸外按压时应气管插管进行正压通气。因为通气障碍是新生儿窒息的首要原因，所以胸外按压和正压通气的比例应为3：1，即 90 次/分按压和 30 次/分呼吸，达到每分钟约 120 个动作。每个动作约 1/2 s，2 s内 3 次胸外按压加 1 次正压通气。45～60 s 重新评估心率，如心率仍低于60 次/分，除继续胸外按压外，考虑使用肾上腺素。

5. 药物

新生儿复苏时，很少需要用药。新生儿心动过缓通常是由于肺部通气不足或严重缺氧，纠正心动过缓的最重要步骤是充分的正压通气。

（1）肾上腺素。① 指征：45～60 s 的正压通气和胸外按压后，心率持续＜60 次/分。② 剂量：新生儿复苏应使用 1：10000 的肾上腺素。静脉用量 0.1～0.3 mL/kg；气管内用量 0.5～1 mL/kg。必要时 3～5 min 重复 1 次。③ 给药途径：首选脐静脉给药。如脐静脉插管操作尚未完成或没有条件做脐静脉插管时，可气管内快速注入，若需重复给药，则应选择静脉途径。

（2）扩容剂。① 指征：有低血容量、怀疑失血或休克的新生儿在对其他复苏措施无反应时。② 扩容剂：推荐生理盐水。③ 方法：首次剂量为 10 mL/kg，经脐静脉或外周静脉 5～10 min 缓慢推入。必要时可重复扩容 1 次。

（3）其他药物。分娩现场新生儿复苏时一般不推荐使用碳酸氢钠。

（五）评估和复苏后护理

（1）因为在复苏过程中需要进行反复的评估，所以复苏人员之间的相互协调至关重要。

（2）至少有一名护理人员应该参与监督整个复苏过程。

（3）另一名护理人员应该持续记录抢救过程和新生儿的病情变化。

（4）必要时应请求外援，转诊或向上级医院咨询意见和诊疗方法。

（5）应该根据相关法律法规和家属需求选择终止复苏。

（六）记录

（1）复苏结束后应详细记录每一条抢救经过。

（2）需要记录所有的实验室结果，若结果未出，应在记录单上注明。

（3）应该将所有主要诊断都记录下来。

（4）应该将所有其他诊断和治疗干预方案记录下来。

（5）让家属签署知情同意书并且存档保留下来。

（6）应将医护人员的病情讨论记录在案，并列入医疗记录。

（7）记录相关的家族遗传史。

（8）记录转介医生和新生儿母亲的产科医生。

（七）复苏后的持续护理

复苏后的新生儿可能有多器官损害的危险，需要给予持续监护。一旦建立了有效稳定的通气和循环，新生儿应保持在或转移到一个可以提供持续监护的环境中。复苏后应持续监测生命体征，包括心率、呼吸、动脉血氧饱和度、血压，记录氧浓度、血气分析结果，指测血糖结果等。在实验室检查方面，应持续监测血中钙离子水平。胸片检查有助于确定呼吸骤停的潜在病因或发现呼吸系统并发症。在治疗方面可能还包括：通过扩容和升压药物来治疗低血压，预防潜在感染，以及进行适当的液体疗法。

STABLE 项目是对复苏后或者转运新生儿到达上级医院继续监护和治疗前这段时间稳定新生儿生命体征的研究。STABLE 项目广泛应用于国外区域性新生儿院前急救中，并取得了理想效果。更多关于复苏后持续护理的方法可以从 STABLE 转运护理模式中获得和了解。

STABLE 项目在降低婴儿发病率和死亡率方面有极大的帮助。它在复苏后、转运前以及在新生儿出现一个或多个系统不稳定的情况下是非常有效的。STA-BLE 项目是目前应用最广泛的新生儿护理模式,其重点是维持患儿的稳定。STA-BLE 模式中有六个评估和护理模块:血糖和安全、体温、气道、血压、实验室检查和情感支持。

以下是 STABLE 模式六个方面的护理建议:

(1) 维持患儿血糖的稳定和保证新生儿安全强调了建立静脉通路的重要性。新生儿有发生低血糖的风险,必须对患儿静脉输液进行监管以维持血糖稳定。

(2) 维持患儿体温稳定,根据患儿病情评估其特殊的热量需求,包括避免体温过高和为防止窒息患儿大脑损伤而对患儿进行头部低温治疗。

(3) 呼吸道管理:评估患儿是否存在呼吸窘迫,评估胸片结果、有效通气的参数。对于足月新生儿,在正压通气过程中应给予 100% 的氧浓度。但在某些情况下,较低的吸入氧浓度反而是有效的。吸入氧浓度应通过空氧混合仪进行调节,测定右上肢血氧饱和度值来调整吸入的氧气浓度。没有氧气供给的情况下进行正压通气可使用室内空气。

(4) 维持患儿血压稳定:评估婴儿有无低血容量、心源性和感染性休克的风险,积极进行治疗。

(5) 实验室检查的重点是检测是否存在感染,全血细胞数和对于可能存在的感染进行初步抗生素治疗。

(6) 情感支持:如何对患儿进行风险评估以及对其家属提供支持和援助也是维持患儿复苏后稳定的重要内容之一。

第五节　新生儿亚低温治疗

一、亚低温治疗的定义

亚低温治疗是指用物理方法使患者体温下降 2～5 ℃(即体温降至 33～35 ℃),从而达到治疗目的,具有降低血-脑屏障通透性、脑血流和脑氧代谢,减少氧自由基和细胞内钙超载及减轻脑水肿等作用,临床常用于治疗严重颅脑损伤。

新生儿缺氧缺血性脑病(HIE)是新生儿窒息后的严重并发症,目前仍是导致新生儿死亡和残疾的重要原因之一。亚低温治疗对缺氧缺血性脑损伤具有显著的神经保护作用,是目前循证医学证明唯一有效治疗新生儿中重度 HIE 的方法,能有效降低 HIE 患儿病死率和严重伤残发生率。

亚低温治疗也存在一定风险性,因此在降温、维持温度和复温的过程中对新生儿的安全管理是非常重要的。

二、临床适应证

(1) 存在以下围生期缺氧证据(至少满足两项):① 10 min Apgar 评分≤5 分;② 生后 60 min 内脐血/动脉血/静脉血、毛细血管血气分析 pH<7.00 或 BE≤－12 mmol/L;③ 需要机械通气或持续复苏时间超过 10 min。

(2) 有中到重度脑病证据或有惊厥发作(被医生、护士或助产士证实或由异常的振幅整合脑电图/脑电图发现)。

(3) 胎龄≥35 周,出生体重≥1800 g。

(4) 出生 6 h 内。

三、绝对禁忌证

(1) 难以控制的严重出血。

(2) 由持续性肺动脉高压导致的无法控制的缺氧。

(3) 计划立即撤掉生命支持。

四、相对禁忌证

(1) 胎龄<35 周。

(2) 出生体重<1800 g。

(3) 生后 6 h 内没有开始或不能开始亚低温治疗。

(4) 存在严重先天畸形:可能有神经肌肉疾病或染色体异常,有威胁生命的心血管或呼吸系统畸形的患儿是否需要使用亚低温治疗应咨询新生儿专家意见。

五、注意事项

(1) 新生儿接受全身降温治疗,以达到并维持 33.5 ℃的直肠温度。

(2) 维持 33.5 ℃的直肠温度 72 h。

(3) 降温 72 h 之后,开始复温,复温时间需要超过 6 h:降温指令和复温指令需由新生儿科医生或护师设置。体重轻或病情较重的患儿,可能需要更长时间,一般 6~8 h 才能达到正常体温。

(4) 冰毯或冰帽不能直接覆盖新生儿颈部。

（5）水箱内的水不能超过水位上线，以免水箱溢满漏水。

（6）连接管路避免打折、挤压，以免影响水循环。

（7）如果亚低温治疗期间出现不良反应或并发症，应考虑终止亚低温治疗，按照复温流程进行复温。

六、并发症

并发症有血压改变（高血压或低血压）、呼吸形态改变（可能需要辅助呼吸）、心律失常、凝血功能障碍、冻伤、代谢紊乱、少尿。

七、操作步骤

（一）用物准备

辐射台、亚低温治疗仪、新生儿型号的降温毯、两个温度传感器（一个用于监测肛温，一个用于皮肤温度监测）、无菌蒸馏水、胶带、心电监护仪。

（二）开启亚低温治疗仪

（1）在水箱中注入无菌蒸馏水，使用时监测水位，根据需要添加水。

（2）连接各管路。

（3）在将电源插头插入插座之前，请确保电源开关处于关闭状态。

（4）电源插头插入插座后立即开启亚低温治疗仪。

（5）按住测试灯按钮：① 观察所有的灯是否正常工作；② 确定报警功能正常运行。

（6）将控温毯放置在辐射台上，平整铺开，打开连接水箱的软管，使蒸馏水充满毯子内部。

（7）控温毯内部水流开始进行循环后：① 检查有无泄露；② 不要在毯子上使用或放置针头或尖锐物品。

（8）再次检查水箱中的水位。

（三）将新生儿放置在控温毯上之前，预先冷却控温毯

（1）在手动控制模式下运行亚低温治疗仪。

（2）改变温标，显示"摄氏度"。

（3）预设温度为 33.5 ℃。

（4）亚低温治疗仪会将控温毯温度降至预定值。

（四）温度探头

在直肠温度探头 5 cm 和 10 cm 处做上标记，将探头轻柔地插入新生儿肛门 5 cm，用胶带将探头的 10 cm 处固定在新生儿大腿上，正确插入温度探头是确保体温监测准确性的关键因素。

将皮肤温度探头固定于胸部或腹部。

（五）新生儿降温

（1）将新生儿直接放置在辐射台的降温毯上，取仰卧位。

（2）新生儿的整个头部和身体都应该放在降温毯上。

（3）新生儿与降温毯之间不得有任何东西（不得有包被、尿布、凝胶垫等）。

（4）辐射台加热器必须处于关闭状态。

（5）其他外部热源必须处于关闭状态。

（6）将亚低温治疗仪切换为自动控制模式：① 确保设置温度是 33.5 ℃；② 亚低温治疗仪按照设定值开始降温，直到新生儿的直肠温度降至设定值。

（7）连接心电监护。

（六）维持直肠温度为 33.5 ℃

这是亚低温治疗期间的理想直肠温度。当新生儿的直肠温度达到设定值 33.5 ℃时，可以在新生儿和控温毯之间加一层薄的婴儿包布，尽量避免污染控温毯。

预计温度会在设定温度范围内波动，但波动范围不应超过 ±1 ℃。

（七）温度监测

在电子病历中记录直肠温度、皮肤温度、腋窝温度和控温毯水温。

（1）每 15 分钟记录一次，持续 2 h。

（2）之后每 1 h 记录一次，持续 4 h。

（3）之后每 2 h 记录一次，直到 72 h 结束。

（八）评估

每小时评估一次患儿的皮肤完整性、组织灌注情况、生命体征和潜在并发症。

（九）新生儿复温

（1）确认复温指令，让新生儿逐渐恢复体温，确保直肠温度以每小时 0.5 ℃的速度上升，复温时间要超过 6 h。

① 每小时将亚低温治疗仪的设定温度上调 0.5 ℃。

② 在复温过程中，应每小时记录一次温度，直到皮肤温度稳定在 36.5 ℃。

（2）在 6 个小时的复温期结束时，打开辐射台，将辐射台设定温度调至比新生儿当前皮肤温度高 0.5 ℃。

（3）继续以每小时上调 0.5 ℃ 设置辐射台温度，直到新生儿的腋温达到 36.5 ℃。避免腋温高于 37 ℃。

（4）取下新生儿身下的控温毯和温度探头。

八、观察要点

（一）神经系统观察

（1）脑电图监测：43%～56% 的 HIE 的新生儿在降温过程中都会发生癫痫，降温 48 h 内是癫痫发作高峰期。

（2）观察瞳孔，评估意识状态和颅内压增高的迹象。

（3）复温后 3～7 天需要完善脑电图和 MRI 检查，早期 MRI 检查有助于判断病情有无缓解。

（二）血液标本检查

血液标本检查包括动脉血气分析、电解质、血糖、凝血功能等。

（1）血液标本检查时间通常是在入院时，降温开始前和降温开始后 4、8、12、24 和 72 小时进行。

（2）HIE 的新生儿常常会出现电解质紊乱的状况，需要经常进行实验室检查并根据化验值结果进行治疗。

（3）凝血功能异常可能是由于体温降低导致的，因为亚低温治疗会影响全身凝血功能和血液黏度，导致机体血小板和白细胞减少，引起凝血障碍。

（4）维持钠离子浓度在正常高值可以降低脑水肿的风险。

（5）维持镁离子浓度在正常高值有助于保护脑神经。

（三）体液管理

（1）进行亚低温治疗的新生儿需要限制液体输入量以防止体液过多或脑水肿。

（2）液体总输入量一般为每天 40～60 mL/kg。

（3）由于存在发生坏死性小肠结肠炎的风险，在全身亚低温治疗期间不建议经肠道喂养患儿，宜采取肠外营养。复温阶段，可谨慎地开始经口喂养，母乳是最理想的食物。

（4）留置导尿管，维持出入量平衡。

（四）镇静

（1）遵医嘱输注小剂量吗啡进行镇静治疗可以提高亚低温治疗效果，提升新生儿在亚低温治疗期间的舒适感。

（2）用改良版的疼痛评估量表来评估新生儿的舒适度。

（3）镇静不充分会导致机体代谢率增加，从而影响亚低温治疗效果，可表现为心率增加、颤抖、呼吸困难，需严密观察患儿有无上述症状出现。

（4）吗啡使用达到48 h时需要考虑停止使用以减少吗啡聚积和产生毒性的风险。

（五）控制感染

（1）亚低温治疗会导致机体免疫功能障碍，因此进行亚低温治疗的新生儿常常需要预防性地使用抗生素。

（2）严格执行无菌技术及手卫生操作规程预防导管相关性感染的发生（中心静脉置管，导尿管）。

（3）每日评估有无感染指征。

（六）皮肤护理

（1）每两小时翻身一次并检查皮肤情况，婴儿可取仰卧位，也可取上半身抬高30°左侧或右侧卧位。为避免脑血流回流造成的损伤，应使新生儿头部与脊柱保持在一条直线上（鼻子保持在身体中线）。

（2）观察皮肤的颜色、灌注情况、有无皮肤破损和皮下脂肪坏死的迹象。皮下脂肪坏死很少见，其特点是背部、手臂、臀部、大腿和胸部出现红斑性结节。一般认为是由于褐色脂肪细胞对缺氧更加敏感造成的，亚低温治疗会加重这一现象。

参 考 文 献

［1］ Kenner C. Comprehensive neonatal nursing care［M］. New York：Springer Publishing Company，2019.

［2］ Samson R，Berg R，Bingham R，Pediatric Ddvanced Life Support Task Force，ILCoR. Use of automated external defibrillators for children：an update. An advisory statement from the pediatric advanced life support task force[J]. International Liaison Committee on Resuscitation,2003,57:237－43.

[3] Donn S M,Engmann C. Neonatal resuscitation:special procedures[C]//The Michigan Manual of Neonatal Intensive Care. 3rd ed. Philadelphia:Hanley and Belfus,2003: 33－41.

[4] American Academy of Pediatrics,American Heart Association. NRP Neonatal Resuscitation Textbook 6th Edition (English version)[R].2011.

[5] Infusion Nurses Society. Policies and Procedures for Infusion Nursing[M]. Norwood:Infusion Socirty,2006.

[6] Force F D A T. Precautions necessary with central venous catheters[J]. FDA Drug Bulletin,1989,19:5.

[7] Hall R W,Anand K J S. Pain management in newborns[J]. Clinics in perinatology,2014, 41(4):895－924.

[8] Barrington K J. Umbilical artery catheters in the newborn:effects of heparin[J]. Cochrane database of systematic reviews,1999 (1).

[9] 张玉侠.实用新生儿护理学[M].北京:人民卫生出版社,2015.

[10] 范玲.新生儿护理规范[M].北京:人民卫生出版社,2019.

[11] 邵肖梅,叶鸿瑁,丘小汕.实用新生儿学[M].北京:人民卫生出版社,2019.

[12] 袁玲,邢红.中心静脉通路穿刺引导及尖端定位技术[M].南京:江苏凤凰科学技术出版社,2019:121－144.

[13] 叶鸿瑁,虞人杰,朱小瑜.中国新生儿复苏指南与临床实施教程 [M].北京:人民卫生出版社,2017:42－55.

[14] 陈小娜,姜毅.2018昆士兰临床指南:缺氧缺血性脑病介绍[J].中华新生儿科杂志(中英文),2019,34(1):77－78.

[15] 冯钰淑,阴怀清.亚低温治疗新生儿缺氧缺血性脑病新进展[J].中国新生儿科杂志,2014, 29(3):212－214.

（鲁　琦　张　凤）

第十六章 新生儿常见诊断性检查

第一节 概 述

影像学检查在新生儿疾病中的应用很广泛,可用于确诊和辅助诊断与出生、早产、疾病或先天性畸形有关的功能障碍。本章重点介绍了新生儿常见的外科和影像学诊断方法。

一、新生儿影像诊断学

新生儿影像检查的方法和影像学诊断结果的解读相对于成人都是不一样的。不仅在大小上存在明显不同,不同病种的发病原因和影像学表现,以及进行检查时的暴露因素、辐射防护和固定方法上也存在显著差异。

二、需进行诊断成像的情况

新生儿往往没有成人中常见的疾病和疾病表现,许多疾病和异常表现也是新生儿期特有的。常见的疾病包括新生儿先天性畸形,如胃肠道闭锁、严重的先天性心脏病、造成呼吸窘迫的外科疾病因素、脊柱裂和双侧后鼻孔闭锁等。这些疾病如果得不到及时的诊断和治疗,后果往往是致命的,而且患有此类疾病的新生儿通常在出生后的第一天就会出现症状。

在与早产儿和过期儿有关的医疗问题中,胎儿宫内发育障碍、非致死性发育缺陷、遗传异常和围产期窒息是新生儿期最受关注的问题。此外,恶性肿瘤,如神经母细胞瘤和 Wilms 瘤(肾母细胞瘤),从新生儿期一直到大约 4 岁都有可能出现。某些感染,如巨细胞病毒(CMV)、弓形体病和梅毒感染,如果在出生前就已感染,则会有明显的 X 射线和超声表现。

三、身体比例

婴儿的身体比例与成人有很大的不同,婴儿越小,这种差异越明显(图 16-1-1)。医务人员应了解婴儿身体比例,这样在进行影像学检查时可以正确摆放体位,减少暴露面积,同时可以提高对成像结果判断的准确性。

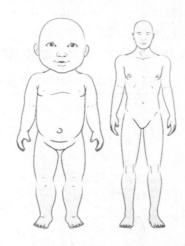

图 16-1-1　婴儿与成人身体比例的差异

新生儿头部占身体比例较大,颅顶与面部面积比较大。颈部短,隔膜高。肾脏位置低,位于横膈膜和耻骨联合之间。腹部面积大是因为肝脏和胃的体积相对较大。盆腔很小,膀胱延伸到耻骨联合的上方。胸部、骨盆、四肢与腹部相比所占比例小。

在正位平片中,新生儿的肺部显得更宽而不是更长,在胸腔中的位置比一般预期的要高得多,隔膜位于两乳头水平下方的位置。在侧位平片上,肺部向后延伸的深度是向前的两倍。新生儿的腹部向外侧隆起,比骨盆更宽,隆起的部分包含肝脏和胃,在摄片时必须注意包括腹部的这个区域。

在可以获得诊断信息的情况下尽可能缩小摄片暴露范围,尤其是在对早产儿和新生儿进行摄片的时候。拍腹部 X 光片时,四肢不应出现在 X 光片中;拍胸部 X 光片时,新生儿的下腹部和头部上半部分也不应该被摄片。

第二节　诊断性影像学检查种类

　　适用于新生儿的主要的诊断成像方法有四种,分别是 X 射线成像、放射性核素显像、超声成像和磁共振成像(magnetic resonance imaging,MRI)。本节将讨论每一种成像方法与产生图像的生物物理原理的关系、操作的潜在风险以及新生儿或婴儿接受此类检查时的护理。表 16-2-1 总结了新生儿常用的诊断性影像学检查方法。

表 16-2-1　新生儿常用的诊断性影像学检查方法

诊断技术	适应证和优点	局限性	潜在风险	备注
放射线成像	最常用的初始诊断筛查方法	只能检测四种不同程度的光子吸收(气体、脂肪、水和矿物质);2D 投影,3D 成像	电离辐射;冰冷的电极板对新生儿体温调节造成的不良影响	正确摆放体位,检查过程中需要持续监测患儿生命体征
干放射性照相术	用于评估软组织结构	一定数量的气体、脂肪、水和矿物质成像形成人体的组织结构;自从新诊断成像方法出现后就很少使用	比常规放射线检查有更高的电离辐射剂量	正确摆放体位,检查过程中需要持续监测患儿生命体征
透视(又称荧光透视)	用于了解心血管系统、消化系统和泌尿生殖系统的运动和功能;可用于诊断和指导治疗	成像的辐射剂量更大,且依赖于造影剂在体内的移动;在进行多个系统的诊断时,不恰当的检查顺序可能会延迟成像;影像对比度及清晰度较差,造影剂可能会对患儿造成生理上的影响	远高于常规 X 光片的电离辐射水平;低温放射环境对新生儿体温调节造成的压力	正确摆放体位,检查过程中需要持续监测患儿生命体征
计算机断层扫描(computed tomography,CT)	密度分辨率较 X 射线高,而且还能做轴位扫描,一些传统 X 射线影像上分辨较困难的关节都能在 CT 图像上显现	运动伪影可能导致扫描模糊;辐射剂量取决于扫描时间,造影剂可能会对患儿造成生理上的影响	电离辐射;寒冷环境对新生儿体温调节造成的压力	正确摆放体位,检查过程中需要持续监测患儿生命体征

诊断技术	适应证和优点	局限性	潜在风险	备注
超声成像	无创伤无放射线损伤,利用声波来对组织脏器的解剖结构和功能性运动进行成像;超声分辨软组织能力更佳;方便携带	超声技术依赖于操作者技术;提供的器官功能信息有限;在组织结构上显示的细节比 CT 要少;扫描受到骨骼和气体的影响	在新生儿皮肤上使用冰冷的耦合剂可能会对体温调节造成压力,目前尚不清楚临床应用超声显像的不良影响	正确摆放体位,检查过程中需要持续监测患儿生命体征
放射性核素显像	用于获取内脏或组织的形态与功能信息;注射放射性药物发出的电离辐射量明显少于相应的放射线摄片产生的辐射量	诊断阳性率取决于不同器官对放射性核素的吸收;图像分辨率受限;放射性核素缺乏特异性	核扫描期间寒冷环境对新生儿体温调节造成的压力	正确摆放体位;检查过程中需要持续监测患儿生命体征
正电子发射断层成像术（Positron emission tomography,PET）和单光子发射计算机断层显像(single-photon emission computed tomography,SPECT)	这两种技术具有更强的敏感性,它是通过获得核素或标记物在组织或器官中的分布代谢规律来诊断相关疾病的;使用核素的剂量是相同的;可以避免人为损伤;注入试剂（碳 11、氧 15、氮 13)的电离辐射剂量明显低于相应的放射线摄片产生的辐射量	PET 扫描需要使用回旋加速器来产生正电子,SPECT 的空间分辨率较差,对组织细微结构和病变的精准定位成像不够清晰	核素扫描期间寒冷环境对新生儿体温调节造成的压力	正确摆放体位,检查过程中需要持续监测患儿生命体征

诊断技术	适应证和优点	局限性	潜在风险	备注
MRI	利用磁场和电波产生图像；扫描的区域可以人为控制，而且全身都可进行扫描；扫描没有高密度的伪影；同时MRI功能成像还可以进行功能检查，并利用流空效应对心脏和大血管进行成像	适用性有限，且成本高；生命体征不稳定、需要生命支持的患儿使用受限，使用设备时必须无磁场干扰	检查过程中无法接触和近距离观察到患儿	正确摆放体位，检查过程中需要持续监测患儿生命体征

一、X射线成像

自 19 世纪末 X 射线被发现以来，X 射线成像的设备和技术在不断地更新迭代。目前的 X 射线成像方法包括干放射性照相术、X 射线断层成像、X 射线荧光检查、计算机断层扫描（CT）和数字化 X 射线摄影等。

（一）X射线检查的生物物理学原理

当 X 射线照射身体的某个部位时，不同类型的身体组织对 X 射线光子的吸收各不相同。一束 X 射线光子穿过人体组织时，光子被不同的组织的吸收会发生不同程度的衰减，在胶片上产生投影像。骨头和金属碎片吸收大量的 X 射线光子，因此在 X 射线摄影胶片上呈现白色，而含有空气的结构组织，如肺和充满气体的肠腔，仅吸收很少的 X 射线光子，在胶片上呈现黑色。软组织和血管则呈灰色。

X 光片能给出三维结构的二维投影。这种简单的成像技术只能分辨空气、脂肪以及密度接近水或金属的组织，但它仍然是非常有价值的，目前也是新生儿诊断成像最常用的检查手段。

（二）干放射性照相术

干放射性照相术是一种用于评估软组织的放射成像技术，利用这种技术，光导板上的电荷会随着射线穿过的组织密度而改变。

因为软组织结构的密度只有细微的差别，这种方法能够比传统的 X 射线摄片提供更好的对比度。这种技术还能在不连续结构的边缘产生"边缘效应"，因此它常被用于检测体内的非金属异物和评估复杂的新生儿上呼吸道畸形。然而需要注意的是,这种检查的辐射暴露量是常规 X 光片的 6~12 倍。

(三) X 射线断层成像

X 射线断层成像是一种利用数位几何处理后重建的三维放射线医学影像。该技术主要通过单一轴面的 X 射线旋转照射人体,由于不同的组织对 X 射线的吸收不同,可以用电脑的三维技术重建出断层面影像。经由窗宽、窗位处理,可以得到相应组织的断层影像。将断层影像层层堆叠,即可形成立体影像。随着 CT 技术的发展,断层成像已被逐渐取代。

(四) 计算机断层扫描

CT 扫描获得的是横断面图像,而不是传统 X 射线摄像的重叠影像。传统的放射线摄影成像是基于 X 射线穿过组织时的可变衰减的原理,无法显示各种软组织密度的细节特征。

CT 可以检测到非常小的组织区域的密度变化,并且可以识别软组织的具体组成成分,如蛛网膜下腔、白质、灰质和脑室;CT 可以清晰地显示组织结构,与传统的放射线成像相比可以更好的显示出组织细节;CT 可以对组织的整个解剖截面进行二维可视化处理,这有助于确定疾病或畸形的程度;CT 对于重叠部位、骨骼解剖复杂部位的显示较 X 平片更优。对比增强 CT 可以估量血流并且有助于确定病理性异常;注射造影剂可以使血管结构更加清晰可见。

虽然 CT 不失为一种好的成像方式,但它无法检查出所有的病理改变,也有它自身的缺点。CT 检查和普通 X 射线检查一样对患儿有辐射的危险,其辐射量也明显高于 X 射线摄片的水平。同时计算机还需要一个阴凉的房间来保持良好的设备性能,因此当新生儿需要做检查时,其所处环境就发生很大改变,如何维持新生儿的体温稳定也是需要考虑的问题。

(五) 放射造影剂

平片只能鉴别四种人体组织:含气组织(肺和肠)、脂肪组织、含钙组织(骨骼或病理钙化)以及和水的密度相近的组织(实质脏器、肌肉和血液)。为了显现实质脏器中的或被肌肉包裹的血管或其他空腔脏器,必须使用人工放射造影剂。

造影剂分为阳性造影剂和阴性造影剂,可通过注射、吞咽或灌肠的方法注入人体。

产生低密度影像的阴性造影剂比邻近的软组织吸收较少的辐射,因此会呈现较深的影像。气体例如空气、氧气和二氧化碳等可以作为阴性造影剂。但是由于阴性造影剂为常规放射造影提供的对比度有限,因此很少使用。

产生高密度影像的阳性造影剂使用原子序数高的元素,这些元素比周围的软组织吸收更多的辐射,因此可以投射出一个更明亮的影像。目前使用的两种元素是钡和碘。硫酸钡是一种相对稳定、无毒的化合物,一般用于消化道造影检查。

含碘盐可由肾脏排出,用于各种尿路造影和血管造影研究。肾脏也可排出一些新型的非离子的含碘造影剂物质,较含碘盐来说,非离子型含碘造影剂有相对低渗性的优点,这些造影剂在注入动脉时造成的疼痛感较小,因此新生儿应尽量采用非离子型造影剂(表16-2-2)。

表 16-2-2   用于新生儿诊断影像的放射性药物

药物	适用范围
^{99m}Tc 硫胶体或锡胶体	用于肝脏、脾脏、骨髓、消化道出血的显像
白蛋白微球	用于肺灌注成像
焦磷酸盐、二磷酸盐	用于骨骼和心肌梗死成像
高锝酸盐	用于甲状腺、大脑和胃肠道成像
二乙烯三胺五乙酸(DTPA)葡萄糖酸盐	用于肾脏和大脑成像
肝亚胺基二乙酸(HIDA)	用于胆道系统成像
^{131}I	用于甲状腺和纤维蛋白原的成像和凝块定位
^{131}Xe,^{81m}Kr	用于肺通气成像
^{201}Tl	用于心肌灌注成像和睾丸定位

(六)影响射线成像质量的因素

决定射线成像质量的因素包括胶片曝光、速度、制动、球管角度、新生儿的呼吸时相、活动和体位等。某一个因素的干扰都可能会影响最终成像结果。当护士了解到这些因素,并在摄片过程中加以干预,就可以提高射线照片的质量。

1. 胶片曝光

如果胶片曝光不足,椎间盘之间的缝隙会消失;肺和其他组织结构会分辨不清,呈灰白色。如果胶片曝光过度,肺血管纹理会逐渐消失,直到肺呈黑色像"烧焦"的样子。

2. 呼吸时相

摄片时的呼吸时相对胶片有很大影响,在呼气相上,心脏可能明显增大,肺野呈不透明状(会在胶片上呈现弥漫性肺不张的图像),横膈膜位于第七肋骨之上。在吸气相上,横膈膜位于第八肋骨,心影和胸腺影直径正常,肺血管分布明显,右半膈略高于左半膈。如果右半膈位于或高于第七肋骨,那么该胸片可能摄于呼气相或新生儿处于低通气状态。

新生儿胸片吸气和呼气时的外观差异有以下几点:在完全吸气时,横膈膜位于第八肋骨,肺野看起来更大、颜色更暗。在呼气时,横膈膜位于或高于第七肋骨,肺野显得更小、颜色更淡。在呼气相的胸片上心脏也可能显得更大。

3. 活动

如果新生儿在摄片时活动,可能会导致胶片模糊不清。摄片时移动会导致半膈、心血管的轮廓和肺部所有细节在胶片上显示不清楚。

快速摄片和适当的固定可以防止诊断图像上运动伪影的出现。

4. 速度

缩短曝光时间是获得清晰图像的关键,这可以通过限制曝光时间和增加计算机成像的使用来实现。

5. 制动

护理人员的首要任务就是确保在摄片过程中固定好新生儿,保证患儿的安全和摄片的质量。没有充分固定好新生儿是导致摄片模糊的一个重要原因,适当的固定可以提高成像质量,缩短检查时间,避免重复摄片的需要。制动常用的用物为固定板,或使用胶带、泡沫橡胶块、毛巾、尿布或透明醋酸塑料薄板。

新生儿只有在重病时才躺着静止不动。否则,他们会非常讨厌被强制约束,尤其是摆放成一个特殊的、不舒适的体位时。有许多可以选择的固定装置,但最好的"装置"是一双具有保护作用的成年人的手,如在新生儿拍摄腹部立位平片时可以让新生儿家属在检查时适当地约束和保护新生儿,同时要注意为家属做好防护措施。

6. 球管角度

另一个影响摄片成像质量的因素是 X 光管的角度及其对视野的限制。在胶片上,新生儿的胸部通常呈轻度前凸,锁骨内侧末端投射在胸椎处或胸椎上方,这在胶片上形成了一个相当特殊的胸部结构。因婴儿胸部轻度前凸,使得心脏横径看起来变大,因此很难确定心脏的实际大小。

如果 X 射线集中在腹部的中心,即球管向头侧倾斜,或烦躁的新生儿在摄片时弓起背部,胶片上会显示新生儿脊柱前凸。如果 X 射线向足侧倾斜,或者 X 射线集中在头部上方,前肋在胶片上投射出的弧线会向下倾斜,与后肋重叠。

7. 新生儿的体位

如果新生儿体位发生了翻转,可能会造成纵隔移位的错觉(图 16-2-1)。

翻转的方向和程度可以通过比较后肋的长度来判断,即从肋骨－脊柱交界处到胸膜侧线的距离,后肋长度较长的一侧是新生儿翻转的一侧。确定翻转方向的另一种测量方法是在同一水平面上测量从锁骨中线到椎体中心的距离。如果新生儿的体位正确,那么两侧锁骨中线至椎体的中心距离相同。如果婴儿向一侧翻转,那么这一侧锁骨中线距椎体中心的距离应当更长。在侧位片中,翻转距离易通过观察左右两组肋骨的前端之间的偏移量来确定。

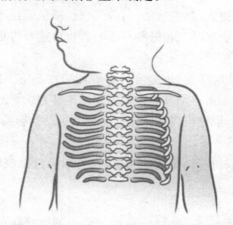

图16-2-1 婴儿向右翻转时胶片中的骨骼结构

在查看任何胸片之前,必须系统地评估这些因素,从而更好地解读摄片结果。

(七)X射线检查体位

X射线检查所获得的图像实际是拍摄区域各组织结构前后重叠的影像,因此在进行X射线检查时为了更好地观察相关组织结构,有时需要从不同的角度进行拍摄。

不同的机构和放射科医师在选择拍摄体位时可能会存在差异。他们可以根据新生儿个体情况或临床状况进行不同体位的放射线检查。例如,判断颅骨是否骨折可能只需要简单的正位片,而在评估先天性畸形时需要完整全方位的颅骨放射线检查。对于颈部和上呼吸道而言,吸气时新生儿头部伸直的侧位片可以判断喘鸣的原因,或者可能需要颈部软组织结构的干放射性照相来辅助诊断。由于干放射性照相术的辐射剂量比普通的颈部侧位片的剂量大得多,因此应该在指征明确的情况下才进行干放射性照相术检查。

对于脊柱的评估,最常用的是正位片。因为新生儿很难保持体位固定,所以通常很难获得脊柱的斜位片。对于先天性髋关节发育不良的评估,需要整个骨盆和双髋的前后正位片。在对髋部进行X射线检查时,应尽量避免暴露性腺,并采取适当的防护措施。评估新生儿骨骼成熟度时需要左半边骨骼的前后正位片,而评估长骨则需要上下肢的X光片。

拍摄胸片是新生儿重症监护病房最常见的诊断性影像学检查。在大多数情况下,摆仰卧位进行前后正位片的拍摄,可以很好地评估新生儿的心脏、肺野、气管导管位置和气胸情况(与机械通气相关的漏气并发症);侧位片(仰卧水平投照)可以确认胸管的位置,评估程度较轻的气胸和少量胸积液;这些在前后正位片中很难看到。胸片显示膈肌下有游离气体时可用于诊断腹部穿孔(很少使用)。对新生儿来说侧位片在大多数情况下都不合适,因为侧位不是舒适体位,常常导致摄片失败并且使新生儿暴露在更多的辐射中,对于有经验的放射科医生来说,在大多数情况下仰卧位拍前后位 X 光片就可以满足诊断需要。在极少数情况下,有食管钡剂造影的侧位胸片可以评估左心房状况。

腹部 X 射线摄片也是 NICU 中常见的影像学检查,最常用的放射学投影体位是前后位、侧位(仰卧水平投照)和左侧卧位。因为新生儿的腹部相对来说是呈圆筒状的,侧位片对于新生儿来说提供的信息比年长的孩子或成年人更多。前后位片可以确定肺气肿、肠梗阻、腹部包块、腹水和导管位置,如脐导管或腹腔导管;前后位(仰卧水平投照)是诊断腹部穿孔的推荐体位,左侧卧位是诊断肠穿孔、腹腔内是否存在游离气体的推荐体位。

(八) X 射线检查的基本原则

(1) 为了防止胶片出现运动伪影同时限制辐射剂量,因尽量缩短曝光时间。

(2) 放射科医师应该了解影响曝光的因素和变量,这样可以避免由于技术原因而导致的重复拍摄。

(3) 重复进行 X 片拍摄是造成大剂量的不必要辐射的主要原因;应采取一切可能的预防措施,以提高一次性摄片成功率。

(4) 在重复摄片之前,放射科医生应和新生儿科医生一起再次查看 X 片;有时候虽然 X 片拍出来的效果不理想,但它仍可以提供足够的信息。

在可能的情况下,可以通过使用其他没有电离辐射的诊断性成像方法减少辐射暴露(如超声、MRI)。如果 X 射线成像是诊断新生儿病情的最佳方法,进行"个性化"检查是很有必要的,尽可能减少摄片的暴露范围,并减少后续摄片的次数。

当有多项检查需要进行时,首先应进行 X 射线检查,如有需要,再进行染色对比研究(如排泄性尿路造影),因为造影剂很快就可以从体内排出。最后,才应该进行钡剂造影检查。钡剂造影检查应在其他影像学检查之后进行,因为:① 钡剂会干扰所有的放射性核素闪烁扫描、计算机断层扫描和超声扫描;② 钡剂从胃肠道排出时间较长,继而会延误进一步的诊断评估。在下一次影像学检查前必须完全清除钡剂,否则可能会造成额外的辐射。

在检查前为患儿做充分准备是减少辐射暴露的另一种方法。如果需要同时进行胃肠道造影和泌尿生殖系统造影(GU),应首先安排 GU 检查。虽然每个医院都有自己的政策,但是在准备 GU 检查,如排泄性尿路造影时,新生儿禁食时间不应超过 3 小时;对于有腹部肿块、外伤或泌尿系统急症的新生儿,排泄性尿路造影前不需要再做这些准备。如果新生儿肾功能受损,放射科医生和新生儿科医生应该对患儿情况进行详细讨论,以最小化排泄性尿路造影检查的风险。

对于没有禁食的新生儿,在胃肠道造影检查前最多停止喂养3小时就可以达到禁食的目的。一般来说,如果要进行完整的消化道检查,下消化道检查应在上消化道检查之前进行。这样就有时间让婴儿排出结肠内的钡剂,避免干扰上消化道检查结果。新生儿一般不需要进行结肠准备,同时患有急腹症和怀疑有先天性巨结肠的婴儿也应避免。

(九) 辐射防护与安全

1. 辐射防护

所有的辐射对新生儿都是有害的,在不影响诊断结果的情况下,必须尽一切努力减少新生儿接受的辐射。辐射暴露对新生儿的基因和身体都有影响,尤其应尽量减少生殖腺和身体敏感组织(眼、骨髓)的辐射暴露。减少辐射暴露的方法包括出现临床指征时再进行检查,选择合适的检查成像方法,在满足诊断要求的前提下尽可能降低辐射剂量,避免重复检查,减少摄片的次数,使用合适的摄片设备,使摄片范围尽量缩小,选择合适的体位和固定方法。

如果无需对生殖腺进行摄片检查,那么生殖腺是否暴露取决于摄片范围界限。生殖腺遭受到最大辐射剂量通常发生在没有对性腺进行防护而直接暴露在 X 射线下,辐射剂量随着生殖腺离 X 射线束的距离增加而快速下降,前后位摄片时,通过合适的防护可以使机体受到的辐射量(包括生殖腺)降低95%。当生殖腺与 X 射线束的距离在 5 cm 以内时,都应加以防护。

生殖腺防护用具是用 0.5 mm 厚的含铅橡胶片制成的,它们的大小和型号应根据新生儿的性别和年龄而定(图 16-2-2)。对于男性新生儿,若睾丸已降至阴囊内,需将睾丸覆盖起来,亦需常规对髂骨上部加以遮挡,不需要遮挡骨盆。对于女性新生儿,生殖腺保护用具的下缘应置于耻骨水平,上缘至少要覆盖骶髂关节的下缘。

2. 辐射安全

减少人员辐射的三种方法是:① 缩短辐射的时间;② 增加与辐射源的距离;③ 在护士与辐射源之间提供辐射防护。可移动式放射学检查是 NICU 中最常见的影像学检查方法。在检查即将开始时,所有的护士都应该离开房间;因此,其他患儿可能在短时间内无人照料。

如果病区内有基本的辐射防护装备,在行放射学检查时工作人员就可以不必离开房间。但是,仍应与接受放射线检查的婴儿保持至少 30 cm 或更远的距离。必须注意的是,如果 X 射线是水平照射,应避免任何人暴露在 X 射线下;因为主光束中的辐射剂量远高于散射部分的辐射剂量。当使用水平光束进行摄片时,应避免光束直接朝向其他患儿或工作人员,距暖箱 30 cm 范围内的工作人员应该穿上铅衣,戴上手套进行防护。

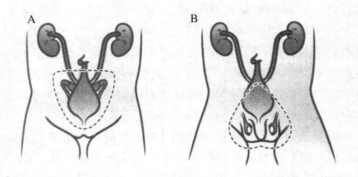

图 16-2-2　女性新生儿(A)和男性新生儿(B)生殖腺保护区的解剖位置

二、超声成像

超声成像常用来评估新生儿体内组织结构状况。超声作为诊断工具具有以下优点:

(1) 超声成像不产生任何电离辐射和已知的对机体和遗传有害的物质,可以反复进行检查。

(2) 超声波像光束一样可以控制方向。

(3) 超声波检查是根据组织的声阻抗性来显示组织结构。

(4) 超声波遵循反射和折射定律。

(5) 超声波可以被体积很小的物体反射。

(6) 超声波成像可以用于各种横、纵、矢状或斜面成像。

(7) 超声产生的检查费用比 CT 和 MRI 要低。

(8) 超声设备便于携带。

(9) 这种检查相对来说是无痛的,新生儿更易接受。

(10) 很少需要采取镇静措施。

以下是超声检查的主要缺点:

(1) 检查结果易受医师临床技能水平的影响。

(2) 不能像尿路造影那样反映出器官功能。

(3) 出现急腹症时,超声检查能够提供的诊断价值有限。

(4) CT 在显示疾病程度方面效果更佳,而超声显示的范围较小,组织细节更少。

(5) 骨骼、过多的脂肪和气体会影响超声成像。

由于存在这些缺陷，对身体的某些部位（如大脑）进行超声检查时必须通过一个"窗口"来进行成像，例如前囟门。此外由于声波在气体介质中很难传播，所以超声探头在进行检查时必须紧贴皮肤表面，含有大量气体的部位很难用超声进行检查。

超声反射的主要模式：无回声型、有回声型和混合型。无回声组织是一种声学介质均匀且声波不受阻碍的组织。只要组织是均匀的，不管是充满液体的（如膀胱）、囊性的（如肾积水）还是固体的（如淋巴瘤）组织都是无回声组织。囊性组织的前、后面通常有明显的回声边缘。有回声组织是声学介质不均匀的、可以反射声波的组织。这些组织通常是固体的，有各种密度（典型的肾母细胞瘤），也可能是囊性的（出血性肾母细胞瘤）。混合型的超声反射具有无回声组织和有回声组织的综合特性。此外，当超声遇到骨骼、结石、钙化等密度较大的介质时，声阻抗大，超声波完全被反射回去，其深层因无声能而呈无回声平直条状区。

当组织界面存在运动时，如血管内流淌的血液，超声波振源与相对运动的血液间就产生多普勒效应。血液向着超声源运动时，反射波的波长被压缩，波长变短，频率增加。血液离开声源运动时，反射波的波长变长，单位时向里频率减少。反射波频率增加或减少的量，与血液流速成正比，因此可根据超声波的频移量，测定血液的流速。

（一）超声检查的生物学效应

超声检查于 1966 年起在产科开始应用，此后这种检查方式不断被推广和运用，产妇在怀孕期间可以进行多次超声检查，到目前为止还没有关于行超声检查的患者（或胎儿）出现明显损伤或产生远期影响的报告。

（二）适应证

超声检查在新生儿重症监护室中的适应证包括检查和评估脑实质和心室大小、心肌功能和结构、胆石症、胆总管囊肿、小肠重复畸形、肾脏肿瘤、尿道扩张和重复畸形、盆腔肿块、脊柱和髋部骨骼异常。

三、磁共振检查

磁共振检查的理论基础是 20 世纪 40 年代以来对原子核结构的研究，将这个概念应用于诊断成像，除了得益于原子核研究方面的进展，还需要其他技术的发展，如超导电性和计算机编程方面的发展。作为一种成像方式，与 CT 和超声相比，MRI 有以下几项优势：

（1）和超声成像一样，磁共振成像不使用电离辐射产生图像，而是使用磁场和无线电波。

（2）对软组织有很好的分辨力。对膀胱、直肠、子宫、阴道、骨骼、关节、肌肉等部位的检查较 CT 更优。

（3）通过调节磁场可自由选择所需剖面，且能得到其他成像技术所不能接近或难以接近部位的图像。对于椎间盘和脊髓，可作矢状面、冠状面、横断面成像，可以看到神经根、脊髓和神经节等，不像 CT 只能获取与人体长轴垂直的横断面。

（4）核磁共振不会产生 CT 检测时产生的骨性伪影。

MRI 的主要缺点是成本高，适用性有限。对于病情不稳定的、随时需要抢救的新生儿来说，MRI 检查也会受到限制，因为强磁场可以干扰监测设备，使得在这个过程中很难监测到患儿的情况。

（一）生物物理学原理

核磁共振扫描仪使用了非常强的磁场和无线电波，这些磁场和无线电波与组织中的质子相互作用，产生一个信号，然后经过处理，形成人体图像。质子（氢原子）可以被认为是微小的条形磁铁，有北极和南极，就像行星一样绕轴旋转。正常情况下，质子是随机排列的，但当施加强磁场时，质子磁场方向会与这个磁场方向相一致。

用正确频率的无线电波脉冲激发质子，使它们产生共振，扰乱磁性排列。被激发的质子以射频信号的形式释放吸收的能量，发射物被扫描仪上的接收线圈接收。引起质子共振的无线电频率取决于磁场的强度。在核磁共振扫描仪中，梯度线圈被用来改变整个身体的磁场强度。这意味着身体的不同部位会以不同的频率共振。因此，通过按顺序应用不同的频率，可以分别对身体的各个部分进行成像，并逐渐形成一幅图像。

当无线电源关闭时，质子将恢复到原来的不受干扰的状态（与磁场对齐），并在此过程中发射无线电波，被接收线圈接收到。不同的组织会以不同的速度放松，例如脂肪和水有不同的放松时间，所以放松时间可以揭示被成像的组织类型。有两个弛豫时间可以测量：T_1 为磁线放松所花费的时间；T_2 为旋转回到静止状态所花费的时间。

（二）MRI 的安全性

虽然 MRI 对患者没有致命性的损伤，但会给患者带来不适感。在 MRI 诊断前应当采取必要的措施，把这种负面影响降到最低。其安全隐患主要有：

（1）MRI 运行过程中产生的各种噪声，可能会导致某些患儿的听力受到损伤。

（2）随时间变化的梯度场可在患者体内诱导产生电场而兴奋神经或肌肉。外周神经兴奋是梯度场安全的上限指标。在足够强度下，可以产生外周神经兴奋（如刺痛或叩击感），甚至引起心脏兴奋或心室震颤。

（3）由于强磁场的原因，MRI 不适用于体内有磁金属或起搏器的特殊患者。

第三节　心脏检查及手术

一、心电图

心电图是一种可用于新生儿的无创性诊断方法。它是诊断心律不齐最有效的检查方法，也可与其他检查结合在一起评估心功能。然而，在新生儿时期，心电图在评估与心室扩大相关的心脏疾病方面意义不大。

二、超声心动图

超声心动图是另一种无创性诊断方法，常用于评估心脏的结构和功能。超声心动图提供的检查结果不仅在术前评估心脏缺陷方面非常实用，在术后评估手术治疗的效果时也非常重要。高频声波向心脏结构发出震动，反射能量，并将能量转化为视觉图像。经阴道超声心动图可在妊娠 11 周时用于产前检查，经腹超声心动图可在妊娠 18 周时用于产前检查。

单维超声心动图可用于评估包括瓣膜、腔室和血管在内的组织结构。二维超声心动图可以提供更多关于心脏和大血管及其关系方面的信息。多普勒超声心动图用于评估心脏、瓣膜和大血管的血流特征，当出现狭窄病变时，它不仅可以测量心输出量，还可以测量血流速度的变化。瓣膜功能不全导致的血液反流和动脉导管未闭引起的分流也可以通过多普勒超声心动图识别。

三、心导管术

随着超声心动图，特别是多普勒超声心动图的出现，心导管术作为一种治疗手段在临床上应用得越来越多。导管可被送入心脏右侧各部及肺动脉，亦可被送入心脏左侧各部及主动脉，又可经导管注入造影剂以确诊先天性心脏病，或进行临床电生理检查，提供从超声心动图检查中无法获取的检查结果。

行心导管术时必须持续监测患儿生命体征，胸前区粘贴电极片，同时对患儿进行约束以保持仰卧位,也可以使用镇静剂。

在置管部位实施局部麻醉,经皮穿刺或切开下肢或者手臂静脉,将导管插入其中,借助 X 射线透视技术,将导管送入心脏,通过导管注射造影剂,使心脏结构变得可视化。在这个过程中既可以评估心室、血管的大小和功能,也可以监测到心内压和氧饱和度。另外,在置管过程中使用气囊有利于进行血管成形术和瓣膜成形术等手术。

在完善相关检查并获得检查结果后,应小心地拔除导管。如果置管部位是切开的,则需结扎血管并缝合皮肤。经皮穿刺点处应进行按压以防止出血,如果持续出血,可在穿刺点处进行加压包扎并定时观察有无活动性出血。术后应定时监测生命体征并与置管前生命体征作比较,观察有无低血压症状。术后 24 h 内护士应评估穿刺点出血情况,患肢末端颜色、脉搏、温度和毛细血管充盈时间,此外,护士还需评估是否存在置管并发症,包括低血容量(由于手术过程中出血或体液丢失)、感染、血栓形成或组织坏死。

第四节　基因检测

一、高分辨率染色体核型分析和显带技术

染色体组成分析可以帮助鉴定各种类型的遗传疾病。染色体核型分析是细胞遗传学研究的基本方法,主要是指将待测细胞的染色体依照该生物固有的染色体形态结构特征,按照一定的规则,人为地对其进行配对、编号和分组,并进行形态分析的过程。通过染色体核型分析,可以判断患儿是否患有某种因染色体片段缺失、重复或倒置等引起的遗传病。常见的由染色体上的异常基因导致的遗传性疾病有杜氏肌营养不良,这是一种 X 连锁隐性疾病。特殊的遗传疾病可能与染色体数目异常(如 21 - 三体综合征)或染色体结构异常有关,如猫叫综合征,该疾病反映了 5 号染色体短臂的部分缺失。

二、荧光原位杂交

利用荧光原位杂交技术(fluorescence in situ hybridization,FISH)可以进一步分析染色体,以检测肉眼无法观察到的染色体疾病。FISH 方法是用荧光素标记的 DNA 探针对 DNA 进行定性、定量或相对定位分析,可用于分裂间期和分裂中

期的细胞,这项测试比高分辨率的核型分析要快(但仍然需要几周才能完成)。该技术可为 13、18、21 - 三体综合征或特纳综合征患儿提供快速诊断。

如果需要更快速的评估,可以对骨髓细胞进行染色体分析。由于淋巴细胞检测是不准确的,所以婴儿输血时需要对皮肤成纤维细胞进行检测。在死产等情况下,由于机体淋巴细胞已经凋亡,可以用组织活检标本进行染色体检测。

三、汗液试验

汗液试验用于评估和确诊囊性纤维化。在这个测试过程中,先用毛果芸香碱和小电流刺激皮肤 5 min,然后用网垫、纱布垫或滤纸收集汗水,需收集 30 min。在这 30 min 内,婴儿必须排出 75 mg 的汗水,以确保足够的样本量。汗水中的氯含量低于 40 mEq/L 是正常的;氯含量 60~165 mEq/L 被认为是囊性纤维化的诊断标准。值得注意的是,如果汗液分泌不足,汗液蒸发或者患儿有水肿,汗液测试结果可能会不准确。

四、比较基因组杂交和染色体微阵列分析

比较基因组杂交(comparative genome hybridization,CGH)和染色体微阵列分析(chromosomal microarray,CMA)可以检测染色体缺失或重复,是一种新型细胞遗传学技术。CGH/CMA 通过荧光技术将正常人的 DNA 与患者的 DNA 进行比较。这项测试比较了整个基因组的数百个区域,以评估差异的数量。它通常用来评估染色体微缺失、微重复以及亚端粒和中心体周围区域。

五、新生儿疾病筛查

新生儿疾病筛查是指通过血液检查对某些危害严重的先天性代谢病及内分泌病进行群体过筛,使患儿得到早期诊断、早期治疗,避免因脑、肝、肾等损害导致生长、智力发育障碍甚至死亡。欧美、日本等发达国家新生儿疾病筛查覆盖率近100%,每一个在美国医院出生的新生儿都需要接受新生儿疾病筛查,新生儿疾病筛查通常在出院前第一天或第二天进行。我国新生儿疾病筛查始于 1981 年,目前覆盖率已接近 50%,主要针对发病率较高、早期无明显症状但有实验室阳性指标、能够确诊并且可以治疗的疾病。

第五节 消化系统检查

一、钡剂灌肠

钡剂灌肠用于评估大肠的结构和功能,它有助于对先天性巨结肠、胎粪堵塞综合征之类的疾病进行诊断。

在操作过程中,将空气或造影剂(如硫酸钡)经患儿肛门逐渐灌入肠腔中,然后进行腹部 X 射线检查。患儿进行制动,先取仰卧位,当注入造影剂时,随着患儿体位的改变,观察造影剂通过患儿肠道时的流动过程。当患儿肠腔内充满造影剂后,应拍摄一系列腹部 X 光片,检查结束后,还需要拍摄 X 光片记录造影剂从肠内排出的情况。为了防止便秘或阻塞,检查后必须进行肠道评估,肠排空评估是钡剂灌肠后的护理要点。

二、上消化道检查

与钡剂灌肠一样,硫酸钡或其他一些水溶性造影剂也可用于上消化道检查。行上消化道检查需要患儿吞下造影剂,主要检查三个位置:① 食管(检查食管的大小、是否通畅、有无反流、有无瘘管或吞咽异常);② 胃(检查是否有结构异常、是否通畅和运动功能有无异常);③ 小肠(是否存在狭窄、是否通畅和功能有无异常)。当造影剂在小肠内移动时,后续摄片可以评估胃排空能力和肠蠕动。在操作过程中需要评估患儿的体温、心率和呼吸状态,同时护士应警惕患儿出现反流或呕吐现象,这可能会导致患儿发生误吸。

上消化道造影检查结束后护士应持续关注造影剂排出情况。消化道造影可能会引发机体过敏从而导致低血压,必须密切关注并评估患儿是否出现并发症。

三、直肠活检术

直肠活检术是一种常用的、有助于确定肠内是否有神经节细胞存在的检查方法(如果没有神经节细胞,则可确诊为先天性巨结肠)。进行直肠活检之前,必须检查患儿的出血时间、凝血酶原时间、部分凝血活酶时间、血小板计数以及红细胞压积结果,以防患儿在术中出现大出血。

手术开始时将患儿置于仰卧位,双腿抬起贴近腹部,将活检钳从肛门插入肠腔内,切取少许直肠黏膜和黏膜下层组织,由病理科负责检查肠组织内是否存在神经节细胞。

患儿直肠活检术后的护理应侧重于评估术后是否有出血和肠穿孔的症状,评估内容包括对生命体征的评估,如心率加快或血压下降,以及是否有发热,持续性大便隐血试验阳性或直肠大量出血的症状。

四、肝活检术

肝活检术分为开放性肝活检术和封闭性肝活检术。开放性肝活检术是一种需要全身麻醉的外科手术,而封闭性肝活检术可以在局部麻醉下进行。与直肠活检一样,在行肝活检术前必须要进行凝血象检查,包括出血时间、血小板计数和红细胞压积等。

术前护理包括静脉使用药物镇静,并持续监测患儿生命体征。在整个操作过程中,生命体征的评估对于识别血流动力学或呼吸形态的变化至关重要。

手术后,必须要监测生命体征和评估是否有出血症状。实验室检查成为活检术后护理的一个重要内容,血红蛋白和红细胞压积降低,提示患儿有出血的指征。针对活检穿刺部位,必须评估其是否存在活动性出血、淤斑、肿胀或感染的迹象。

第六节　泌尿生殖系统检查

一、膀胱镜检查

膀胱镜检查可直接观察泌尿系统结构,包括膀胱、尿道和尿道口,从而诊断膀胱和尿道是否有结构异常。

膀胱镜检查是在全身麻醉下进行的。操作人员用消毒溶液消毒尿道口后,铺上无菌巾,再将润滑过的膀胱镜经尿道插入,检查尿路结构。

术后护理主要为生命体征的评估,此外,应特别注意评估是否有足够的尿量,是否有血尿和感染迹象。

二、排泄性尿路造影(静脉肾盂造影)

排泄性尿路造影不仅能够反映出泌尿系统的结构,还能帮助检查人员评估结构的功能性。将造影剂由静脉注射后,造影剂可经肾小球滤过而进入肾小管,最后排入肾盏、肾盂而使之显影,不但可以显示肾盏、肾盂及输尿管、膀胱内腔的解剖形态,还可以了解两肾的排泄功能。

排泄性尿路造影对新生儿来说是相对安全的,一般不会引起术后并发症,但在术前应确保患儿对造影剂不过敏。造影剂为三碘有机化合物,常用的有泛影葡胺等离子造影剂以及碘苯六醇等非离子型造影剂,后者毒性与副作用较低,效果较理想,但价格较为昂贵。

三、排泄性膀胱尿道造影

排泄性膀胱尿道造影的目的是通过导尿管将造影剂注入膀胱后,在透视下让患儿自行排尿,以检查下尿道的解剖结构和膀胱功能状况。排泄性膀胱尿道造影可以显示膀胱内的残余尿液及相关疾病,例如神经性膀胱功能障碍、后尿道瓣膜阻塞或膀胱尿道反流等。

与膀胱镜检查一样,应在术中和术后评估患儿是否有血尿;在持续导尿的情况下,也应该检查患儿是否有感染的迹象,如发烧、尿液混浊或有沉淀、尿液有臭味。

第七节　呼吸系统检查

一、脉搏氧饱和度监测

脉搏血氧饱和度监测是一种广泛应用的监测动脉血氧饱和度(SaO_2)的无创方法。SaO_2是血液中被氧结合的氧合血红蛋白的容量占全部可结合的血红蛋白容量的百分比,即血液中血氧的浓度。只需将探头贴附在新生儿的手指或者肢端即可监测其动脉血氧饱和度。附着在新生儿肢体或手指上的单个探针使用不同波长的光,而氧合血红蛋白和去氧合血红蛋白对不同波长入射光有着不同的吸收率。基于动脉血液对光的吸收量随动脉搏动而变化的原理可用来计算氧饱和度,因此又称脉搏血氧饱和度测量,脉搏血氧饱和度测定法能更准确地反映实际的血氧饱和度。

在检测血氧饱和度期间应定时巡视患儿,观察探头有无脱落、移位。因为移动、环境光、水肿和组织灌溉不足都会降低读数的准确性。探头位置应每隔 2 h 左右更换一次,以防止皮肤破损。

二、支气管镜检查

新生儿进行支气管镜检查可以用于观察上、下气道病变和活检采样。可以使用软支气管镜在 NICU 中对新生儿进行检查,也可以在全身麻醉下在外科手术室使用硬或软支气管镜进行手术。软支气管镜更适用于下颌骨发育不全或插管患儿的下气道检查。硬支气管镜适用于清除气道异物和评估 H 形气管食管瘘、喉气管食管裂和双侧声带外展肌麻痹的患儿。在支气管镜的直视下医生可以识别和诊断先天性异常、阻塞、肿块,还可以评估患儿喘鸣和呼吸紊乱的原因。

在床边行支气管镜检查时需要护士协助摆放体位,实施镇静和监测生命体征。无论是进行硬支气管镜检查还是软支气管镜检查,术后都需要立刻进行呼吸及循环系统的监测。与支气管镜检查相关的并发症包括支气管痉挛、喉痉挛、喉头水肿、气胸或心动过缓导致的缺氧。

第八节　新生儿危重先天性心脏病筛查

在出院前对新生儿进行疾病筛查的目的是在生命早期确定某些可治疗的疾病,实现早期诊断、早期干预。进行筛查的新生儿通常是出生 72 h 后的活产新生儿,NICU 的患儿筛查时间可能会有所延后。进行新生儿疾病筛查可以降低遗传、代谢性疾病等各种罕见疾病的发病率和死亡率。

在美国,推荐脉搏血氧测量法作为新生儿危重先天性心脏病(critical congenital heart diseases,CCHD)筛查的方法,除此之外还包括对多种代谢性或遗传性疾病进行血液采样检查,通过听力筛查识别有先天性听力缺陷的患儿。

CCHD 筛查旨在早期识别危重先天性心脏病、加以干预并提高预后,是新生儿医务人员需要掌握的基本知识。

一、先天性心脏病发病率

先天性心脏病(congenital heart diseases,CHDs)是最常见的先天性疾病,如果能及时提供干预和治疗,许多有先天性心脏病的患儿预后可以得到改善。在我国,每 1000 个新生儿中有 7～11 个有先天性心脏缺陷,这占到了每年出生人口的 1%,也就是每年大约有 15 万的新生儿罹患先天性心脏病。在全球所有先天性心脏病患者中,危重先天性心脏病占了 1/6～1/4,也就是说每年每 1000 个活产新生儿中有 1～3 个患有重症先天性心脏病。

二、CCHD 的影响

如果不加以治疗,这些新生儿在出生后可能会由于动脉导管关闭或者其他生理改变而使生命遭受到严重的威胁。早期发现和治疗可以避免患儿出现组织灌溉不足的情况,延误诊断会导致严重的血流动力学变化和休克,使患儿的后期治疗效果变差,严重影响预后。

三、评估

产前超声检查可以诊断出 CCHD,但是由于先天性心脏病在诊断中有动态演变性、微小病变难以检出等特点,产前超声筛查存在一定的局限性。

需要注意的是,患有 CCHD 的新生儿可能看起来很健康,因为血氧饱和度的细微下降往往是无法用肉眼观察到的,并且患儿可能没有其他临床表现。由于心脏疾病的类型不同,新生儿的临床表现和发病率、死亡率也会有所不同。一些有严重缺陷的新生儿可能会出现明显的心脏杂音或发绀症状,从而引起医务人员的重视,并安排进行进一步检查,如心电图、超声心动图检查等。然而,并不是所有的心脏病都伴有明显的心脏杂音、生命体征改变、发绀或其他症状,有一些患有先天性心脏病的新生儿看起来并无异常,这种情况常常发生在依赖开放的心脏导管进行血液循环的先天性心脏病导管未闭期间。一般来说,新生儿在出生后 24 h 内如果没有异常表现就可以出院,与先天性心脏病相关的症状可能出院后才会表现出来。

脉搏血氧饱和度监测对危重先天性心脏病的筛查具有重要意义。CCHD 筛查使用的是目前大多数医疗机构医务人员所熟悉的脉搏血氧饱和度监测仪。这种装置对新生儿来说是无痛的,并且使用方便,易于操作。但是,如果新生儿由于低体温或低血压导致组织灌溉不足或血管收缩,则无法获得准确的血氧饱和度值,这可能会导致 CCHD 筛查结果出现假阳性。

四、CCHD 筛查的范围

CCHD 被定义为在出生后一年内需要手术或导管介入治疗的先天性心脏病,主要包括:左心发育不全综合征、肺动脉闭锁、法洛四联症、全肺静脉回流异常、大动脉转位、三尖瓣闭锁、永存动脉干。

有些先天性心脏病不包括在这个列表中,如主动脉缩窄。主动脉缩窄是最常被漏诊的先天性心脏病,即使是 CCHD 筛查也非常容易漏诊,由于这个原因,

CCHD 筛查没有将主动脉缩窄列为筛查疾病之一；主动脉缩窄的诊断还需依赖临床医生的经验并结合必要的查体和检查。晚期主动脉缩窄的新生儿会出现呼吸急促、发绀、心脏杂音、喂养困难、呼吸窘迫等表现，严重者需进行复苏抢救，甚至可能死亡。

出院时责任护士必须告知新生儿父母，通过了 CCHD 筛查不代表新生儿一定没有先天性心脏病，如果新生儿出现了心脏病的表现或症状，父母应及时带新生儿至医院行进一步检查。

五、CCHD 筛查的潜在影响

有研究报道，近30%的 CCHD 患儿在出生 3 天以后才被确诊。CCHD 筛查最主要的好处是不管新生儿在哪里出生，在其出生后 24～48 h、还未出院前就可以得到筛查和初步诊断。相关调查研究发现，合并有其他身体疾病或缺陷的新生儿更容易在早期得到诊断，反而是那些外表看起来健康的孩子更容易被忽视，所以每个新生儿都需要进行筛查，而不是有症状的新生儿才需要进行 CCHD 筛查。

六、CCHD 筛查必要的设备和要求

（一）所需设备

可供新生儿使用的脉搏血氧饱和度监测仪和一次性或重复使用的血氧饱和度探头。

（二）筛查前准备

根据制造商的要求，将脉搏血氧饱和度监测仪和探头正确连接。

新生儿在进行筛查时应该处于温暖和安静的环境下，防止筛查结果出现假阳性。

如果新生儿出生不到 24 h 或在 24～48 h 之间，则在即将出院前对其进行筛查。24 h 内筛查可能会出现较高的假阳性率。

（三）筛查步骤

（1）将血氧探头佩戴在足部，左脚、右脚都可以。若 SPO_2 在 97%～100% 之间，则表明新生儿通过 CCHD 筛查，然而通过该筛查并不能排除潜在的先天性心脏病，如果临床发现有任何先天性心脏病的可能，即使血氧监测仪显示数值正常也需要进行进一步的临床评估和检查。

（2）SPO_2＜90％需立刻通知医生或者儿科专家进行进一步检查。

（3）SPO_2 在 90％～96％之间需要监测右臂血氧饱和度。

① 通过：如果新生儿右臂和足部 SPO_2≥95％并且右臂与足部 SPO_2 差＜3％，则通过筛查。

② 不通过：如果新生儿右臂或者足部 SPO_2＜90％，立即通知医生或者儿科专家进行进一步检查。

③ 如果右臂或者足部 SPO_2 波动在 90％～94％之间，或者右臂与足部 SPO_2 差＞3％，需要再次监测一个小时进行筛查。

ⅰ. 通过：如果右臂或足部 SPO_2≥95％并且右臂与足部 SPO_2 差＜3％。

ⅱ. 不通过：如果右臂或者足部 SPO_2 值仍然＜90％，立即通知医生或者儿科专家进行进一步检查。

④ 如果右臂 SPO_2 在 90％～94％或者右臂与足部 SPO_2 差≤3％，再次监测一小时。

ⅰ. 通过：如果右臂或足部 SPO_2≥95％并且右臂与足部 SPO_2 差≤3％。

ⅱ. 不通过：如果右臂与足部 SPO_2＜90％；或如果右臂和足部 SPO_2 波动在 90％～94％，或者右臂和足部 SPO_2 差＞3％并且出现没有原因的低氧血症。

参 考 文 献

［1］ Kenner C. Comprehensive neonatal nursing care［M］. New York：Springer Publishing Company，2019.

［2］ Gomella T，Cunningham M，Eyal F. Neonatology：management，procedures，on-call problems，diseases，and drugs［M］.5th ed. New York：McGraw-Hill，2004.

［3］ Skundberg P A. Radiologic science for technologists：physics，biology，and protection［J］. Radiology，1998，207(2)：310－310.

［4］ Bushong C T. Magnetic Resonance Imaging physical and biological principles［M］. 3rd ed. St. Louis：The C. V. Mosby Company，2003.

［5］ Stewart C B. Radiologic science for technologists：physics，biology，and protection［M］. St. Louis：Elsevier/Mosby，2020.

［6］ Bajaj K，Gross S. Genetic aspects of perinatal disease and prenatal diagnosis［C］//Neonatal-perinatal Medicine：Diseases of the Fetus and Infant. St. Louis：Elsevier/Mosby，2011：129－145.

［7］ Al Mazrouei S K，Moore J，Ahmed F，et al. Regional implementation of newborn screening for critical congenital heart disease screening in Abu Dhabi［J］. Pediatric cardiology，

2013,34(6):1299-1306.

[8]   Centers for Disease Control and Prevention (CDC). Impact of expanded newborn screening—United States,2006[J]. Morbidity and mortality weekly report,2008,57(37):1012.

[9]   张玉侠.实用新生儿护理学[M].北京:人民卫生出版社,2015.

[10]   邵肖梅,叶鸿瑁,丘小汕.实用新生儿学[M].北京:人民卫生出版社,2019.

[11]   孙多成,阮燕斯,赵爱华.新生儿及婴幼儿磁共振检查中的护理体会[J].实用医学杂志,2007,23(20):3282-3283.

[12]   刘娜,李鹏,王惠萍,等.床旁超声与移动 DR 在新生儿重症监护室的应用比较[J].中国临床医学影像杂志,2019,30(4):281-285.

[13]   马继东,叶蓁蓁,黄醒华,等.先天性畸形的产前诊断、围产期管理及随诊网络的建立与初步实践效果分析[J].中华围产医学杂志,2009,12(2):98-101.

(鲁　琦　张栩婷)

第四部分

新生儿
专科护理质量管理

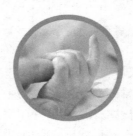

第十七章　新生儿专科护理风险管理

护理风险是指在医院救治过程中,存在于整个护理过程中的不确定性危害因素,直接或间接致病人死亡、损害和伤残事件的不确定性或可能发生的一切不安全事件。

护理风险包括:

(1) 护理事故:医疗机构的护理人员在护理活动中,违反医疗卫生管理法律、行政法规、部门规章以及护理规范、护理常规,过失造成患者人身损害的事故。

(2) 护理差错:凡在护理工作中因责任心不强、粗心大意、不按规章制度办事或技术水平低而引发差错,对患者产生直接或间接影响,但未造成严重不良后果的行为。

(3) 护理缺陷:是指医务人员在医疗活动中,违反医疗卫生管理法律、行政法规、部门规章和护理规范、护理常规而发生诊疗护理过失的行为。

(4) 护理意外:指由于病情或患者体质特殊而难以预料和防范的不良后果。

护理风险管理是对现有和潜在护理风险的识别、评估、评价和处理,有组织、系统地消除或减少护理风险的发生,以最低成本实现最大安全保障的科学管理方法。

新生儿作为一个特殊的群体,无语言表达能力,病情变化快,且各系统发育不成熟,尤其是新生儿重症监护室收治的新生儿均为急、重症的患儿,需要进行的护理行动较为复杂,所以存在护理风险的概率相对更大,导致护理人员工作压力增加,工作积极性有所减退。所以,我们应该对新生儿专科护理存在的风险进行分析和管理,减少和避免导致患儿不安全的因素,以促进患儿病情的恢复,缩短平均住院日,提高家属的满意度,同时减轻护理人员的工作压力。

第一节　新生儿专科风险预防措施

一、误吸/窒息的风险预防措施

(1) 特级护理,实施责任制护理。

(2) 原则上按时按量喂奶,吃奶前避免剧烈哭闹,吃奶后避免过度移动。

(3) 抱起/抬高床头 15°~30°侧卧位喂养,喂奶后正确拍背。

(4) 吃奶后取右侧卧位,反流患儿取左侧卧位或俯卧位,喂奶后加强巡视,至少 15~30 分钟一次。

(5) 管饲喂养时,确认胃管位置是否正确及有无残存奶量,使用自然重力喂养。

(6) 喂奶后 1 h 方可外出检查。

(7) 出生后遵医嘱先试喂糖水或温开水,无特殊情况后逐渐加奶,量由少到多,并选择"十"字形洞眼大小合适的奶嘴。

(8) 早产儿经口喂养时,需要密切观察有无压力线索(生命体征波动明显、手指张开、四肢颤动、身体拱形、打哈欠),如有应暂停喂养。

(9) 遵医嘱使用消化道促动力剂。

二、身份识别错误的风险预防措施

(1) 科室新生儿及父母或监护人身份识别与核对工作指引。

(2) 落实新生儿出入院登记制度。

(3) 新生儿入院、出院盖左脚脚印,并经监护人查看后按左手拇指指印确认。

(4) 入院时登记父母或监护人的相关信息(电话号码及家庭住址),复印父、母或监护人的身份证明。

(5) 出院时凭有效身份证明办理新生儿出院,如父母或监护人不在场,按"谁办入院谁办出院"办理新生儿出院,但必须保留该家属的有效身份证明复印件;若非正常出院,需提供监护人身份证明复印件。

(6) 新生儿实行佩戴双腕带制度,入院时、腕带脱落时、更改姓名及床号时应双人核对后补戴,腕带含有姓名、性别及床号信息,必须每班确认。

(7) 在诊疗活动中,严格执行"查对制度",至少同时使用姓名、性别、住院号等

2 项及以上核对患儿身份,确保对正确的患儿实施正确的操作。

(8) 患儿外出检查时,陪检人员与责任护士核对患儿并签字,必须专人陪同,利于相关检查科室核对;回病房时需与责任护士交接并签字。

(9) 住院期间,患儿需转科室,由接受科室护士负责剪下、更换新的标志并重新填写患儿信息。

(10) 有新生儿转运交接单,健全转科交接登记制度。

三、皮肤完整性受损的风险预防措施

(1) 能正确应用新生儿皮肤风险量表(NSARS)每日从头到脚进行皮肤风险评估,皮肤风险≥13 分,每天评估;皮肤风险<13 分,每周评估 2 次。

(2) 保持床单位清洁、平整、干燥、柔软。

(3) 每 2~4 h 更换体位一次(必要时可增加),增加患儿营养。

(4) 保持患儿皮肤清洁干燥,肥胖患儿保持颈下、腹股沟等皮肤皱褶处干燥(使用氧气吹),哭闹明显的患儿使用手足套保护。

(5) 预防性使用各种敷料(透明敷料、泡沫敷料、水胶体等)保护皮肤的完整性,黏性胶布(3M 胶布、丝绸胶布、透明胶布)在固定胃管、气管插管、UVC 导管等时,直接粘贴在各种敷料上,避免医用黏胶性皮肤损伤。

(6) 每班评估器械下方皮肤。每 2~4 h 查看一次周围组织有无压力相关性损伤的迹象,对于容易发生体液转移和/或表现出局限性或全身性水肿的患儿,对皮肤-器械交界处的皮肤每 1~2 h 评估一次,如有加重的风险,必要时对其进行松动、重置或去除。若可能,交替使用或重新摆放医疗器械。

(7) 勿使患儿皮肤黏膜及骨突处直接与医疗器械(CPAP 鼻塞、留置针针柄、探头、呼吸机管道等)接触。

(8) 避免输液外渗/渗出,规范化输液管理。

(9) 腹泻患儿,勤换尿裤,使用保护敷料及持续吹氧,避免大便刺激,保持臀部皮肤清洁干燥。

四、管道滑脱的风险预防措施

(1) 管道标志清晰、醒目。

(2) 管道固定正确,班班交接。

(3) 特殊管道(胃肠管、气管插管、深静脉置管、胸引管、腹引管、PICC)记录管道置入刻度或外露刻度。

(4) 密切观察手术患儿置入的管道(如胸引管、腹引管)引流情况,及时与床位医生沟通,尽早拔管。

（5）对于烦躁不安的患儿,给予保护性约束,或根据医嘱给予镇静药物。

（6）导管预留足够的长度,避免牵拉。

（7）合理调配人力资源,控制薄弱环节。

五、跌倒/坠床的风险预防措施

（1）特级护理,实施责任制护理。

（2）病房照明光线适宜,过道无障碍物。

（3）医护人员穿防滑拖鞋,保持工作场所地面清洁、干燥。

（4）新生儿床均设有床档,使用保暖箱、抢救台,及时关闭箱门,拉上挡板。

（5）房间内转运采用"环抱法"怀抱患儿。禁止徒手转运,采用婴儿小床转运,避免碰撞。

（6）称体重时磅秤紧贴床尾与床尾呈"7"形,减少转运距离。

（7）每周检查病房设施,发现问题及时维修。

六、院内转运意外发生的风险预防措施

（1）院内转运常见情况有转科和外出做检查（如CT、核磁共振等）,转运前做好家属解释工作,签同意书。

（2）转运前与床位医生共同对患儿进行病情评估。

（3）院内转运时需妥善固定患儿静脉通道及各类管道,做好患儿保暖、监护仪监护,根据病情携带氧气、呼吸囊、吸痰吸氧用物等必要的设备。

（4）如转科需有转科医嘱,并电话告知接收科室（诊断、性别、病情、特殊管道、特殊用药、是否需要准备急救物品）、联系电梯班。

（5）转运途中医护人员站在患儿头侧或输液侧,患儿出现哭闹,给予安抚,严密观察病情并处理。

（6）危重患儿由一名执业医师和一名具备执业资格的护士共同完成。

七、烫伤的风险预防措施

（1）使用辐射台的患儿,妥善固定肤温探头于右下腹部。

（2）采用至少2种方法确认水温,沐浴设备采用双温控显示温度装置,水温控制在38～40℃,并需要工作人员采用手肘内侧测量水温。

（3）奶液配制水温45～50℃,现配现用。

（4）暖箱使用双控模式，内放置温度测量仪，避免暖箱失灵导致温度过高，患儿远离出风口。

（5）禁用热水袋给患儿保暖。

（6）慎用热敷，防止低温烫伤。

八、输液外渗/渗出的风险预防措施

（1）选择适合的血管通路，首选 PICC 和 UVC。

（2）选择外周静脉输液时，尽量选择上肢粗直的大血管，避开关节部位。

（3）保持患儿安静，妥善固定输液装置。

（4）熟练掌握静脉穿刺技术，确认穿刺成功后开始输液。

（5）单剂量给药中使用一次性头皮钢针且装置不可留置。

（6）持续腐蚀性药物（10%葡萄糖酸钙、5%碳酸氢钠等）、渗透压超过 900 mOsm/L 的液体药物、胃肠外营养不应使用外周静脉留置针。

（7）外周静脉输注葡萄糖浓度<12.5%，输入葡萄糖酸钙剂需稀释二倍及二倍以上，输液速度为 1 mL/min，输入 5%碳酸氢钠需稀释三倍及以上；输入血管活性药物时需二路静脉交替使用。

（8）静脉输注时，至少 15～30 分钟巡视一次，严密观察患儿有无哭闹。

九、用药错误的风险预防措施

（1）选择正确的病人：用药前有执业资格的护理人员双人交叉核对医嘱。给药前、中、后再次核对患儿床号、姓名、药名、浓度、剂量、方法、时间。

（2）选择正确的药品：严格执行查对制度，配置药液前核对药品名称、剂量、浓度。对易混淆药品需查看药品的说明书。

（3）选择正确的剂量：配置高警示高风险药物如西地兰、胰岛素、氨茶碱、肝素钠等药品以及小剂量药品时，严格按照科室制订的统一配制流程，需双人进行剂量核对，避免换算过程中出现错误。

（4）选择正确的速度：根据患儿的年龄、病情、身体状况及药物性质调节输液速度，且双人床边核对。

（5）选择正确的途径：静脉用药需根据药物的性质，选择安全的静脉通路。所有管道标志清晰醒目。

（6）选择正确的浓度：如 10%葡萄糖酸钙静脉滴注时须稀释 2 倍及以上的浓度。

（7）按时巡视患儿，观察用药后反应及病情变化，发现用药错误立即启动用药错误应急预案。

（8）加强科室护理人员培训，并进行用药安全知识考核，严禁轮转护士、进修护士、实习生单独配药、给药。

（9）建立完善的用药安全管理制度（标志清晰，定点放置，专人管理，质量控制，了解其药品性能），人人知晓。

十、新生儿猝死的风险预防措施

（1）建立新生儿临床危急值管理制度。

（2）建立仪器和设备三级维修管理制度，确保仪器设备正常运行。

（3）实施责任制护理。

（4）严格按照新生儿护理级别巡视，重点观察患儿反应、肤色、呼吸。

（5）正确设定仪器的报警值和音量，提高医护人员对仪器报警的警惕性，及时处理。

十一、新生儿丢失的风险预防措施

（1）建立新生儿病区安全管理制度，人人知晓。

（2）严格执行交接班核心制度，所有患儿需床头交接班。

（3）除了需要外出检查，任何人不得将患儿抱离病房。

（4）患儿外出检查时，陪检人员需与责任护士核对患儿并签名，在外检查过程中不可离开患儿，回病房时需与责任护士交接并签名。

（5）出院时凭有效身份证明办理新生儿出院。

十二、暖箱故障的风险预防措施

（1）护士熟知暖箱的操作流程及使用性能。

（2）使用中的暖箱每 $4\sim6$ h 监测一次箱温并记录。

（3）专人每月维护暖箱，确保设备运转正常，做好维护、维修登记。

（4）暖箱中配备温度仪，双温度数字显示设置的目标值（暖箱内温度控制精确度在目标值 ±0.8 ℃以内，双层壁暖箱内温度控制精确度在目标值 ±0.5 ℃以内）。

十三、输液泵使用错误的风险预防措施

（1）全科护士应熟练掌握本科室使用的输液泵、注射泵的种类、特征、操作步骤、常见报警处理，每年进行 1～2 次操作培训及考核。

（2）不同厂家的输液泵入科使用前，应进行全科室人员培训，考核通过后方可使用。

（3）加强人员管理，轮转护士、进修护士、实习生需在带教老师指导下使用输液泵，严禁单独操作。

（4）对于输液泵操作过程中的一些重要步骤，可以粘贴醒目的警示标志进行提醒。

（5）使用输液泵给药前，根据患儿病情及药液种类，调节输液速度，床边双人核对输液速度和总量，并记录。

（6）患儿输液过程中加强巡视，观察输液速度，评估剩余液体量与开始时间、输注速度是否相符，观察生命体征及病情变化，并记录。

（7）严格进行交接班。

十四、临床危急值处理错误的风险预防措施

（1）当班护士接到"危机值"电话报告，立即通知医生，并在危急值登记表上详细记录患儿床号、姓名、检查结果、接电话时间、检查报告人员工号。

（2）若医生认为该结果与患儿不相符，应进一步对患儿进行检查，必要时重新留取标本送检进行复查。

（3）若该结果与临床相符，应在 30 min 内结合临床情况采取相应处理措施，同时报告上级医生或主任。

（4）护士建立静脉通路，正确执行医嘱。

（5）医生需在 6 h 内在病程中记录接收到的"危急值"报告结果和采取的相关诊疗措施。

（6）护士及时在护理记录单上记录"危急值"及处理措施。

（7）严密观察生命体征及病情变化，异常时及时向医生汇报，准确记录，做好重点交接班。

第二节　新生儿专科护理风险应急预案

一、新生儿身份识别错误

（1）立即报告科主任和护士长，上报护理部、医务处。

（2）及时查找错误来源，降低错误所致的关联危害性。

（3）抽血送检行相关检查，明确患儿身份。

（4）由医生通知家属，协助做好患儿家属解释和安抚工作。

（5）如实填写不良事件填报表，当事人与护士长一起将发生经过、患儿状况及结果做好详细记录。

（6）护士长组织科室工作人员认真讨论，分析原因，完善防范措施。

二、新生儿坠床

（1）患儿发生坠床时，护士应沉着冷静，立即通知医生。

（2）立即安置患儿平卧，迅速协助医生查看全身状况和局部伤情，监测血压、心率、呼吸、判断意识，初步判断有无危及生命的症状（骨折或出血等）。

（3）如病情允许，将患儿移至辐射台或小床。

（4）根据伤情采取急救措施，必要时配合医生抢救。

（5）完善相关检查，确定是否有内脏损伤或出血，必要时请相关科室会诊。

（6）严密观察生命体征及病情变化，异常时及时向医生汇报，准确记录，做好重点交接班。

（7）及时报告科主任及护士长，上报护理部。

（8）由医生通知家属，协助做好患儿家属解释和安抚工作。

（9）如实填写不良事件填报表，当事人将发生经过、抢救过程、患儿状况及结果做好详细记录。

（10）护士长组织科室工作人员认真讨论，分析原因，完善防范措施。

三、新生儿误吸

（1）误吸程度较轻（患儿有咳嗽，但是没有面色青紫的表现），将患儿脸侧向一边,用空心掌拍患儿的后背。误吸程度较重(有面色青紫的表现),立即大声呼叫医生并迅速翻转患儿,使其脸朝下,俯卧在操作者的膝盖上或硬质床上(头低足高位),并用力拍打背部4～5次,使气管内的吸入物流出(患儿有哭声),通知护士长。

(2)快速评估患儿呼吸、心率及肤色,如无效立即给予吸痰、吸氧,必要时协助医生行气管插管进行吸引及心肺复苏。

(3)病情危重患儿备好抢救药品及物品,配合医生抢救。

(4)严密观察生命体征及病情变化,异常时及时向医生汇报,准确记录,做好重点交接班。

(5)6 h内补记抢救记录。病情稳定允许时予侧卧位/俯卧位,上半身抬高30°。

(6)由医生通知家属,告知患儿病情,协助做好患儿家属解释和安抚工作。

(7)及时报告科主任及护士长,上报护理部。

(8)如实填写不良事件填报表,当事人将发生经过、抢救过程、患儿状况及结果做好详细记录。

(9)护士长组织科室工作人员认真讨论,分析原因,完善防范措施。

四、新生儿皮肤压力性损伤

(1)加强更换体位,及时解除局部压力,避免再受压,使用减压工具如水袋、海绵垫等。

(2)1期压力性损伤:解除压力;医疗设备相关压力损伤和黏膜压力性损伤及时解除局部压力。2期压力性损伤:0.5%碘伏消毒伤口周围皮肤,灭菌注射用水快速、轻柔清洗伤口后无菌凡士林油纱布覆盖伤口,外用透明敷贴覆盖,24小时更换。3期、4期及不可分期的压力性损伤和深部组织损伤需请伤口造口专科护士会诊;敷料污染、脱落时应随时更换。

(3)持续评估皮肤损伤程度和范围,观察伤口愈合情况,准确记录,做好重点交接班。

(4)必要时请伤口造口专科护士会诊。

(5)及时上报护士长,上报护理部。

(6)对于2期及2期以上的压力性损伤,如实填写不良事件填报表,当事人将发生经过、抢救过程、患儿状况及结果做好详细记录。

(7)护士长组织科室工作人员认真讨论,分析原因,完善防范措施。

五、新生儿烫伤

(1)一旦发生烫伤,立即将患儿远离热源,通知医生,观察局部皮肤变化,判断皮肤烫伤程度。

（2）同时予冷水冲洗或冷敷创面，创面未污染，水疱表皮完整者，创面予0.5%碘伏消毒后用注射器从低处抽取水疱内液体，后遵医嘱使用烫伤膏，予无菌油纱布覆盖，隔天换药1次；对于水疱表皮已破损者，消毒创面后去除疱皮，动作轻柔，然后用生理盐水冲洗，遵医嘱使用烫伤膏，予无菌油纱布覆盖。

（3）对于小面积烫伤和一些特殊部位的烫伤，如头面部、颈部、会阴部、臀部，消毒后予灭菌生理盐水冲洗后暴露，轻轻擦拭烫伤膏，每天2次，并保持创面清洁。

（4）烫伤严重者请整形烧伤外科医生会诊。

（5）持续评估烫伤部位程度和范围，准确记录，做好重点交接班。

（6）必要时请伤口造口专科护士会诊。

（7）及时上报护士长，上报护理部。

（8）由医生通知家属，协助做好患儿家属解释和安抚工作。

（9）如实填写不良事件填报表，当事人与护士长一起将烫伤发生经过、处理过程、患儿状况及结果做好详细记录。

（10）护士长组织科室工作人员认真讨论，分析原因，完善防范措施。

六、新生儿尿布性皮炎

（1）发生尿布性皮炎时，应确认病因并对症治疗，大便次数增多的患儿可遵医嘱停止使用莫沙比利等消化道促动力剂。母乳喂养导致大便次数增多者，暂停母乳喂养，遵医嘱使用止泻药物。

（2）使用棉签点式或滚动式清洁臀部，动作轻柔，严禁用力擦拭。

（3）Ⅰ度尿布性皮炎：改善湿热环境，采用辐射台暴露，氧气吹等方法，遵医嘱外用炉甘石洗剂；Ⅱ度、Ⅲ度尿布性皮炎：予辐射台暴露，氧气吹等方法，皮肤破损部位清洁、消毒后使用无菌凡士林纱布外敷，透明敷贴覆盖，24 h更换，有污染时随时更换。

（4）持续评估尿布性皮炎程度和范围，每班准确填写"尿布性皮炎监测表"，做好重点交接班。

（5）真菌性尿布皮炎可遵医嘱外用抗真菌药物。

（6）及时上报护士长。

（7）必要时请伤口造口专科护士会诊。

（8）对于Ⅱ度及Ⅱ度以上的尿布性皮炎，需如实填写不良事件填报表，当事人与护士长一起将尿布性皮炎发生经过、处理过程、患儿状况及结果做好详细记录。

（9）护士长组织科室工作人员认真讨论，分析原因，完善防范措施。

七、新生儿气管插管脱管

(1) 立即通知医生。

(2) 同时开放气道,清理呼吸道,如有较强自主呼吸遵医嘱予面罩吸氧或无创通气,同时观察呼吸状况;若无自主呼吸或自主呼吸微弱,应立即给予心肺复苏。

(3) 迅速备好急救药械。

(4) 必要时配合医生重新进行气管插管,继续呼吸机辅助通气。

(5) 配合医生行动脉血气分析,根据结果调节呼吸机参数。

(6) 密切观察生命体征及神志、瞳孔、血氧饱和度的变化,异常时及时报告医生进行处理,准确记录病情变化,做好重点交接班。

(7) 6 h 内补记抢救记录。

(8) 及时报告护士长,上报护理部。

(9) 如实填写不良事件填报表,当事人将发生经过、抢救过程、患儿状况及结果做好详细记录。

(10) 护士长组织科室工作人员认真讨论,分析原因,完善防范措施。

八、新生儿胸腔引流管脱管

(1) 立即通知医生。

(2) 如果从皮肤伤口处滑脱,应立即用手捏住伤口处皮肤,消毒处理后用无菌凡士林纱布封闭伤口。如果引流管连接处脱落,应立即双钳夹闭胸引管或用手反折胸腔引流管,按无菌操作更换整个引流装置。

(3) 严密监测心率、呼吸、血压、血氧饱和度等变化,听诊两肺呼吸音,异常时及时汇报医生进行处理。

(4) 请胸外科医生会诊,必要时协助医生重新置管或缝合伤口。

(5) 重新置管后,密切观察患儿生命体征,观察引流情况,妥善固定引流装置,防止再次脱管,床边备导管滑脱应急用物,准确记录病情变化,做好重点交接班。

(6) 及时报告护士长,上报护理部。

(7) 如实填写不良事件填报表,当事人将发生经过、处理过程、患儿状况及结果做好详细记录。

(8) 护士长组织科室工作人员认真讨论,分析原因,完善防范措施。

九、新生儿腹腔引流管脱管

（1）立即通知医生。

（2）如腹腔引流管完全脱落，应立即用无菌敷料保护好引流切口，病情允许时可为患儿取半卧位；如引流管部分脱落者，先稍作固定，严禁将脱出的引流管回送。

（3）请外科医生会诊，协助医生缝合伤口或重新固定引流管，必要时重新置管。

（4）密切观察患儿生命体征及腹部切口情况。

（5）若重新置管，严密观察引流情况，妥善固定引流装置，防止再次脱管，准确记录病情变化，做好重点交接班。

（6）及时报告护士长，上报护理部。

（7）如实填写不良事件填报表，当事人将发生经过、处理过程、患儿状况及结局做好详细登记。

（8）护士长组织科室工作人员认真讨论，分析原因，完善防范措施。

十、PICC/UVC 中心静脉导管滑脱

（1）立即停止输液，通知医生。

（2）导管部分脱出时，严禁将脱出的导管回送，观察导管脱出的长度，遵医嘱予床边摄片，判断导管尖端位置，如无异位，用无菌注射器抽回血，并报告医生回血情况，如医嘱继续使用，需严格消毒后予重新固定导管；如异位，遵医嘱拔除导管。

（3）导管完全脱出：测量导管长度，双人查看导管尖端是否完整；评估穿刺部位是否有血肿及渗血，消毒后予无菌纱布压迫穿刺部位，防止出血和空气栓塞。

（4）若发生因导管断裂而滑脱的：如为体外部分断裂，可修复导管或拔管。如为体内部分断裂：① PICC：立即报告医生并用止血带扎于上臂，应制动患儿，紧急床边摄片确定导管位置，进行介入手术取出导管。② UVC：制动患儿，紧急床边摄片确定导管位置，进行介入手术取出导管。

（5）根据需要重新建立静脉通道。

（6）密切观察患儿生命体征及病情变化，准确记录，做好重点交接班。

（7）及时报告护士长及院静脉治疗小组，上报护理部。

（8）如实填写不良事件填报表，当事人将发生经过、处理过程、患儿状况及后果做好详细记录。

（9）护士长组织科室工作人员认真讨论，分析原因，完善防范措施。

十一、PICC/UVC 中心静脉导管血栓

(1) 立即停止输液,通知医生,立即行床边 B 超检查。

(2) 根据需要重新建立静脉通道。

(3) 确定血栓后遵医嘱予溶栓治疗。

(4) 若溶栓治疗无效,予拔除导管。

(5) PICC:穿刺侧肢体抬高制动,禁止佩戴血氧饱和度探头,禁止静脉穿刺,急性期禁止热敷。

(6) 密切观察患儿生命体征及局部情况:① PICC:准确记录患儿穿刺侧肢体周径大小、皮肤颜色、肤温、压痛情况;② UVC:准确记录患儿双下肢大小腿围、皮肤颜色、肤温、压痛情况,做好重点交接班。

(7) 及时报告护士长及院静脉治疗小组,上报护理部。

(8) 如实填写不良事件填报表,当事人将发生经过、处理过程、患儿状况及后果做好详细记录。

(9) 护士长组织科室人员进行讨论,分析原因,完善防范措施。

十二、新生儿输液外渗/渗出

(1) 发生输液外渗/渗出时立即停止输液,回抽针头及血管内药物。

(2) 汇报院静脉治疗小组/护士长。

(3) 评估患儿输液外渗/渗出的级别,高度肿胀者需先局部消毒后采取减压措施后予 25%硫酸镁外敷 20 min 后拔针。

(4) 抬高患肢,以利于减轻肿胀和疼痛。

(5) 将患儿置于新生儿辐射台或暖箱保暖。

(6) 血管收缩药物如多巴胺等外渗引起的皮肤苍白、皮温低,应及时使用酚妥拉明(酚妥拉明 5~10 mg + 0.9% NS 10 mL)做局部封闭,酚妥拉明稀释液湿敷。

(7) 出现水泡、发黑或发紫应立即局部封闭(1%~2%利多卡因 5 mL + DXM 5 mg + 0.9%NS10 mL)。

(8) 持续评估药物外渗部位面积、皮肤颜色、温度、疼痛的程度以及患侧肢体活动、感觉和肢端循环情况,准确记录,做好重点交接班。

(9) 必要时请伤口造口专科护士会诊。

(10) 如实填写不良事件填报表,当事人将输液外渗/渗出的液体种类、发生经过、处理过程、患儿状况及后果做好详细登记。

(11) 护士长组织科室工作人员认真讨论,分析原因,完善防范措施。

十三、新生儿静脉炎

（1）发现静脉炎时，立即停止输液，拔针，消毒穿刺点，遵医嘱外涂喜疗妥软膏。

（2）上报护士长/静脉治疗小组。

（3）2级及2级以上静脉炎急性期水肿局部可使用25%硫酸镁外敷20 min，抬高患肢，恢复期局部保暖或热敷；穿刺点有脓液时局部使用3%双氧水消毒，疼痛明显时，根据需要提供镇痛措施。

（4）若发生输液后细菌性静脉炎，应监测全身感染的体征，遵医嘱留取标本，局部遵医嘱使用抗生素软膏外涂及雷夫诺尔湿敷，必要时静脉使用抗生素。

（5）持续评估静脉炎程度，准确填写"静脉炎监测表"，做好重点交接班。

（6）如实填写不良事件填报表，当事人与护士长一起将静脉炎发生经过、处理过程、患儿状况及结果做好详细记录。

（7）护士长组织科室工作人员认真讨论，分析原因，完善防范措施。

十四、新生儿输血反应（过敏性休克）

（1）立即停止输血并报告医生。

（2）更换输液器。

（3）准备好抢救药品及物品，遵医嘱给予紧急救治。

（4）密切观察患儿生命体征及病情变化，准确记录，做好重点交接班。

（5）6 h内补记抢救记录。

（6）保留未输完的血袋及输血器于冰箱中，以备检验。

（7）按要求填写输血反应报告卡，上报输血科。

（8）及时报告护士长及科主任，上报护理部。

（9）如实填写不良事件填报表，当事人将输血反应发生经过、处理过程、患儿状况及结果做好详细记录。

（10）护士长组织科室医护人员认真讨论，分析原因，完善防范措施。

十五、新生儿院内转运意外

（1）护士刚离开病房未进入电梯前患儿发生病情变化，应立即返回病房并大声呼救，同时对患儿进行相应处理，如清理呼吸道、吸氧等。

（2）患儿在电梯内发生病情变化，立即到最近的科室对患儿进行抢救，并通知床位医生和住院总医师。

（3）在检查科室发生病情变化,应对患儿进行相应处理,如清理呼吸道、吸氧等,配合检查科室医生进行抢救,并通知床位医生和住院总医师。

（4）待患儿病情平稳后返回病房,严密观察生命体征及病情变化,异常时及时向医生汇报,准确记录,做好重点交接班。

（5）及时上报护士长,上报护理部。

（6）如实填写不良事件填报表,当事人将外出检查意外发生经过、处理过程、患儿状况及结果做好详细记录。

（7）护士长组织科室工作人员认真讨论,分析原因,完善防范措施。

十六、暖箱故障

（1）发现暖箱故障(暖箱意外停电、精度不在目标值范围内),应立即查明原因并排除故障。

（2）如故障无法排除时,立即将患儿移至远红外辐射抢救台保暖,同时监测体温,严密观察患儿生命体征及病情变化,异常时及时向医生汇报,准确记录,做好重点交接班。

（3）取备用暖箱,接通电源,并按原暖箱的温湿度进行设定预热。

（4）暖箱预热至设置温度后,将患儿重新放入暖箱并监测体温。

（5）故障暖箱悬挂"故障"标志。

（6）上报护士长及设备科,维修过程及维修结果及时登记备案。

（7）如实填写不良事件填报表,当事人将发生经过、处理过程、患儿状况及结果做好详细记录。

（8）护士长组织科室工作人员认真讨论,分析原因,完善防范措施。

十七、微量输注泵/输液泵故障

（1）发现微量输注泵/输液泵故障时,应立即查明原因并排除故障。

（2）如故障无法排除时,立即更换微量输注泵/输液泵,同时监测患儿血糖,严密观察患儿生命体征及病情变化。

（3）患儿发生低血糖、血糖升高或出现心衰表现时应立即汇报医生,并遵医嘱用药,准确记录,做好重点交接班。

（4）故障微量输注泵/输液泵悬挂"故障"标志。

（5）上报护士长及设备科,维修过程及维修结果及时登记备案。

（6）如实填写不良事件填报表,当事人将发生经过、处理过程、患儿状况及结果做好详细记录。

(7) 护士长组织科室工作人员认真讨论,分析原因,完善防范措施。

十八、心电监护仪故障

(1) 发现心电监护仪故障时,应立即查明原因并排除故障。

(2) 如故障无法排除时,立即更换备用心电监护仪,同时监测患儿生命体征及病情变化。

(3) 若患儿生命体征或心电图出现异常时应立即汇报医生,准确记录,做好重点交接班。

(4) 故障心电监护仪悬挂"故障"标志。

(5) 上报护士长及设备科,维修过程及维修结果及时登记备案。

(6) 如实填写不良事件填报表,当事人将发生经过、处理过程、患儿状况及结果做好详细记录。

(7) 护士长组织科室工作人员认真讨论,分析原因,完善防范措施。

十九、新生儿猝死

(1) 发现新生儿异常时,即作出判断(意识丧失、股动脉搏动消失、呼吸停止)后立即抢救,同时通知值班医生及上级领导。

(2) 立即去枕平卧,清理呼吸道,给予心肺复苏。

(3) 开通静脉通道,心电监护,保存心电监护数据。

(4) 通知家属,抢救紧张时可通知院总值班,由院总值班通知家属。

(5) 向院总值班或医务处汇报抢救情况及抢救结果。

(6) 如患儿抢救无效死亡,应等家属到院后,再通知太平间将尸体接走。

(7) 做好病情记录及 6 h 内完成抢救记录。

(8) 及时上报护士长,上报护理部。

(9) 当事人将发生经过、处理过程、患儿状况及结果做好详细记录。

(10) 护士长组织科室工作人员认真讨论,分析原因,完善防范措施。

二十、新生儿病房出现感染暴发流行

(1) 立即报告院感科及科主任和护士长。坚持"边抢救、边调查、边处理、边核实"的原则。

(2) 开展医院感染患儿和疑似感染患儿的诊治和隔离防护工作,实施重症和普通患儿相对分区并做好隔离管理,做到标志明确,及时排除或确诊疑似感染患儿。

(3) 必要时对易感患儿实施分区隔离治疗,甚至暂停收治新病人。

(4) 及时正确地开展标本的采集、积极配合感染办专职人员进行流行病学调查工作,并采取相应控制措施。

(5) 根据感染病原菌情况做好病区的消毒隔离、个人防护、医疗垃圾处理等工作,避免疫情进一步扩大。

(6) 如实填写不良事件填报表,当事人将发生经过、处理过程、患儿状况及结果做好详细记录。

(7) 护士长组织科室工作人员认真讨论,分析原因,完善防范措施。

二十一、新生儿病房发现疑似新型冠状病毒肺炎患儿

(1) 住院患儿出现发热/呼吸道等疑似新型冠状病毒肺炎的症状,立即上报科主任、护士长。

(2) 立即将患儿转入隔离观察病房,并再次询问患儿家属流行病学史。

(3) 隔离观察病房应标志醒目,物品专室专用,专人诊疗护理,集中进行,医护人员行二级防护。

(4) 通知全体医务人员知晓。

(5) 完善相关检查,组织院内专家或主诊医师会诊,会诊后仍考虑疑似病例的,在 2 h 内通过网络直报,并采集标本送检,转儿科隔离观察病区。

(6) 若检测结果为阳性,则转至定点医院治疗;若检测结果为阴性,则回原病房继续治疗。

二十二、紧急状态下护理人力资源调配

(1) 建立以科主任、护士长领导,全体护理人员为成员的护理人力应急调配小组。

(2) 遇到各种突发事件、大抢救、特殊病例,需要临时调配护士时,全科室护士要服从领导统一安排。

(3) 遇各种突发事件、大抢救、特殊病例,科室护理人员必须先报告护士长,护士长接到报告后,应立即启动紧急情况下护理人力资源调配预案,统一指挥协调各方面的工作,保障紧急状态下护理安全与护理质量。

(4) 护士长按预案安排各班人员,调配人员保持 24 h 联络通畅。遇紧急情况,调配人员需 30 min 到岗并知晓任务内容。各成员应本着以大局为重的原则,服从

护士长的调配,不得以任何理由推诿、拒绝。

(5) 护理人力资源调配第一梯队为在岗护士、第二梯队为非在岗护士。

(6) 当出现岗位人员不适应工作时,护士长安排调配人员,如遇调配人员困难,报告护理部进行人员调配。

(7) 应急调配小组接到应急通知,应根据指令参与应急工作。不能及时到岗者,将追究个人责任,并纳入年度护理质量考核。情节严重者根据医院规章制度及相关法律法规处置。

(8) 护士长必须做好人、财、物、信息的管理,协调好与各部门之间的关系。

(9) 每次紧急调配人员后,及时分析效果,总结经验,调整梯队人员。

参 考 文 献

[1]　彭刚艺,陈伟菊.护理管理工作规范[M].广州:广东科学技术出版社,2012:95.

[2]　国家卫生计生委医院管理研究所护理中心.护理敏感质量指标使用手册(2016版)[M].北京:人民卫生出版社,2016.

[3]　宋瑰琦,秦玉霞.三级综合医院评审护理质量管理指导[M].合肥:中国科学技术大学出版社,2012.

[4]　刘珊,刘媛,陈阅微.儿科ICU护理风险管理的影响因素分析与护理对策[J].护理实践与研究,2020(1):132-134.

[5]　张玉侠.实用新生儿护理学[M].北京:人民卫生出版社,2015.

[6]　鲁琦,倪倩倩,汪丽平,等.尿布性皮炎患儿经皮持续氧疗的干预效果[J].护理学杂志,2017(23):49-50.

（鲁　琦）

第十八章　新生儿专科护理质量评价细则及敏感指标

第一节　新生儿专科护理质量评价细则

护理质量是指护理服务活动要符合某种标准、规范或需要。护理质量标准反映了一定社会发展阶段的质量观。美国医疗机构评审国际联合委员会（joint commission international,JCL）的医院评审标准（第 3 版）认为：质量是增加良好结局的可行性及降低不好结局的可行性。

本节以表格的形式整理、总结了适用于新生儿专科的评价护理质量的细则，共包括 16 个部分：护理管理（表 18-1-1）、优质护理（表 18-1-2）、分级护理（表 18-1-3）、急性疼痛护理（表 18-1-4）、医源性皮肤损伤护理（表 18-1-5）、导管相关性血栓防控护理（表 18-1-6）、跌倒坠床防控护理（表 18-1-7）、患儿身份识别护理（表 18-1-8）、转运交接护理（表 18-1-9）、药品管理（表 18-1-10）、安全输血（表 18-1-11）、交接班（表 18-1-12）、护理文书（表 18-1-13）、急救药械（表 18-1-14）、重症护理（表 18-1-15）、消毒隔离（表 18-1-16）。

表 18-1-1　新生儿专科护理管理质量评价细则

项目	序号	评价细则
行政管理	1	年度计划结合医院及护理部工作制订,具体可行
	2	年度计划有工作进度表,并按时完成
	3	每月按计划组织业务学习,资料齐全,内容全面,评价及时
	4	每月按计划组织护理查房,资料齐全,内容全面,评价及时
	5	每周组织小型业务学习及晨会提问,资料齐全,评价及时
	6	行政及护士长例会内容及时传达,有记录,护士知晓会议重点内容
	7	每月召开护士会,全员参与,内容全面,护士针对病区存在的问题有讨论记录及处理结果

项目	序号	评价细则
质量管理	8	年度质控计划结合医院及护理部工作制订,具体可行
	9	年度质控计划有工作进度表,并按时完成
	10	每月护理质量检查有记录,有数据总结分析,体现持续质量改进
	11	护理不良事件上报并讨论分析、制订改进措施或进行流程再造
	12	病区护理质量敏感指标监测资料齐全,有数据总结分析
业务技术管理	13	根据专科疾病特点制订本病区专科护理常规,并根据新进展定期修订
	14	病区有细化、量化的优质护理目标及落实措施
	15	开展针对患儿家属的健康教育
	16	制订紧急情况下的应急预案,有培训记录,护士知晓应急预案
	17	护士长参加医嘱核对,有记录
	18	护士长每周参加主任医师查房一次,有记录
	19	有各层次护士带教计划,并按计划实施,护士长定期督查考核,有记录
人力资源及绩效管理	20	排班体现责任制整体护理,能级对应,护士合理分管病人
	21	实行科学弹性排班,有紧急人力资源调配方案
	22	病区有三级绩效分配方案及小组,方案体现多劳多得,优劳优得,调动护士积极性
病房管理	23	护士长知晓病区患儿现状,掌握危重患儿病情,落实周计划、日安排
	24	针对病区的重点环节、重点人群制订安全管理措施并落实,有记录
	25	护士知晓岗位职责
	26	护士知晓核心制度
	27	护士仪表仪容符合要求
	28	病房和办公区整洁安静,物品规范放置;传呼系统性能良好
	29	病房探视及门禁管理有序
	30	灭火器定位放置,定期检查,性能完好,无积尘,人人掌握使用方法和紧急疏散程序
	31	每季度清点固定资产,账物相符,每月清点耗材,无过期及过多积压
院内感染防控	32	院内感染防控制度健全
	33	院内感染防控措施落实到位,符合国家规范
	34	病区有院内感染暴发流行应急预案,人人知晓
	35	质量检查并有改进措施

表 18-1-2   新生儿专科优质护理质量评价细则

项目	序号	评价细则
病房管理	1	有病房管理制度和探视管理制度
	2	病房环境安全、安静、整洁
	3	便民设施齐全
公示并落实服务项目	4	根据《综合医院分级护理指导原则》，结合病区专科实际，细化分级护理标准和服务内涵
	5	细化后的内容能够充分体现本病区疾病特色
	6	将细化后的内容在病房的醒目位置公示
改革护理分工方式，实行责任制整体护理模式	7	实行责任制分工方式，根据患儿病情、护理难度和技术要求，对护士进行合理分工
	8	责任护士职责清晰，分工实现扁平化，使有资质的护士独立分管患儿
	9	每名责任护士平均负责不超过 6 名普通患儿或不超过 3 名重症患儿
	10	护士排班体现根据患儿需要和尊重护士意愿，减少交接班次数；保证夜班、节假日的护理人力
全面落实责任制整体护理工作职责	11	责任护士的工作内容应当包括：病情观察、基础护理、治疗、康复和健康指导等
	12	根据患儿的个体情况，提供有针对性、个性化的护理服务
	13	责任护士每天评估患儿，掌握所负责患儿的诊疗护理信息，有效开展患儿家属的健康教育和心理指导
	14	(1) 一般资料：床号、姓名、性别、日龄、主管医师
	15	(2) 主要诊断、第一诊断
	16	(3) 主要病情：住院原因、目前身体状况、临床表现、饮食、睡眠、大小便、活动情况、心理状况等
	17	(4) 治疗措施：主要用药和目的、手术名称和日期
	18	(5) 主要辅助检查的阳性结果
	19	(6) 主要护理问题及护理措施
	20	(7) 病情变化的观察重点
	21	患儿的护理级别和病情、风险评估
	22	护士长每天评估病区重点患儿，有调整护士的原则
不断提高患儿家属满意度	23	定期进行患儿家属满意度调查；调查内容客观，调查资料可信度高
	24	根据患儿家属反馈意见，采取可持续改进的措施
	25	对患儿家属投诉的内容进行调查处理及采取改进措施

项目	序号	评价细则
规范护理 文件书写	26	完善护理记录,突出专科特点
	27	护理文件书写客观、真实、准确、及时、完整,字迹清晰,使用医学术语
	28	采用表格式护理文书

表 18-1-3　新生儿专科分级护理质量评价细则

项目	分项	序号	评价细则
病房管理	病房环境	1	病房环境安静、整洁、安全、有序
	陪护管理	2	探视人员凭探视卡,管理有序,符合要求
基础护理	晨晚间 护理	3	上下午各整理床单元一次
		4	床单被服清洁,无奶渍、无血、尿渍
		5	床单元物品放置有序
	清洁	6	三短八洁
	饮食	7	遵医嘱使用母乳喂养/人工喂养
	卧位护理	8	卧位舒适、符合病情需要
		9	翻身、有效拍背
	给药	10	口服按时给药
		11	静脉治疗按时给药,补液顺序正确,速度符合病情
		12	输液通畅无渗出,留置针护理规范
		13	输液泵、微泵药量准确,巡视卡记录清晰准确
	给氧	14	安全有效,记录准确
护理分级	护理评估	15	正确应用各种评分量表评估患儿风险
	护理级别	16	护理级别与病情相符
		17	按照护理级别观察患儿病情
专科护理	病情掌握	18	姓名、诊断、主要病情
		19	治疗原则、主要用药、当前异常检查结果
		20	饮食、心理、潜在并发症
		21	知晓病情观察重点
	措施落实	22	责任护士正确评估患儿病情,护理措施得当(主要护理措施)
		23	心理支持落实到位,体现人文关怀
		24	患儿舒适,无可避免的并发症(院内压力性损伤、液体外渗、烫伤等)

项目	分项	序号	评价细则
围术期护理	措施落实	25	护士知晓手术名称和日期
		26	引流管标志清楚,护士知晓引流及切口情况
		27	护士知晓术后卧位的意义,根据病情采取合适体位
		28	护士掌握伤口、造(瘘)口的保护方法及注意事项
		29	责任护士知晓手术早期功能锻炼的时机、意义及要点
		30	护士根据病情实施加速康复护理(饮食管理、引流管管理、功能锻炼等)
管道管理	管道维护	31	规范、妥善固定导管,引流通畅、有效
		32	班班交接
		33	同一解剖部位有两根及两根以上的管道标志清楚(特殊作用管路要有标志)
		34	敷料干燥,有护士换药日期、引流袋上标明更换日期
	管理制度	35	科室有非计划拔管的应急预案,护士知晓处置流程并正确填报

表 18-1-4　新生儿专科急性疼痛护理质量评价细则

项目	序号	评价细则
急性疼痛护理评估	1	运用疼痛评估工具评估疼痛
	2	入院 8 h 内完成疼痛评估
	3	评分<4 分:每日评估 2 次(不包括手术当日、术后第 1 天、术后第 2 天)
	4	术后第 2 天或评分 4～6 分每日评估 3 次(07:00、15:00、19:00)
	5	手术当日、术后第 1 天或任何一次评分≥7 分:Q4h 评估
	6	止痛药给药前进行疼痛评估
	7	静脉用药后 15 min、肌肉注射 30 min、口服用药 1 h 再次评估疼痛
	8	体温单体现疼痛处理后首次疼痛评分
	9	评估准确
管理制度	10	病区有急性疼痛管理制度
	11	护士掌握疼痛相关知识及评分量表的评估内容
	12	护士掌握急性疼痛的非药物镇痛措施
护理记录	13	疼痛护理记录完整(包括疼痛的部位、性质、程度、持续时间、处理措施等)

表 18-1-5 新生儿专科医源性皮肤损伤护理质量评价细则

项目	序号	评价细则
表单填报	1	运用 NSARS 评分量表进行皮肤风险评估
	2	入院 2 h 内完成首次评估,病情变化随时评估
	3	皮肤风险≥13 分,每天评估;皮肤风险<13 分,每周评估 2 次,有变化时随时评估
	4	皮肤风险≥13 分的患儿床头粘贴提醒标志,交班提示,并上报护理部
	5	外院带入的医源性皮肤损伤每日评估记录一次,与实际情况相符合
	6	护士长对外院带入或病区内的高危患儿 24 h 内查看,并督查护理措施落实情况
	7	对外院带入者 24 h 内上报伤口造口专科护士,48 h 内给予评价和处置
护理措施	8	保持床单位清洁、平整、干燥、柔软(可垫水袋、海绵垫等)
	9	保持患儿皮肤清洁,动作轻柔,肥胖患儿皮肤褶皱处清洁、干燥
	10	每 2～4 h 更换体位及血氧探头、肤温探头位置
	11	为患儿沐浴时采用双控模式管理水温,避免烫伤
	12	水肿或受压部位垫软枕或敷料保护
	13	静脉输液无外渗/渗出
	14	持续气道正压通气/蓝光照射时用水胶体敷料保护受压部位/骨隆突处皮肤
	15	经口鼻腔置管的患儿,固定的胶布需粘贴在保护膜上
	16	各管道、导联线、注射器、针头及针帽等硬物避免直接接触患儿皮肤
	17	按静脉输液规范固定留置针针柄,避免静脉输液装置引起皮肤受压
	18	患儿哭闹/烦躁时,可佩戴手套,防止抓伤
	19	给予营养支持
	20	发生皮肤损伤的患儿局部处理正确及时
	21	班班交接皮肤情况,发生损伤时记录及时、准确,与实际情况相符合
	22	疑难分期及感染严重伤口处理困难的,请伤口小组会诊协助处理
	23	外院带入医源性皮肤损伤的患儿,应在入院时告知其家属
病区管理	24	病区建立完善的医源性皮肤损伤的管理制度
	25	护士知晓 2016 指南的压力性损伤分期及预防处理方法
	26	责任护士掌握患儿的高危因素及防控措施
	27	护士知晓医源性皮肤损伤的评估、处理和报告制度

表 18-1-6   新生儿专科导管相关性血栓防控护理质量评价细则

项目	序号	评价细则
预防措施	1	护理人员进行正确冲封管
	2	观察患儿大便排出情况,保持大便通畅
	3	避免膝下垫枕和过度屈髋,膝关节处于伸直位
	4	协助患儿行穿刺侧肢体抬高训练 $20°\sim30°$
	5	协助患儿早期屈伸下肢及做趾屈和背屈运动,足踝的"环转运动"
	6	保证液体的摄入,保持液体输注的连续性
	7	加强科室人员培训,提高置管成功率,避免同一静脉反复穿刺导致血管损伤
	8	识别患儿导管相关性血栓形成的高危因素,必要时遵医嘱预防性用药
护理措施	9	确诊导管相关性血栓时应拔除导管
	10	置管肢体抬高 $20°\sim30°$,制动,严禁按摩
	11	肢体肿胀时可予 25%硫酸镁湿敷,禁忌热敷
	12	每天测量并记录肿胀肢体同部位周径,部位选择正确
	13	密切观察记录患肢的疼痛部位、肿胀、皮肤色泽、肤温及末梢循环情况
	14	密切监测呼吸、SPO_2 等变化,观察有无肺栓塞等表现
	15	遵医嘱正确使用抗凝药物,监测凝血常规,观察有无血尿、血便、切口渗血、皮肤淤斑、神志改变等

表 18-1-7   新生儿专科跌倒坠床防控护理质量评价细则

项目	序号	评价细则
护理措施	1	病房照明光线适宜,无障碍物
	2	医护人员穿防滑拖鞋
	3	保持工作场所地面清洁、干燥,地面潮湿时放置"小心地滑"提示牌
	4	新生儿小床均设有床档,专人护理
	5	使用保暖箱、远红外辐射台时,禁止随意打开箱门及挡板,如有需要时需两人共同完成并及时关闭箱门、拉上挡板
	6	抱起患儿时采用"环抱法"
	6	禁止徒手转运,转运时采用转运床转运,避免碰撞
	7	称体重时磅秤紧贴床尾,与床尾呈"7"字形

项目	序号	评价细则
管理制度	8	每周检查病房设施,发现问题及时登记、维修
	9	病区有完善的跌倒坠床防控制度
	10	护士知晓跌倒坠床风险预防措施
	11	护士知晓发生跌倒坠床应急处置流程
	12	护士知晓发生跌倒坠床报告程序
	13	准确、及时填写跌到坠床不良事件上报表

表 18-1-8　新生儿专科患儿身份识别护理质量评价细则

项目	序号	评价细则
入院时	1	接待护士与患儿家属在第一时间详细核对住院单、住院记录卡、腕带信息、患儿性别是否相符;急诊、绿色通道患儿:第一时间与患儿家属核对产妇姓名及患儿性别后填写标签贴于患儿前额处
	2	如没有新生儿专用腕带需根据住院病人记录卡上的信息正确填写于床头卡、手圈、足圈、探视卡
	3	双人交叉床边核对新生儿身份识别信息并佩戴,佩戴方法正确牢固
	4	一人一床,严禁一床安置多名患儿
	5	多胎儿、姓名相近患儿床位分开放置
	6	入院告知书须盖患儿左脚脚印
	7	患儿家属需提供患儿父亲/母亲(或监护人)身份证复印件、住院预留电话、家庭常住地址,入院告知书盖其左手拇指指印
住院期间	8	进行每项护理、医疗操作、检查、留取标本、转科时需严格核对床头卡、腕带、手圈、脚圈信息
	9	班班交接,如身份标志脱落或字迹模糊予立即更换后,双人床旁交叉核对后佩戴
	10	更改姓名时流程同入院时 3
	11	接触隔离患儿:佩戴黄色腕带扣;药物过敏患儿:佩戴红色腕带扣
出院时	12	责任护士双人床旁交叉核对患儿身份信息
	13	与家长核对患儿床号、姓名、性别、父亲或母亲(或监护人)身份证信息、住院预留电话、家庭住址
	14	出院交接单须盖患儿左脚脚印及家属左手大拇指指印并签名

项目	序号	评价细则
	15	每周有检查并记录
管理制度	16	建立完善的新生儿身份识别管理制度，人人知晓
	17	护士掌握身份识别错误应急处理流程

表 18-1-9 新生儿专科转运交接护理质量评价细则

项目	序号	评价细则
	1	确认转运医嘱或转科医嘱
	2	确认患儿家属已签署"转运风险告知书"，知晓风险
	3	电话告知接收科室（诊断、姓名、性别、病情、特殊管道、特殊用药、是否需要准备急救物品）
	4	联系电梯班
转运前	5	妥善固定患儿静脉通道及各类管道
	6	患儿保暖措施恰当，监护仪有效监护
	8	整理患儿病例及各护理记录单，核对并携带患儿的药品和物品
	9	根据病情携带氧气袋、呼吸囊、吸痰、吸氧用物等必要的设备
	10	危重患儿由一名执业医师和一名具备执业资格的护士护送
	11	转运前再次双人核对患儿腕带、手圈、足圈、床头卡信息
	12	转运前再次评估意识、生命体征、管道等并记录
	13	医护人员站在患儿头侧或输液侧
转运中	14	严密观察病情并处理
	15	各种管道通畅、固定在位
	16	转运途中患儿出现哭闹，给予及时有效的安抚
	17	转科患儿双方共同协助患儿过床，由接收科室护士取下原有标志，并佩戴新的身份标志
到达病区	18	妥善安置患儿，摆放舒适体位，确保输液通畅
	19	交接患儿诊断、意识、病情、危急值、管道、用药、皮肤等
	20	转运交接单填写完整
	21	将转运床、病例夹、监护仪等物品带回科室
	22	科室建立完善的转运交接制度
管理制度	23	护士掌握转运交接流程
	24	护士掌握转运途中病情变化的应急处理措施

表 18-1-10　新生儿专科药品管理质量评价标准

项目	序号	评价细则
药品	1	标志清晰
	2	按基数库存
备用药	3	对包装相似、一品多规、高警示、高风险药物有警示标志，药盒标签清楚
	4	无过期药
	5	无药物混放（含不同种药品、一品多规药品）
	6	原则上不备口服药/外用药，如需要必须整瓶包装备用，且开启后在规定时间内使用
	7	每周检查并记录
在用药	8	无过期药
	9	无药物混放
毒麻药	10	五专管理（专人负责/管理、专柜加锁、专用账册、专用处方、专册登记）
	11	账物相符
	12	无过期药
冰箱药	13	冰箱温度合理（2～8 ℃）
	14	打开的液体、药物注明开瓶时间，在效期内
	15	病人自备药品单独存放，标明病人信息
	16	血标本和药物分层存放
	17	生活用品与药品单独分冰箱存放
	18	高警示药品有警示标志
	19	每周检查并记录
大型制剂	20	分类放置
	21	存放地点合理，离地面 20 cm，离墙壁 5～10 cm
	22	无过期制剂
	23	每月检查并记录
管理制度	24	科室有督查并对存在问题有改进措施
	25	科室有药品管理制度，人人知晓

表 18-1-11 新生儿专科安全输血质量评价细则

项目	序号	评价细则
输血前核对	1	打印治疗卡,双人核对确认输血医嘱
	2	三查:检查血制品的采血日期及有效期,血制品的质量,输血装置是否完好
	3	十二对:双人交叉核对输血单与血袋标签内容是否一致,包括:受血者的姓名、性别、床号、住院号、病室、诊断、血型交配试验结果、编号(血袋号)、血型、复检结果、血量、血制品的种类
	4	两名具有执业资格的医护人员携病历、输血单及血袋至患儿床前核对身份信息
	5	建立静脉通道
	6	输血前使用生理盐水预充输血器,输血时排空生理盐水
	7	输血器里充满血液,莫菲氏滴管内的液面达 1/2~2/3,没过滤网
	8	再次确认血袋信息与患儿身份信息统一
	9	血液从血库取出后 4 h 内输完,因病情变化暂不输注,应立即送回血库保存
输血观察记录	10	输血滴速先慢后快,观察 15 min 后根据病情调节滴速
	11	观察输血不良反应,发生输血反应者,严格按照输血反应应急预案及流程处理
	12	输注两个以上供血者的血液时,应间隔输入少量生理盐水并更换输血器
	13	输血前、中、后测量并记录患儿生命体征
	14	输血后医嘱单双人签字,护理记录单中记录输血情况
贮存	15	输血记录单(交叉配血报告单)双人签名,并粘贴于病历中
	16	输血完毕后保留输血器及血袋于黄色垃圾袋内,24 h 后按医疗废物要求处理

表 18-1-12 新生儿专科交接班质量评价细则

项目	分项	序号	评价细则
劳动纪律		1	按时上下班
护士仪表		2	着装符合规范要求
		3	站姿规范
病房环境		4	清洁、整齐、安静、温度符合要求
交接记录		5	护理交班报告和物品、药品等交接记录齐全
交班内容	书面或电子交班	6	患儿总数，出入院、死亡、转科、手术和病危人数记录完整
		7	出院患儿姓名、诊断、住院号完整
	口头交班	8	新入院、危重、抢救、手术、特殊病情变化患儿姓名、诊断
		9	新入院、危重、抢救、手术、特殊病情变化患儿病情
		10	新入院、危重、抢救、手术、特殊病情变化患儿目前主要阳性检查结果
		11	新入院、危重、抢救、手术、特殊病情变化患儿异常风险评分
		12	交代下一班注意事项及未完成医嘱执行、治疗、护理等情况
		13	交代身份核查落实情况
	床边交班	14	分组交接班，规范、有序
		15	根据患儿病情，交接皮肤、切口、管道等情况
交班本		16	内容重点突出，起到提示作用，电子交班需打印
危急值		17	记录准确、完整、规范
		18	护士知晓出现危急值应急处理原则

表 18-1-13　新生儿专科护理文书质量评价细则

项目	分项	序号	评价细则
体温单	楣栏填写	1	项目填写完整、正确(入院、出院、转科、手术、分娩、死亡)
	体温、疼痛、大便次数绘制	2	无错绘、漏绘
		3	每天测量体温 Q6h 或 Q8h
		4	有降温医嘱必须有降温体温(体温未降者记录)
		5	有保暖医嘱须有保暖体温
		6	大便次数每日记录一次("※"造口、"E"灌肠、"1/E"灌肠后排便一次)
		7	疼痛评分绘制符合规范
	体重、血压记录	8	入院当天有体重、血压记录
		9	每周至少有≥3 次体重记录,必要时每天
		10	血压按照医嘱(qd、bid)和病情绘制
	出入量、特殊引流记录	11	出入量楣栏完整
		12	出入量和特殊引流量记录准确
	药物过敏记录	13	药物皮试阳性或药物过敏史有标记
医嘱单	长期医嘱执行	14	长期医嘱单执行签字完整
	临时医嘱执行	15	临时医嘱执行时间准确,执行时间在医嘱时间之后
		16	临时医嘱执行签字完整
护理记录单	入院评估单	17	项目完整准确,无空项
		18	联系人姓名、电话完整
		19	入院诊断准确无缩写
		20	入院原因确切
		21	评估准确(皮肤、大小便、脐带情况等)
		22	有护理问题必须有护理计划
		23	护理计划简洁可行,有针对性
	护理记录单	24	有典型症状和阳性体征必须有措施及记录
		25	使用医学术语,语句简练
		26	记录及时,无回顾性记录
		27	记录具有连贯性(危急值和阳性体征有跟踪),重点突出
		28	特级护理/监护每小时记录一次,有病情变化时随时记录
		29	每班至少记录一次患儿意识、囟门、脐部情况

项目	分项	序号	评价细则
护理记录单	手术护理记录单	30	项目完整准确,无空项
	输血记录	31	输血前、中、后有生命体征记录
高风险评分单	皮肤风险评估记录	32	评分准确,措施全面可行,有动态评估
	疼痛评估记录	33	疼痛评估频次准确,按时间有复评
		34	疼痛护理记录单有相应疼痛处理的记录
转运交接单	转运交接记录	35	项目填写完整、无空项
		36	有护士签名和时间
入院告知单	入院告知记录	37	有入院告知书且项目完整
		38	护士双人核对患儿身份并签名
		39	家属签名并按左手大拇指印
		40	印有患儿左脚脚印
出院告知单	出院患儿交接记录	41	护士双人核对患儿身份并签名
		42	家属确认签名并按左手大拇指印
		43	印有患儿左脚脚印
	出院健康指导记录	44	有出院健康指导单且项目完整

表 18-1-14　新生儿专科急救药械质量评价标准

项目	序号	评价细则
抢救车	1	药品按一览表配备齐全(具体到数量)
	2	物品按一览表配备齐全(具体到数量)
	3	药品、物品摆放整齐,车内外清洁
	4	高警示药品有标志
	5	有效期≤3个月的药品有标志
	6	药品无过期或字迹模糊(无法识别药名、剂量、有效期)等现象
	7	物品无过期现象

项目	序号	评价细则
急救仪器	8	备用仪器设备(呼吸机、吸引器、复苏囊等),电源功能完好
	9	氧气筒标志清晰(含有氧/无氧,易燃易爆标志)
	10	备用氧气筒放置安全,使用中的氧气筒有支架
	11	氧气筒装置各部分完好
	12	护士熟练使用各急救设备
记录、保管与维护	13	急救药械定点放置,专人保管
	15	急救药械班班交接并记录
	16	贵重仪器建立医学装备使用、维修、保养综合登记本并按项目实时登记
	17	抢救记录规范
	18	使用后及时归类、补充、清洁、消毒
	19	护士长或保管人每周检查一次并记录
	20	仪器故障待修需挂标志

表 18-1-15   新生儿专科重症护理质量评价细则

项目	序号	评价细则
基础护理	1	体位正确、舒适安全,有防护措施,无禁忌证者抬高床头 15°～30°
	2	床单元干燥、整洁、无污渍
	3	八洁:口腔、面部、耳郭、皮肤、头发、手足、会阴、肛门清洁
管道管理	4	管道标志:有名称、置管日期时间和工号,标志清晰、醒目
	5	管道固定正确,引流通畅无扭曲,管壁清洁
	6	特殊管道(气管插管、深静脉置管、胸引管、腹引管、PICC)记录管道置入刻度或外露刻度
	7	不同管道有不同标志,标志清晰、醒目,便于识别
	8	每班有记录管道通畅和引流情况(及时倾倒引流物,不超过容器 2/3 满)
	9	静脉通道无渗出和肿胀,输液记录清晰准确,静脉置管护理符合规范
	10	静脉特殊用药(高警示药物、易混淆药物、精神类药物等)两端均有醒目标志(便于识别与更换)
约束安全	11	正确评估患儿,向家属解释,正确签订《约束患者知情同意书》,有医嘱
	12	约束工具及约束方法合适,使用规范
	13	使用约束带时,使患儿肢体处于功能位
	14	观察局部皮肤的颜色和血液循环情况,班班有记录

项目	序号	评价细则
身份识别	15	腕带佩戴正确,家属知晓目的
	16	正确双识别病人;落实床边双人查对制度
	17	医嘱经双人核对无误后执行
	18	服药、注射、输液、输血、手术等治疗严格执行查对制度
用药安全	19	输液速度正确
	20	药物剂量两人核算,按照统一标准流程配置
	21	用药及时、准确,合理安排
	22	高警示药品有标志,记录及时准确
预防跌倒/坠床	23	病房照明光线适宜,房间过道无障碍物,病室地面清洁、干燥;床栏使用正确
	24	医护人员穿防滑拖鞋
	25	病区内转运患儿时采用转运床,推床时避免碰撞;房间内转运患儿时采用"环抱式"
	26	磅体重时磅秤紧贴床尾与床呈直角
	27	禁止随意打开暖箱和辐射台挡板
预防医源性皮肤损伤	28	沐浴、辐射台及暖箱、配制奶液等温度采用双控制,预防烫伤
	29	一般预防措施落实
	30	使用"皮肤风险评估量表",评分及时准确,责任护士知晓
	31	高风险者预防措施正确落实
	32	对发生皮肤损伤者的伤口处理正确
监护	33	仪器固定牢固安全使用;显示时间与北京时间一致;导联线连接正确
	34	报警打开,报警值设置正确;根据病情,准确监测并记录各项观察指标
	35	护士识别常见心律失常心电图特点(提问形式)
	36	各监护位置正确
	37	护士熟练操作监护菜单;回顾查看 24 h 监测参数和趋势图
护理记录	38	客观、真实、准确、及时、完整
	39	医嘱与护理措施相符
	40	体现连续性和动态性
	41	符合病例书写规范

项目	序号	评价细则
	42	能级对应原则分管患者
	43	知晓一般情况:姓名、性别、年龄、床号、入院时间、孕母及生产史
	44	简述住院原因和简要病史
	45	目前临床表现
病情掌握	46	异常实验室检查
	47	特殊用药的目的和观察要点
	48	知晓前一天出入量
	49	护理措施须有针对性,具体实施的效果
	50	护理观察要点

表 18-1-16　新生儿专科消毒隔离质量评价细则

项目	分项	序号	评价细则
组织管理	国家规范及医院制度	1	医院感染控制制度健全,有培训有考核
		2	专人负责,按照医院的《监控手册》要求落实各项监控工作
手卫生	手卫生设施	3	洗手池水龙头完好,符合要求(重点部门需非手触式水龙头),辅助用物(皂液盒/瓶等)保持清洁
		4	洗手标志清楚
		5	干手设施齐全
		6	速干手消毒剂在有效期内
	按要求执行手卫生	7	手卫生依从性达标
		8	执行手卫生的时机正确
	手卫生方法正确	9	7 步洗手法步骤符合要求
		10	洗手时间符合要求
		11	速干消毒每次使用剂量、时间符合要求

项目	分项	序号	评价细则
耐药菌隔离	隔离用品齐全	12	接触患儿的医疗器械、器具及物品一人一用一消毒
		13	配备必要的防护用品（手套、防护面罩、隔离衣）
	隔离措施落实	14	隔离标志齐全、醒目
		15	手卫生符合要求
		16	正确安置病人
		17	实施诊疗护理操作的顺序符合要求
		18	患儿转诊管理符合要求
		19	环境物表、物品消毒符合要求
		20	出入隔离病房医护人员宜相对固定、专人护理
		21	标本运送符合规范
		22	医疗废物分类管理符合要求
		23	终末消毒符合规范
消毒隔离	无菌技术操作正确	24	严格执行无菌操作规程
		25	抗生素现用现配，配制好的静脉液体在 2 h 内使用
		26	启封的各种溶媒标志明确（开启日期、时间及用途），超过 24 h 不得使用，无菌纱布、棉球等小包装使用，打开后 24 h 内使用
		27	肝素封管液现配现用（冷藏有效期为 24 h），严禁多人共用一瓶药液
		28	抽出的药液和配制好的静脉输注无菌液体，放置时间不超过 2 h
		29	滴眼液、外用药需专人专用，滴眼液启封后有效期为 7 天，其他外用药启封后有效期为 1 个月
		30	干罐储存无菌持物钳使用时间不应超过 4 h
		31	盛放消毒剂进行消毒与灭菌的容器，应达到相应的消毒与灭菌水平
	消毒剂使用正确	32	碘伏、醇类等皮肤消毒剂应注明开瓶日期或失效日期
		33	小瓶包装的皮肤消毒液启封后有效期为 7 天，500 mL 装皮肤消毒液启封后有效期为 1 个月
		34	对于性能不稳定的消毒剂如含氯消毒剂，加盖保存，配制后使用时间≤24 h
		35	使用中的消毒剂应进行浓度监测和记录
		36	每季度对使用中的消毒剂进行染菌量的微生物监测

项目	分项	序号	评价细则
消毒隔离	物品消毒灭菌方法正确	37	消毒、灭菌物品都应由消毒供应中心集中消毒灭菌
		38	浸泡消毒的消毒物品应完全浸没在消毒液中,密闭保存,并监测消毒剂浓度
		39	特殊感染病人器械处理遵循相关要求
		40	重复使用的无菌医疗器械由供应室统一回收处理
	无菌物品使用、存放正确	41	无菌物品存放符合要求,有效期内使用
	一次性无菌物品使用正确	42	一次性医疗器械应一次性使用
		43	一次性医疗器械应由医院统一购置,妥善保管,正确使用
		44	一次性医疗物品使用过程中密切观察患儿反应,如发生异常,应立即停止使用,做好留样与登记,并及时按照医院要求报告;同批未用过的物品应封存备查
		45	用后的一次性医疗器械应按医疗废物处理
	诊疗环境、用品清洗消毒符合要求	46	接触完整皮肤的医疗器械、器具及物品应保持清洁,被污染时应及时清洁与消毒
		47	湿化水、湿化瓶、呼吸机管路、呼吸机等的清洁、消毒与更换,应遵循有关标准的规定
		48	治疗车上物品应摆放有序,上层放置清洁与无菌物品,下层放置使用后物品。治疗车应配备速干手消毒剂,每天进行清洁与消毒,遇污染随时进行清洁与消毒
		49	患儿生活卫生用品应保持清洁,个人专用,患儿出院、转院或死亡后应对其使用过的生活卫生用品应进行终末消毒
		50	物体表面、地面的清洁与消毒 2 次,高频率接触的物体表面≥2 次,保持病区内环境整洁
		51	患儿床单元应进行定期清洁和(或)消毒,遇污染应及时更换;患者出院时应进行终末消毒
		52	直接接触患儿的床上用品,应一人一更换,被污染时及时更换;间接接触患儿的床上用品,应定期清洗与消毒,污染/耐药菌患儿间接用品需清洗消毒,隔离病人需消毒清洗再消毒
		53	清洁消毒床单元的毛巾一床一巾;清洁消毒地面的地巾一病房一巾,用后集中清洗、消毒,干燥保存
		54	使用中的暖箱/沐浴设备/配奶用具消毒灭菌符合规范
		55	仪器设备/办公物品等表面每日清洁消毒,有记录

项目	分项	序号	评价细则
消毒隔离	重点部位感染防控措施落实	56	呼吸机相关肺炎的预防与控制应遵循有关标准的规定
		57	导管相关血流感染的预防与控制应遵循有关标准的规定
		58	导尿管相关泌尿道感染的预防与控制应遵循有关标准的规定
		59	手术部位感染的预防与控制应遵循有关标准的规定
		60	对易感患儿实行保护性隔离措施
	消毒设备使用维护正确	61	空气消毒机使用和维护保养符合要求,有记录
		62	紫外线灯管使用、清洁、监测符合要求,有记录
	职业防护措施落实	63	防护用品配置齐全
		64	防护用品穿戴正确
医疗废物处置	按要求分类收集	65	医疗废物正确分类与收集,感染性医疗废物置黄色废物袋内,锐器置于锐器盒内
		66	医疗废物不应超过包装物或容器容量的 3/4,未满容量 3/4 的利器盒 48 h 需更换
		67	隔离的(疑似)传染病患儿或隔离的传染病感染患儿产生的医疗废物应使用双层包装物包装,并及时密封
		68	不应取出放入包装物或者容器内的医疗废物
	交接联单保存 3 年	69	应与医院内转运人员做好交接登记并双签字,记录应保存 3 年
持续质量管理	发现问题有整改措施并落实	70	发现问题有整改措施并落实

第二节 新生儿专科护理敏感指标

临床护理质量指标是在一定时间和条件下，科学动态地反应护理质量的基础、过程与结构。建立临床护理质量指标是实施科学的护理管理的基础，通过建立指标，持续监测和动态数据来评价护理质量，实现护理质量的科学管理和持续改进。本节所提供的临床护理质量指标为结合本专科特色拟定（表18-2-1）。

表 18-2-1 新生儿专科护理敏感指标

序号	指标名称	计算公式	分子/分母释义	改善标准	备注
1	新生儿外周静脉渗出/外渗发生率	外周静脉渗出/外渗发生率＝统计周期内静脉渗出/外渗例数/统计周期内外周静脉输液总例数×100%	分子：是指输液管理过程中由于疏忽，非腐蚀性/腐蚀性药物或溶液意外地进入皮下组织引起的外周静脉渗出/外渗，排除中心静脉导管	比率下降	渗出(exudation)/外渗(extravasation)是指静脉输液管理过程中，非故意地造成非腐蚀性/腐蚀性药物或溶液进入周围组织，而不是进入正常的血管通路，两者区别在于输液过程中漏出血管外的药物性质不同。静脉输液外渗分级 Ibrahim Amjad 修订版：1级：穿刺点肿胀的范围小于 2 cm，或涉及的关节小于 1 个；2级：穿刺点肿胀的范围大于 2 cm，或涉及的关节 1~2 个，皮肤苍白；3级：穿刺点肿胀的范围大于 2 个关节，或出现穿刺点组织坏死

续表

序号	指标名称	计算公式	分子/分母释义	改善标准	备注
2	新生儿院内压力性损伤发生率	院内压力性损伤发生率＝$\dfrac{\text{同期住院患儿中压力性损伤新发生例数}}{\text{统计周期内住院患儿总人数}}\times100\%$	分子：为某一统计周期内住院患儿新发压力性损伤的病例数，如果患儿从医院一个科室转入另一科室，或者在此统计周期同内多次发生压力性损伤，均作为1例计算。分母：取该统计周期内住院患儿总人数，可以为上一统计周期末在院患儿数＋新入院患儿数，也可采用本统计周期出院患儿数＋统计周期末在院患儿数	比率下降	压力性损伤是指身体局部受压使血液循环障碍最终导致局部皮下及组织缺血坏死、营养不良出现破溃的一种疾病，以往将压力性损伤俗称为压疮。2016年美国国家压力性损伤咨询委员会（NPUAP）将"压疮"这一定义更新为压力性损伤。新生儿压力性损伤好发于直接接触医疗器械（CPAP鼻塞、留置针、针柄、探头、各种管道等）的皮肤处

续表

序号	指标名称	计算公式	分子/分母释义	改善标准	备注
3	新生儿医源性皮肤损伤发生率	新生儿医源性皮肤损伤发生率＝$\dfrac{\text{同期住院患儿中新发医源性皮肤损伤病例数}}{\text{统计周期内住院患儿总数}}\times100\%$	分子：为某一统计周期内住院患儿新发医源性皮肤损伤的病例数，如果患儿从医院一个科室转入另一科室，或者在此统计周期同期内多次发生医源性皮肤损伤，均作为1例计算；分母：取该统计周期内住院患儿总人数，可以为上一统计周期末在院患儿数＋新入院患儿数，也可采用本统计周期出院患儿数＋统计周期末在院患儿数	比率下降	新生儿医源性皮肤损伤是指在医疗活动中由于操作不当或仪器故障所造成的与原发病无关的皮肤损伤。医源性皮肤损伤的标准为患儿发生皮肤损害并且愈合时间≥2天。皮肤损伤包括：压力性损伤、抓伤、摩擦伤、烫伤、热灼伤、紫外线灼伤、化学烧伤、足跟刺伤、撕脱伤等
4	新生儿院内运送患儿意外事件发生率	新生儿院内运送患儿意外事件发生率＝$\dfrac{\text{院内运送患儿意外运送患儿过程中发生意外例次}}{\text{单位时间同运送单位时间运送患儿总例次}}\times100\%$		比率下降	意外情况常见于患儿在外出检查过程中出现误吸/窒息、跌落、呼吸暂停、猝死、丢失等

续表

序号	指标名称	计算公式	分子/分母释义	改善标准	备注
5	新生儿身份识别项目不齐全/不清发生率	新生儿身份识别项目不全/不清发生率＝ 同期住院患儿中新发身份识别项目不全/不清病例数 / 统计周期内住院患儿总数 ×100%	分子：为某一统计周期内住院患儿入院时身份信息录入错误、病历书写错误、识别腕带等标志填写错误，新生儿标志脱落、腕带信息涂改或错误、多人同一腕带新生儿混淆，出院时同室新生儿混淆、出院时新生儿与产妇新生儿不相符发生情况的住院新生儿的身份识别不全/不清的病例数 分母：取该统计周期内住院患儿总人数，可以为上一统计周期末在院患儿数＋新入院患儿数，也可采用本统计周期出院患儿数＋统计周期末在院患儿数	比率下降	新生儿身份识别是指医务人员在医疗活动过程中对新生儿身份进行评估、核实、确认等，以确保正确的诊疗实施于正确的新生儿的过程 每班现场查看患儿身份标志、收集新生儿身份识别项目不全/不清次数

续表

序号	指标名称	计算公式	分子/分母释义	改善标准	备注
6	新生儿呛奶/误吸发生率	新生儿呛奶/误吸发生率＝$\dfrac{\text{住院患儿中新发呛奶/误吸病例数}}{\text{同期住院患儿呛奶/误吸病例数}} \times 100\%$ 统计周期内住院患儿总数	分子：为某一统计周期内住院患儿发生呛奶/误吸的总例数 分母：取统计周期内住院患儿总人数，可以为上一统计周期末在院患儿数＋新入院儿数，也可采用本统计周期出院患儿数＋统计周期末在院患儿人数	比率下降	呛奶是指婴儿喂奶时或喂奶后奶液自口腔咽喉部时，在食管逆流到咽喉部时，吸气同误入呼吸道出现的喷咳反射
7	气管内插管非计划性拔管发生率	计算方法1： 气管内插管非计划拔管率＝$\dfrac{\text{同期气管内插管非计划拔管次数}}{\text{统计周期内气管内插管置管总日数}} \times 1000‰$ 计算方法2： 气管内插管非计划拔管率＝$\dfrac{\text{同期气管内插管非计划拔管次数}}{\text{统计周期内气管内插管置管总例数}} \times 100\%$	分子：如果同一患儿气管内插管多次发生非计划拔管，则按频次计算拔管例数 分母：气管内插管总日数是指在统计周期内所插管患儿经气道插管置管的天数总和 分母：统计周期内气管内插管置管总例数，包括周期内原有气管内插管例数和新增气管内插管例数。拔管后重新插管以及更换气管均纳入新增气管内插管置管例数中	比率下降	非计划拔管（unplanned extubation, UEX）又称意外拔管（accidental extubation, AE），是指患者有意造成或意外所致的拔管，即非计划人员计划范围内的拔管

续表

序号	指标名称	计算公式	分子/分母释义	改善标准	备注
8	新生儿鹅口疮发生率	新生儿鹅口疮发生率＝同期住院患儿中新发鹅口疮的病例数／统计周期内住院患儿总数×100%	分子：为某一统计周期内住院患儿新发鹅口疮的病例数，如果患儿从医院一个科室转入另一科室，或者在此统计周期同内多次发生鹅口疮，均作为1例计算。分母：取该统计周期内住院患儿总人数，可以为上一统计周期末在院患儿数＋新入院患儿数，也可采用本统计周期出院患儿数＋统计周期末在院患儿数	比率下降	鹅口疮又称急性假膜型念珠菌性口炎或雪口病，由真菌念珠菌属急性感染所引起的口腔黏膜急性假膜性损害，是口腔念珠菌病的一种常见表现形式，常反复发生，轻者增加患儿痛苦，影响进食；重则降低机体的免疫力，甚至继发其他细菌感染，引发败血症
9	新生儿跌倒/坠床发生率	新生儿跌倒/坠床发生率＝统计周期内住院新生儿跌倒/坠床发生的患儿总数／统计周期内住院新生儿总数×100%	分子：为某一统计周期内住院患儿新发跌倒/坠床的病例数，如果同一患儿在此统计周期同内多次发生跌倒/坠床，则按预次计算跌倒/坠床例数。分母：取该统计周期内住院患儿总人数，可以为上一统计周期末在院患儿数＋新入院患儿数，也可采用本统计周期出院患儿数＋统计周期末在院患儿数	比率下降	全美护理质量数据指标库（the national database for nursing quality indicators, NDNQI）于2013年将新生儿跌倒或坠落（newborn falls or drops）定义为：新生儿被医务人员、父母、家庭成员及访视者怀抱时，或在新生儿递接的过程中，从其手、臂、大腿等部位跌落或滑落的情况。并且无论患儿跌倒落在哪一个表面，是否对患儿造成伤害，均视为对新生儿跌倒

续表

序号	指标名称	计算公式	分子/分母释义	改善标准	备注
10	呼吸机相关性肺炎发生率	呼吸机相关性肺炎发生率 = 同期呼吸机相关性肺炎感染总例数 / 统计周期内有创机械通气总呼吸机通气总日数 × 1000‰	分子:呼吸机相关性感染炎感染例数是指在统计周期内所有经人工气道机械通气患儿在监测周期内发生VAP的例数总和。如果某患儿在同期呼吸机相应同发生2次以上感染,则计算相应次数 分母:有创机械通气日数是指在统计周期内所监测患儿经人工气道通气辅助通气的天数总和	比率下降	呼吸机相关性肺炎(ventilator associate pneumonia, VAP)是指建立人工气道(气管插管或气管切开)并接受机械通气时所发生的肺炎、包括自发生肺炎48 h内曾经使用人工气道进行机械通气者
11	中心导管相关性血流感染发生率	中心导管相关血流感染发生率 = 同期中心导管相关中心导管感染例数 / 统计周期内中心导管插管总日数 × 1000‰（例/千导管日）	分子:中心导管相关血流感染例数是指统计周期内所监测患儿发生血流感染的例数总和,如果某患儿在监测期内发生2次以上血流感染,则计算相应次数 分母:中心导管插管总日数是指统计周期内所监测患儿中每根中心导管插管天数总和	比率下降	中心导管相关血流感染(central line-associated bloodstream infection, CLABSI)指患儿留置或拔除中心导管期间或拔除中心导管48 h内发生的原发性的,且与其他部位存在感染无关的血流感染

序号	指标名称	计算公式	分子/分母释义	改善标准	备注
12	导尿管相关尿路感染发生率	导尿管相关尿路感染发生率＝ 同期留置导尿管患儿中尿路感染例次数 / 统计周期内患儿留置导尿管的总日数 × 1000‰ （例/千置管日）	分子：为某一统计周期内住院患儿新发导尿管相关尿路感染的病例数，如果同一患儿在此统计周期同内多次发生导尿管相关尿路感染，则计算相应次数 分母：是指在统计周期内所监测患儿中留置导尿管插管总日数	比率下降	导尿管相关尿路感染 （catheter-associated urinary tract infection，CAUTI） 指患儿留置导尿管后，或拔除导尿管48 h内发生的泌尿系统感染

参 考 文 献

[1]　彭刚艺,陈伟菊.护理管理工作规范[M].广州:广东科学技术出版社,2012:95.

[2]　国家卫生计生委医院管理研究所护理中心.护理敏感质量指标使用手册(2016版)[M].北京:人民卫生出版社,2016.

[3]　宋瑰琦,秦玉霞.三级综合医院评审护理质量管理指导[M].合肥:中国科学技术大学出版社,2012.

[4]　中国医师协会新生儿专业委员会.中国新生儿病房分级建设与管理指南(建议案)[J].中华实用儿科临床杂志,2013,28(3):231-237.

[5]　童笑梅,封志纯,刘敬,等.关于《医疗机构新生儿安全管理制度》执行细则的建议[J].中华实用儿科临床杂志,2015,30(2):97-98.

[6]　病区医院感染管理规范 WS/T510-2016[J].中国感染控制杂志,2017,16(3):289-292.

[7]　医疗机构环境表面清洁与消毒管理规范 WS/T 512-2016[J].中国感染控制杂志,2017,16(4):388-392.

[8]　重症监护病房医院感染预防与控制规范 WS/T 509-2016[J].中国感染控制杂志,2017,16(2):191-194.

（鲁　琦）

附录一 新生儿相关指标正常值

附表 1.1 脉搏、呼吸、血压正常值

年龄	脉搏(次/分)	呼吸(次/分)	血压(mmHg)	
			收缩压	舒张压
胎儿(足月)	130～140	—	—	—
出生	180	—	39～59	16～36
1天	125	20～60	60～76	31～45
1个月	130～135	35～55	67～84	34～53

附表 1.2 新生儿体温正常值

测量方式	温度(℃)
肛温	36.6～38.0
耳温	35.8～38.0
口温	35.5～37.5
腋温	36.5～37.3

附表 1.3　新生儿正常血液学检查

测定项目	第 1 天	第 2～3 天	第 4～5 天	第 6～7 天	第 2 周
WBC (10^9/L)	23.4±5.8	12.9±4.4	10.7±2.6	10.1±2.3	9.9±2.2
N	78.7%±5.8%	69.6%±6.3%	61.5%±6.7%	51.5%±8.8%	47.6%±8.2%
RBC (10^{12}/L)	5.67±0.75	5.52±0.64	5.41±0.82	5.28±0.87	4.89±0.73
Hb (g/L)	190±24.5	180±16.8	174±19.5	170±20.5	154±17.7
HCT	59.2%±8.4%	55.6%±4.9%	54.4%±6.8%	54.2%±7.1%	47.8%±6.2%
Ret	4.0%±1.0%	3.8%±1.4%	2.2%±0.9%	1.2%±0.6%	1.0%±0.7%
PL (10^9/L)	252±53.2	260±49.6	260±58.2	280±68.8	392±87.0

注:WBC:白细胞;N:中性粒细胞;RBC:红细胞;Hb:血红蛋白;HCT:血细胞比容;Ret:网织红细胞;PL:血小板。

附表 1.4　新生儿血红蛋白值($\overline{X}$±SD g/L)

体重(孕周)	3 天	1 周	2 周	3 周	4 周	6 周	8 周	10 周
<1500 g (28～32w)	175±15	155±15	135±11	115±10	100±9	85±5	85±5	90±5
1500～2000 g (32～34w)	190±20	165±15	145±11	130±11	120±20	95±8	95±5	95±5
2000～2500 g (34～36w)	190±20	165±15	150±15	140±11	125±10	105±9	105±9	110±10
>2500 g (足月儿)	190±20	170±15	155±15	140±11	125±10	110±10	115±10	120±10

附表 1.5　足月儿白细胞值及分类计数(×10^9/L)

年龄(小时)	白细胞总数	中性粒细胞	淋巴细胞	单核细胞	嗜酸性粒细胞
0	10.0～26.0	5.0～13.0	3.5～8.5	0.7～1.5	0.2～2.0
12	13.5～31.0	9.0～18.0	3.0～7.0	1.0～2.0	0.2～2.0
72	5.0～14.5	2.0～7.0	2.0～5.0	0.5～1.0	0.2～1.0
144	6.0～14.5	2.0～6.0	3.0～6.0	0.7～1.2	0.2～0.8

附表 1.6　正常足月儿血小板计数($\times 10^9$/L)

日龄(天)	均值	范围
脐带血	200	100~280
1	192	100~260
3	213	80~320
7	248	100~300
14	252	

附表 1.7　早产儿血小板计数($\times 10^9$/L)

日龄(天)	均值	范围
0	203	80~356
3	207	61~335
5	233	100~502
7	319	124~678
10	399	172~680
14	386	147~670
21	388	201~720
28	384	212~625

附表 1.8　足月儿正常血生化指标

测定项目	脐带血	1~12 h	12~24 h	24~48 h	48~72 h
钠(mmol/L)	126~166	124~156	132~160	134~160	139~162
钾(mmol/L)	5.6~12	5.3~7.3	5.3~8.9	5.2~7.3	5.0~7.0
氯(mmol/L)	98~110	90~111	87~114	92~114	93~112
钙(mmol/L) (mg/dL)	2.05~2.78 8.2~11.1	1.82~2.3 7.3~9.2	1.73~2.35 6.9~9.4	1.53~2.48 6.1~9.9	1.48~2.43 5.9~9.7
磷(mmol/L) (mg/dL)	1.2~2.62 3.7~8.1	1.13~2.78 3.5~8.6	0.94~2.62 2.9~8.1	0.97~2.81 3.0~8.7	0.90~2.45 2.8~7.6
血尿素氮(mmol/L) (mg/dL)	3.51~6.68 21~40	1.34~4.01 8~24	1.50~10.52 9~63	2.17~12.86 13~77	2.17~11.36 13~68
总蛋白(g/L)	48~73	56~85	58~82	59~82	60~85
血糖(mmol/L)	2.52~5.38	2.24~5.43	2.355~5.82	1.68~5.10	2.24~5.04
乳酸(mmol/L)	1.22~3.33	1.22~2.66	1.11~2.55	1.0~2.44	0.78~2.33

附表 1.9 早产儿血生化指标

测定项目	1 周	3 周	5 周	7 周
钠(mmol/L)	133~146	129~142	133~148	133~142
钾(mmol/L)	4.6~6.7	4.5~7.1	4.5~6.6	4.6~7.1
氯(mmol/L)	100~117	102~116	100~115	101~115
钙(mmol/L) (mg/dL)	1.53~2.9 6.1~11.6	2.03~2.75 8.1~11.0	2.15~2.63 8.6~10.5	2.15~2.7 8.6~10.8
磷(mmol/L) (mg/dL)	1.8~3.5 5.4~10.9	2.0~2.8 6.2~8.7	1.8~2.6 5.6~7.9	
血尿素氮(mmol/L) (mg/dL)	1.11~9.1 3.1~25.5	0.75~11.21 2.1~31.4	0.71~9.46 2.0~26.5	0.89~10.89 2.5~30.5
总蛋白(g/L))	44~62.6	42.8~67.0	41.4~69.0	40.2~58.6
白蛋白(g/L)	32.8~45	31.6~52.6	32~43.4	34~36
球蛋白(g/L)	8.8~22	6.2~29	4.8~14.8	5~26
血红蛋白(g/L)	114~248	90~194	72~186	75~139

附表 1.10 血糖测定值(血清)(mmol/L(mg/dL))

脐血	2.5~5.3(45~96)
早产儿	1.1~3.3(20~60)
足月儿	1.7~3.3(30~60)
1 天	2.2~3.3(40~60)
>1 天	2.8~5.0(50~90)
小儿	3.3~5.5(60~100)
成人	3.9~5.8(70~105)
全血成人	3.6~5.3(65~95)

附表 1.11　足月儿血清胆红素平均值(μmol/L(mg/dL))

日龄	均值	标准差
脐血	34.37(2.01)	10.60(0.62)
1	70.45(4.12)	32.49(1.9)
2	110.64(6.47)	30.78(1.8)
3	160.91(9.41)	66.69(3.9)
4	182.80(10.69)	76.95(4.5)
5	196.48(11.49)	63.27(3.7)
6	200.93(11.75)	54.72(3.2)
7	196.65(11.50)	80.30(4.68)
8	183.83(10.75)	85.50(5.88)
9	176.64(10.33)	89.95(5.26)
10	162.11(9.48)	78.15(4.57)
11	142.10(8.31)	81.57(4.77)
12	134.92(7.89)	60.88(3.56)
13	113.03(6.61)	71.82(4.2)

附表 1.12　新生儿尿常规

量	出生～6 天	20～40 mL/d
	1 周	200 mL/d
比重	1.001～1.020	
蛋白	8～12 mg/24 h	
管型及红细胞	出生 2～4 天可出现	
渗透压(mmol/L)	出生时	100
	24 h 后	115～232
pH	5～7	

附表 1.13　新生儿体重、身长、头围预期增长平均值

测量指标	年龄（月）	预期增长值
体重	出生～3	25～35 g/d
	3～6	12～21 g/d
	6～12	10～13 g/d
身长	出生～12	25 cm/y
头围	出生～3	2 cm/mo
	4～6	1 cm/mo
	7～12	0.5 cm/mo

附表 1.14　新生儿暖箱温度设定温度（新生儿适中温度）

日龄及体重		温度	
		开始设定（℃）	设定范围（℃）
0～6 h	＜1200 g	35.0	34.0～35.4
	1200～1500 g	34.1	33.9～34.4
	1501～2500 g	33.4	32.8-33.8
	＞2500 g（＞36 w）	32.9	32.0-33.8
6～12 h	＜1200 g	35.0	34.0～35.4
	1200～1500 g	34.1	33.5～34.4
	1501～2500 g	33.1	32.3～33.8
	＞2500 g（＞36 w）	32.8	31.4～33.8
12～24 h	＜1200 g	34.0	34.0～35.4
	1200～1500 g	33.8	33.3～34.3
	1501～2500 g	32.8	31.8～33.8
	＞2500 g（＞36 w）	32.4	31.0～33.7
24～36 h	＜1200 g	34.0	34.0～35.0
	1200～1500 g	33.6	33.1～34.2
	1501～2500 g	32.6	31.6～33.6
	＞2500 g（＞36 w）	32.1	30.7～33.5

日龄及体重		温度	
		开始设定(℃)	设定范围(℃)
36~48 h	<1200 g	34.0	34.0~35.0
	1200~1500 g	33.5	33.0~34.1
	1501~2500 g	32.5	31.4~33.5
	>2500 g(>36 w)	31.9	30.5~33.3
48~72 h	<1200 g	34.0	34.0~35.0
	1200~1500 g	33.5	33.0~34.0
	1501~2500 g	32.3	31.2~33.4
	>2500 g(>36w)	31.7	30.1~33.2
72~96h	<1200 g	34.0	34.0~35.0
	1200~1500 g	33.5	33.0~34.0
	1501~2500 g	32.2	31.1~33.2
	>2500 g(>36w)	31.7	29.8~32.8
4~12d	<1500 g	33.5	33.0~34.0
	1501~2500 g	32.1	31.0~33.2
	>2500 g(>36w)	30.1~31.0	29.0~32.6
12~14d	<1500 g	33.5	32.6~34.0
	1501~2500 g	32.1	31.0~33.2
	>2500 g(>36w)	29.8	29.0~30.8
2~3w	<1500 g	33.1	32.2~34.0
	1501~2500 g	31.7	30.5~33.0
3~4w	<1500 g	32.6	31.6~33.6
	1501~2500 g	31.4	30.0~32.7
4~5w	<1500 g	32.0	31.2~32.3
	1501~2500 g	30.9	29.5~32.2
5~6w	<1500 g	31.4	30.6~32.3
	1501~2500 g	30.4	29.0~31.3

附录二　新生儿常见护理操作流程

附表 2.1　七步洗手法操作流程

项目	序号	操作规程
操作前准备	1.1	护士准备
	1.1.1	着装整洁,符合要求,根据操作需要戴好口罩、帽子
	1.1.2	无长指甲及甲下积垢
	1.1.3	取下戒指、手表等饰物
	1.2	物品准备:感应式洗手池,合格的洗手液,干手设施
	1.3	环境准备:清洁、宽敞
操作方法及程序	2.1	在流动水下浸润双手
	2.2	取适量洗手液,均匀涂抹至整个手掌、手背、手心和指缝
	2.3	认真搓揉双手,持续不少于 15 s,具体步骤如下:
	2.3.1	掌心相对,手指并拢相互搓擦
	2.3.2	掌心相对,双手沿指缝相互搓擦
	2.3.3	手心对手背沿指缝相互搓擦,交换进行
	2.3.4	弯曲各手指关节,双手相扣进行搓擦
	2.3.5	一手握另一手大拇指旋转搓擦,交换进行
	2.3.6	一手指尖在另一掌心旋转搓擦,交换进行
	2.3.7	一手握另一手腕旋转搓擦,交换进行
	2.4	用流水冲净双手上的洗手液
	2.5	有条件的可以用烘手机烘干,也可以用无菌的干燥毛巾或干手纸擦干双手
效果评价	3.1	操作顺序正确,动作熟练
	3.2	手的各个部位都洗到,双手清洁无污垢
	3.3	工作服未溅湿,周围环境未污染,洗手后未检测出致病性微生物

附表 2.2　新生儿电脑保温箱操作流程

项目	序号	操作规程
操作前准备	1.1	护士准备:着装整洁,洗手,戴口罩、帽子
	1.2	评估患儿:病情、胎龄、日龄、体温、体重
	1.3	物品准备:电脑保温箱,温湿度表,体温表,灭菌注射用水,消毒的衣被,记录单,暖箱罩
	1.4	环境准备:安静,光线适宜,避开热源及冷空气对流处
操作方法及程序	2.1	双人交叉核对医嘱
	2.2	核对患儿身份信息
	2.3	连接电源,打开开关,检查暖箱各项显示及性能是否正常,备好"鸟巢"
	2.4	向水槽内加入灭菌注射用水至2/3满
	2.5	根据患儿的胎龄、日龄、体重、体温,设置箱温、湿度,预热,并注意观察箱温上升的情况
	2.6	达到预设温度,再次核对患儿,将患儿轻轻放入箱内"鸟巢"中,根据病情选择合适的体位,关好箱门
	2.7	再次核对患儿身份信息
	2.8	患儿入箱后每0.5~1 h 监测一次体温,根据体温调节箱温(每小时提高箱温不能超过1 ℃),密切观察患儿生命体征变化
	2.9	观察使用效果,及时处理报警
	2.10	出箱:预热衣被,包裹患儿至病床,再次确认身份
	2.11	暖箱终末消毒备用
效果评价	3.1	操作熟练,动作轻稳
	3.2	患儿清洁、舒适、安全
	3.3	严格执行消毒制度,避免感染
	3.4	患儿体温维持在中性温度

附表 2.3   新生儿远红外辐射抢救台操作流程

项目	序号	操作规程
操作前准备	1.1	护士准备:着装整洁,洗手,戴口罩、帽子
	1.2	评估患儿:病情、意识、体温、体重、胎龄
	1.3	物品准备:远红外辐射抢救台、床单、体温表、食品级塑料薄膜、胶布、记录单
	1.4	环境准备:温度 24~26 ℃,湿度 55%~65%,光线良好,避开阳光直射、热源及空气对流处
操作方法及程序	2.1	双人交叉核对医嘱,核对患儿身份信息
	2.2	连接电源,打开开关,检查辐射台性能,预热至 36 ℃
	2.3	置患儿于辐射台中央,根据患儿病情、体温、体重、日龄设定所需温度、温控模式(肤温控制模式:36.5 ℃左右)
	2.4	正确放置探头,将温度传感器金属面向下置于患儿右上腹部皮肤(床温控制模式将温度传感器金属面向上置于台面,避免遮盖探头,胶布十字交叉法妥善固定探头)
	2.5	牢固放置辐射台挡板,塑料薄膜覆于远红外辐射台挡板上
	2.6	加强巡视,及时处理各种报警
	2.7	整理床单位,为患儿取舒适体位
	2.8	停止远红外线辐射台使用时关电源,拔插头,轻揭探头固定胶布,核对患儿,移患儿于婴儿床
	2.9	远红外辐射台终末消毒,整理用物,洗手,记录
效果评价	3.1	操作熟练,动作轻柔
	3.2	患儿舒适,安全,无烫伤、坠床等发生
	3.3	患儿体温维持在适中温度

附表 2.4 新生儿微量输注泵操作流程

项目	序号	操作规程
操作前准备	1.1	护士准备:着装整洁,洗手,戴口罩、帽子
	1.2	评估患儿:病情、胎龄、日龄、体重、血糖,评估患儿穿刺部位皮肤、血管情况、脱水类型、心肺功能
	1.3	物品准备:微量输注泵、治疗盘、延长管、合适型号注射器、2%碘酒、75%酒精、无菌棉签、弯盘、胶布、治疗卡、药液
	1.4	环境准备:安静、安全、清洁
操作方法及程序	2.1	双人交叉核对医嘱
	2.2	执行三查七对及无菌操作原则配置药液并连接延长管,排尽空气,放在无菌治疗盘内
	2.3	携用物至床旁,核对患儿身份信息,安全放置微量输注泵
	2.4	接通电源,打开微量输注泵开关,检查注射泵性能,正确安装注射器
	2.5	根据医嘱设置输液速度,双人核对,再次检查有无气泡
	2.6	无菌操作下将延长管与病人静脉通路连接,确认通畅,核对身份信息无误,按"START"按钮,开始输注
	2.7	再次核对患儿身份,观察微量输注泵运转情况
	2.8	为患儿取舒适体位,整理床单位及用物,洗手,记录
	2.9	及时处理微量输注泵报警,保持给药通畅
	2.10	给药结束,按"STOP"键停止给药,正压封管
	2.11	关闭电源
	2.12	整理床单位,协助患儿取舒适体位,洗手,记录
效果评价	3.1	操作熟练,方法正确
	3.2	严格无菌技术操作和查对制度
	3.3	正确设置输液速度
	3.4	关爱患儿

附表 2.5 新生儿心电、血氧饱和度监护操作流程

项目	序号	操作规程
操作前准备	1.1	护士准备:着装整洁,洗手,戴口罩、帽子
	1.2	评估患儿:病情、意识状态、是否用氧、皮肤颜色、指(趾)端颜色、末梢循环、胸前区皮肤情况、是否使用强心药、电解质水平,尤其是血清钾水平
	1.3	物品准备:监护仪、电极片、弯盘、75%酒精、棉签、记录单
	1.4	环境准备:光线适宜,无电磁波干扰
操作方法及程序	2.1	双人交叉核对医嘱
	2.2	携用物至患儿床旁,核对患儿身份信息,置患儿于适当体位
	2.3	连接电源,打开监护仪,检查其性能是否完好,根据监护的项目设置监护通道
	2.4	将电极片与导联线连接,75%酒精清洁局部皮肤,安放电极片(三导联为右上—右锁骨中线第2肋间;左上—左锁骨中线第2肋间;左下—左下腹)
	2.5	用75%酒精清洁足背或手腕处,将血氧探头正确放置,保证接触良好,避免局部动脉受压
	2.6	设置:选择监护仪导联(P波清楚,导联一般为Ⅱ导联),调节振幅,设定报警界限,不能关闭报警音
	2.7	观察监护屏幕显示的参数,及时记录
	2.8	检测结果异常时及时报告
	2.9	遵医嘱停止心电、氧饱和度监护时,先关机,再断开电源
	2.10	取下患儿胸部电极片及探头,为患儿取舒适体位,整理床单位
	2.11	清理用物,洗手,记录
效果评价	3.1	动作轻巧,操作熟练、正确
	3.2	关爱患儿
	3.3	能识别正常心电图和常见异常心电图,掌握氧饱和度监测相关知识

附表 2.6 新生儿奶瓶喂养操作流程

项目	序号	操作规程
操作前准备	1.1	护士准备：着装整洁，洗手（剪指甲），戴帽子、口罩
	1.2	评估患儿：病情、胎龄、日龄、体重、发育及喂养情况、吸吮力、腹部体征、口腔有无鹅口疮、唇腭裂等，必要时更换尿裤
	1.3	物品准备：治疗盘、灭菌奶嘴、奶瓶、无菌持物钳、根据医嘱选择奶粉类别、温水（45 ℃左右）、配奶容器、消毒小毛巾、20 mL 注射器、弯盘、搅拌棒、水温计
	1.4	环境准备：清洁、无尘、无人打扫卫生，光线良好
操作方法及程序	2.1	双人交叉核对医嘱无误
	2.2	容器内取适量温水（水温计测试）后加入奶粉，按正确比例搅拌均匀
	2.3	打开一次性奶瓶外包装，取出奶瓶，注射器抽取所需奶液量加入奶瓶中，选用合适滴度的奶嘴
	2.4	无菌持物钳取出一块消毒毛巾至清洁治疗盘内
	2.5	携用物至患儿床旁，核对身份信息后，操作者环抱患儿呈半卧位，头偏向一侧，颌下垫小毛巾
	2.6	用手腕内侧测试奶液温度，引出患儿吸吮吞咽动作后将奶嘴送入患儿舌面上，奶嘴应充满奶液，奶瓶呈斜位
	2.7	观察患儿面色、吸吮力、有无呕吐及呛咳
	2.8	喂养结束后小毛巾轻轻擦拭口角，抱起患儿轻拍背部拍出奶嗝，置小床，取右侧卧位
	2.9	整理床单位及用物，洗手，记录
效果评价	3.1	操作熟练、正确
	3.2	关心患儿
	3.3	消毒观念强

附表 2.7 新生儿沐浴操作流程

项目	序号	操作规程
操作前准备	1.1	护士准备:着装整洁,洗手(修剪指甲),戴口罩,手部无饰物,衣服口袋内避免有坚硬、尖锐物
	1.2	评估患儿:诊断、病情、生命体征是否平稳、意识、体温、皮肤情况、有无静脉和各种管道通路、沐浴前 1 h 避免喂奶
	1.3	物品准备:沐浴池、水温计、消毒备用衣物、包被、面巾、大小浴巾、婴儿沐浴露、棉签、75%酒精、尿裤、湿巾、护臀膏(必要时备身体乳、磅秤)、弯盘
	1.4	环境准备:关闭门窗,室温 26~28 ℃,光线良好,清洁安全
操作方法及程序	2.1	核对患儿身份信息
	2.2	调节水温 38~40 ℃(用水温计测试水温)
	2.3	脱去患儿衣被、尿裤,清洁臀部,称重并记录
	2.4	左手握住患儿左肩及腋窝处,头颈部枕于操作者左前臂,右手握住患儿左腿靠近腹股沟处,使其臀部位于操作者手掌上,轻放患儿于沐浴池托盘上
	2.5	清洗面部:左手扶住患儿头部,右手持面巾,擦拭眼部(内眦向外眦)、鼻、口唇四周、面颊及前额、耳部
	2.6	清洗头部:左手托住头颈部,拇指与中指分别将患儿双耳廓折向前方,轻轻按住,堵住外耳道口;右手取适量沐浴露于掌中,轻揉清洗头部,冲洗头发至洗净为止
	2.7	清洗全身:淋湿患儿全身,涂抹沐浴露。按顺序从头到脚依次清洗颈部、腋下、上肢、前胸、腹部、腹股沟、会阴、下肢
	2.8	清洗背部:右手从小儿前方握住患儿左肩及腋窝处,使其头颈部俯于操作者右前臂,左手抹沐浴露清洗患儿后颈、背部、臀部,流水冲尽。沐浴时尤其注意皮肤皱褶处的清洁
	2.9	洗毕,迅速将患儿依照放入水中的方法抱出,置于操作台,包上大毛巾,迅速擦干全身。观察全身皮肤情况,进行脐部、臀部、皮肤护理
	2.9.1	脐部护理:用无菌棉签蘸 75%酒精消毒脐窝和脐轮,从脐部根部按顺时针—逆时针方向慢慢向外擦拭,消毒两遍。如脐轮有红肿、脐部有分泌物或渗血等异常情况,应及时报告医生并遵医嘱处理
	2.9.2	臀部护理:擦干臀部涂护臀膏或遵医嘱使用护臀药物,穿好尿裤

项目	序号	操作规程
操作方法及程序	2.9.3	皮肤护理:观察患儿皮肤情况,有无破损、皮疹、干燥等异常情况,如有应及时报告医生并遵医嘱处理
	2.10	穿好衣服,再次查对患儿身份,安返床位,置舒适体位
	2.11	整理用物,洗手,记录
效果评价	3.1	操作熟练,动作轻柔,操作时间不宜超过 10 min
	3.2	消毒隔离观念强
	3.3	患儿皮肤清洁到位

附表 2.8　新生儿抚触操作流程

项目	序号	操作规程
操作前准备	1.1	护士准备:着装整洁,洗手,剪指甲,戴口罩
	1.2	评估患儿: ① 病情及全身皮肤情况 ②向家长解释操作的目的、方法,取得合作(随访门诊)
	1.3	物品准备:新生儿用润肤油、包被、速干手消毒液、尿裤、湿巾
	1.4	环境准备:环境安静、整洁,光线适宜,室温 26~28℃,可放一些轻柔的音乐
操作方法及程序	2.1	核对医嘱、执行单
	2.2	核对患儿身份信息
	2.3	将新生儿放置在包被上,及时更换尿裤
	2.4	操作前护士双手涂润肤油,抚触顺序为头部、胸部、腹部、上肢、手、下肢、背部、臀部,要求动作要到位,开始轻柔,然后逐渐加力
	2.5	动作要求:每个部位的动作重复 4~6 次
	2.5.1	头面部:两拇指指腹从眉间向两侧推至发际;两拇指从下颌部中央向两侧以上滑行,让上下唇形呈微笑状;一手托头,用另一手的指腹从前额发际抚向脑后,避开囟门;最后食、中指分别在耳后乳突部轻按一下;换手同法抚触另半部
	2.5.2	胸部:两手分别从胸部的外下方(两侧肋下缘)向对侧上方交叉推进,至两侧肩部,在胸前划一个大的交叉,避开新生儿的乳头

项目	序号	操作规程
操作方法及程序	2.5.3	腹部:食中指依次从新生儿的右下腹至上腹向左下腹移动,呈顺时针方向划半圆,避开新生儿的脐部和膀胱
	2.5.4	四肢:两手交替抓住新生儿的一侧上肢,从上臂至手腕轻轻滑行,在滑行的过程中,从近端向远端分段挤捏。对侧及双下肢做法相同。用拇指指腹从新生儿掌面(脚跟)向手指(脚趾)方向推进,并从手指(脚趾)两侧,轻轻提拉每个手指(脚趾)
	2.5.5	背部:以背脊为中分线,双手分别平行放在脊椎两侧,往相反方向重复移动双手;从背部上端开始逐步向下渐至臀部,最后由头顶沿脊椎抚触至骶部、臀部
	2.6	抚触完毕,为新生儿包好尿裤,用包被包好
	2.7	再次核对患儿身份信息
	2.8	整理用物、洗手、记录
效果评价	3.1	患儿舒适,关爱患儿
	3.2	操作规范、熟练
	3.3	保暖措施适当

附表 2.9　新生儿体格测量操作流程

项目	序号	操作规程
操作前准备	1.1	护士准备:着装整洁,洗手(剪指甲),戴口罩
	1.2	评估患儿:患儿病情、喂奶时间
	1.3	用物准备:婴儿电子秤、测量床、量尺、一次性中单、手消液、75%酒精棉片
	1.4	环境准备:光线适宜,调节室温 26~28 ℃,关闭门窗

项目	序号	操作规程
操作方法及程序	2.1	携用物至床旁,核对患儿身份信息
	2.2	体重测量
	2.2.1	清洁、消毒婴儿电子秤人体托盘,将婴儿秤平稳地放在平整结实的台面上
	2.2.2	接通电源,打开电源开关,当绿色显示屏亮时,待显示器数字恢复至零,仪器进入稳定状态
	2.2.3	在人体托盘内铺一次性中单,按"去皮"键,使显示值为零
	2.2.4	将患儿放入秤盘,从显示屏上直接读出体重数值,所得重量减去患儿衣服、尿布重量,得出患儿的净重量
	2.3	身长测量
	2.3.1	清洁、消毒测量床
	2.3.2	脱去患儿鞋、帽、袜,穿单衣,仰卧于测量床底板中线上,扶正头,头顶轻触头板,测量者位于患儿右侧,使患儿双膝伸直,移动足板触及足跟,读数并记录,精确到 0.1 cm
	2.4	头围测量
	2.4.1	清洁、消毒量尺
	2.4.2	患儿取仰卧位,两手自然平放
	2.4.3	测量者立于患儿右前方,用量尺从左侧眉弓上缘、枕骨隆突最高处及右侧眉弓上缘回至起点;量尺应紧贴皮肤,左右对称。读出数值,量尺刻度应精确到 0.1 cm
	2.5	整理用物,洗手,记录
效果评价	3.1	操作熟练、动作轻柔
	3.2	正确、有效地执行查对、消毒隔离制度
	3.3	关爱患儿

附表2.10 新生儿面罩吸氧操作流程

项目	序号	操作规程
操作前准备	1.1	护士准备:着装整洁,洗手,戴口罩、帽子
	1.2	评估患儿:病情、呼吸形态、缺氧程度、血气分析结果、鼻黏膜及面部皮肤是否完整,有无用氧禁忌证,家属是否签署《用氧同意书》
	1.3	物品准备:治疗盘、氧气表、一次性使用吸氧管(含湿化瓶)、灭菌注射用水、一次性吸氧面罩、无菌棉签、手电筒、安全别针、弯盘、吸氧记录单
	1.4	环境准备:整洁、安静、安全
操作方法及程序	2.1	双人交叉核对医嘱(包括流量及吸氧方法),备齐用物至床旁,身份确认
	2.2	关闭氧气表,将其正确安装在设备带上,听到"咔哒"声后表示安装到位
	2.3	连接一次性使用吸氧管-吸氧面罩,检查氧气流出是否通畅、有无漏气后关紧流量开关
	2.4	给氧
	2.4.1	协助患儿取舒适体位,用湿润棉签清洁鼻腔
	2.4.2	打开流量开关,遵医嘱调节流量
	2.4.3	将面罩妥善固定于口鼻处,再用安全别针固定吸氧管道
	2.5	记录用氧日期、时间、流量并填写吸氧记录单
	2.6	观察患儿病情、用氧效果,有无氧疗副作用发生;用氧期间加强观察流量、湿化液、用氧设备及管道通畅情况
	2.7	停氧:取下吸氧面罩→关闭流量表→撤除一次性使用吸氧管→取下氧气流量表
	2.8	在吸氧记录单上记录停氧日期、时间并签名
	2.9	整理床单位,为患儿取舒适体位
	2.10	处理用物,洗手,记录
效果评价	3.1	操作正确,动作轻柔,患儿缺氧症状改善
	3.2	关爱患儿
	3.3	安全用氧,未发生皮肤压力性损伤等相关并发症

附表 2.11　新生儿口鼻腔吸痰操作流程

项目	序号	操作规程
操作前准备	1.1	护士准备:着装整洁,洗手(剪指甲),戴口罩、帽子
	1.2	评估患儿:病情、意识、生命体征,尤其是呼吸频率、SPO_2,听诊双肺呼吸音、痰鸣音,血气分析和胸部 X 射线等检查结果,鼻腔是否通畅,口鼻黏膜有无红肿、破损,是否空腹
	1.3	物品准备:负压吸引装置、合适型号吸痰管、消毒手套、一次性换药碗、灭菌注射用水、复苏气囊、面罩、听诊器、手口湿巾或纱布、记录单
	1.4	环境准备:清洁、光线适宜、安全
操作方法及程序	2.1	双人交叉核对医嘱,确认患儿身份,携用物至患儿床旁
	2.2	病情允许时应正确扣背,有条件可使用机械排痰仪
	2.3	正确连接吸引装置,开启吸引器,检查吸引器性能,调节负压(足月儿<150 mmHg、早产儿<100 mmHg)
	2.4	将灭菌注射用水倒入一次性无菌换药碗内
	2.5	打开吸痰管,戴无菌手套,一手取出吸痰管,一手连接负压管,试吸
	2.6	吸痰管不带负压插入口鼻腔(先吸口腔再吸鼻腔),边吸边退,动作轻柔。有反射性咳嗽出现,即向上提同时放开负压,将吸痰管螺旋式向上提出,吸尽痰液,单次吸引时间<15 s。吸痰过程中若患儿呼吸困难、面色发绀,立即停止
	2.7	每次吸引后,抽吸无菌注射用水,清洗吸引管道
	2.8	吸痰完毕,关闭负压,取下吸痰管,脱手套,听诊患儿双肺呼吸音及痰鸣音,评估吸痰效果
	2.9	吸引两侧鼻腔,重复步骤 2.5~2.6
	2.10	清洁患儿口鼻、面部,为患儿取安全舒适体位,整理床单位及用物,洗手
	2.11	记录(病情及痰液的色、质、量、黏稠度,患儿 SPO_2,吸痰离氧耐受度等)
效果评价	3.1	患儿呼吸道分泌物及时吸出,气道通畅,呼吸功能改善,缺氧得以缓解
	3.2	关爱患儿
	3.3	无菌观念强,用物、污物处理恰当

注:1 兆帕(mPa) = 7500.6168270417 毫米汞柱(mmHg)。

附表 2.12 新生儿肛温测量操作流程

项目	序号	操作规程
操作前准备	1.1	护士准备:着装整洁,洗手,戴口罩、帽子
	1.2	评估患儿:肛周皮肤黏膜是否完整,有无禁忌证(直肠或肛门手术,肠道出血、腹泻等),测量前 30 min 避免下列活动:进食、沐浴、灌肠、剧烈哭闹等
	1.3	物品准备:清洁肛表、润滑油、计时器、笔、记录单、湿巾纸、尿裤
	1.4	环境准备:温度 26～28 ℃,光线良好,环境清洁
操作方法及程序	2.1	核对患儿身份信息
	2.2	患儿取仰卧位,更换尿布,清洁臀部皮肤
	2.3	检查肛表是否完好,水银柱是否在 35 ℃以下,润滑肛表 2～3 cm
	2.4	暴露肛门,将肛表轻轻旋转插入 2～3 cm,手握住肛表,用手掌根部和手指将双臀轻轻捏拢,固定
	2.5	测量 3 min,注意观察病情、保暖
	2.6	测毕、取出体温表,用湿巾纸擦拭清洁,读数,记录
	2.7	取舒适体位,整理床单位
	2.8	及时评估体温是否正常,若与病情不符应重新测量,有异常及时报告、处理
	2.9	处理用物,洗手,录入电子系统
效果评价	3.1	操作熟练,动作轻柔,无肠黏膜损伤
	3.2	患儿舒适,注意保暖
	3.3	测量方法、时间、数值准确,掌握正常值范围

附表 2.13　新生儿蓝光治疗操作流程

项目	序号	操作规程
操作前准备	1.1	护士准备:着装整洁,洗手,戴口罩、帽子,必要时可准备防蓝光眼镜
	1.2	评估患儿:精神反应,黄疸范围及程度,全身皮肤完整性及清洁度,生命体征及胆红素检查结果
	1.3	物品准备:光疗尿裤、光疗眼罩、清洁的双面光疗箱、灭菌注射用水、温湿度计、体温计、手足套、记录单
	1.4	环境准备:温度 24～26 ℃,光线良好
操作方法及程序	2.1	双人交叉核对医嘱
	2.2	核对患儿身份信息,携用物至患儿床旁
	2.3	蓝光箱水槽内加灭菌注射用水至 2/3 满,保持湿度为 55%～65%
	2.4	接通电源,打开开关,检查各项显示是否正常,预热至适中温度(根据体温调节箱温)
	2.5	测体温并记录,脱去衣服,清洁皮肤,剪短指甲,六护(戴光疗眼罩、手足套,光疗尿裤遮盖会阴部,护静脉通路,骨隆突处贴保护膜、护周围患儿眼睛)
	2.6	将患儿置于已预热好的光疗箱中央,尽量舒展四肢,灯管与皮肤距离 33～50 cm,关好边门,打开蓝光灯,记录蓝光治疗开始时间和箱温,再次核对身份
	2.7	光疗中至少每 4 h 测体温一次,2 h 翻身一次
	2.8	光疗过程中加强巡视,及时安抚,保持患儿眼罩、尿裤无脱落,皮肤清洁完整,防止抓伤、摩擦伤,输液无外渗
	2.9	观察患儿精神反应,生命体征,黄疸程度变化及有无光疗副作用,大小便情况,遵医嘱补充水分并记录,发现异常及时与医生联系
	2.10	光疗结束:核对患儿身份信息,评估患儿黄疸消退情况
	2.11	摘除眼罩,检查全身皮肤完整性,清洁皮肤,更换尿布,测量体温,用预热好的衣被包裹好患儿,核对身份无误后置小床
	2.12	关闭电源,倾倒水槽内水,终末消毒蓝光箱,备用
	2.13	记录并交班,继续观察黄疸的情况及有无光疗副作用
效果评价	3.1	操作熟练,正确使用及维护设备
	3.2	患儿安全:护眼护会阴部完好,皮肤无破损,输液无外渗
	3.3	光疗有效:血清胆红素值下降

附表 2.14　新生儿无创呼吸机操作流程

项目	序号	操作规程
操作前准备	1.1	护士准备:着装整洁,洗手,戴口罩,帽子
	1.2	评估患儿:意识、生命体征、胎龄、日龄、头围、鼻腔和鼻部周围皮肤、气道是否通畅、血气分析及肺部 X 射线检查等结果,有无气胸、纵隔气肿、严重的酸中毒等禁忌证
	1.3	物品准备:检查气源压力、电源电压、无创呼吸机及管道、鼻塞或鼻罩、固定帽、湿化罐、灭菌注射用水、无菌棉签、温开水、润滑油、保护贴膜、记录单
	1.4	环境准备:光线适宜、整洁、安全
操作方法及程序	2.1	双人交叉核对医嘱,正确连接无创呼吸机管道和湿化罐,选择合适型号的鼻塞或鼻罩,携用物至床旁
	2.2	核对患儿身份信息,安置舒适体位,将无创呼吸机固定脚架,接通电源、气源,湿化罐内注入适量灭菌注射用水
	2.3	打开无创呼吸机开关,打开湿化罐开关,检查无创呼吸机能否正常工作
	2.4	通知医生调节无创呼吸机模式及各参数(FiO_2、PEEP 等)
	2.5	鼻塞式:清洁患儿的鼻腔,润滑鼻塞;鼻罩式:使用保护贴膜。再次检查各参数,确认无误后将鼻塞或鼻罩正确放置,妥善固定无创呼吸机管道
	2.6	再次核对患儿身份信息
	2.7	严密观察呼吸、循环、血氧饱和度、局部皮肤或黏膜情况,各管道是否通畅,并做好记录
	2.8	观察患儿生命体征,判断无创呼吸机运行是否有效
	2.9	掌握撤机指征
	2.10	撤离无创呼吸机时,先拔去鼻塞/鼻罩,充分吸痰并遵医嘱给予合适的氧疗方式,关闭主机,关闭湿化罐,再拔去气源、电源
	2.11	整理床单位,撤机消毒,洗手,记录
效果评价	3.1	操作熟练、正确,鼻塞/鼻罩、帽子大小适宜,固定稳妥,无漏气
	3.2	关爱患儿,局部皮肤/黏膜无破损
	3.3	患儿呼吸道通畅,通气功能良好,气体交换有效

附表 2.15 新生儿有创呼吸机操作流程

项目	序号	操作规程
操作前准备	1.1	护士准备:着装整洁,洗手,戴口罩、帽子
	1.2	评估患儿:病情、生命体征、意识状态、胎龄、日龄、体重、血气分析结果、气道是否通畅,检查有创呼吸机及管道是否完好备用,气源压力和电源电压
	1.3	物品准备:气源、电源、呼吸机、呼吸机管道、湿化罐、模肺、简易呼吸囊及面罩、灭菌注射用水、气管插管、新生儿喉镜(0 号/1 号)、无菌手套、吸痰管、吸氧装置、吸痰装置、听诊器、胶布、保护贴膜、记录单
	1.4	环境准备:整洁、安全、光线适宜
操作方法及程序	2.1	双人交叉核对医嘱
	2.2	携用物至患儿床旁,核对患儿身份信息
	2.3	连接有创呼吸机电源、气源,检查呼吸机管路是否正确连接,将呼吸机管道固定于呼吸机支架上
	2.4	固定脚架,打开呼吸机,进行使用前检查
	2.5	湿化罐中加入灭菌注射用水,不超过警戒线,打开湿化罐
	2.6	连接模肺,通知医生调节有创呼吸机参数
	2.7	待医生将气管导管建立好后,妥善固定气管插管,脱模肺将呼吸机和气管插管正确、紧密连接,必要时进行气道内吸引,妥善固定管道,为患儿取合适体位,抬高上半身 $30°\sim45°$
	2.8	观察患儿生命体征、呼吸、胸廓起伏及全身循环情况,判断呼吸机是否有效运行
	2.9	再次核对患儿身份信息
	2.10	及时排除呼吸机故障,严密观察呼吸、血氧饱和度等各项指标,并做好记录
	2.11	掌握撤机指征
	2.12	整理用物、洗手、记录
效果评价	3.1	操作熟练、正确,有条不紊
	3.2	关爱患儿
	3.3	患儿呼吸道通畅,通气功能良好,气体交换有效

附表 2.16　新生儿气管插管内吸痰操作流程

项目	序号	操作规程
操作前准备	1.1	护士准备:着装整洁,洗手,戴口罩、帽子
	1.2	评估患儿:病情、意识、生命体征,尤其是呼吸频率、SPO$_2$,听诊双肺呼吸音、痰鸣音,设置呼吸参数和气道压力,血气分析及胸部 X 射线等检查结果
	1.3	物品准备:负压吸引装置、吸氧装置、流量表、复苏气囊(连接吸氧管)、合适型号吸痰管(吸痰管外径为气管导管内径的 1/2～2/3)、一次性换药碗、无菌手套、外用生理盐水、听诊器、无菌巾或纱布、记录单
	1.4	环境准备:整洁、安静、安全,最大程度的无菌
操作方法及程序	2.1	携用物至床旁,核对患儿信息及医嘱有效性
	2.2	病情允许时应正确扣背,有条件可使用机械排痰仪。按呼吸机纯氧键吸入 1～2 min 或用复苏囊加压给氧 10～15 次,以提高氧浓度(部分呼吸机有吸引支持模式),防止吸痰造成低氧血症
	2.3	正确连接吸引装置,开启吸引器,检查吸引器性能,调节负压(足月儿＜150 mmHg、早产儿＜100 mmHg)
	2.4	将外用生理盐水倒入一次性无菌换药碗内
	2.5	打开吸痰管,戴无菌手套,将无菌治疗巾围于患儿胸前,一手取出吸痰管,一手连接负压管,试吸
	2.6	另一护士配合断开呼吸机,接头处放置无菌治疗巾上。吸痰管不带负压快速并轻轻地沿着气管导管插入,边上提边吸引,避免在气管内上下提插,注意生命体征变化。单次吸引时间吸引时间＜15 s,每次吸引后用生理盐水冲净管道
	2.7	吸痰结束后立即接呼吸机通气,再次提高氧浓度(给与患儿纯氧吸入 1～2 min 或用复苏囊加压给氧 10～15 次,有吸引支持功能的可使用吸引支持)
	2.8	必要时更换吸痰管,进行口鼻腔吸引(口述)
	2.9	吸痰完毕,关闭负压,取下吸痰管,脱手套,听诊患儿双肺呼吸音及痰鸣音
	2.10	清洁患儿口鼻、面部,为患儿取安全舒适体位,整理床单位及用物,洗手
	2.11	记录分泌物的颜色、性状、量及患儿吸痰前后的呼吸情况
效果评价	3.1	操作正确,动作轻柔,气道未发生机械性黏膜损伤
	3.2	患者呼吸道分泌物及时吸出,气道通畅,呼吸功能改善,缺氧得以缓解
	3.3	关爱患儿
	3.4	无菌观念强,用物、污物处理恰当

附表 2.17 新生儿肛管排气操作流程

项目	序号	操作规程
操作前准备	1.1	护士准备:着装整洁,洗手,戴口罩、帽子
	1.2	评估患儿:病情、意识状态、生命体征、排便情况、肛周皮肤情况及腹部体征
	1.3	物品准备:乳胶手套、石蜡油、肛管(大小适宜)、换药碗(盛水 3/4)、小枕头、尿垫、尿裤、湿巾等
	1.4	环境准备:关闭门窗,室温 26~28 ℃,光线良好
操作方法及程序	2.1	双人交叉核对医嘱
	2.2	携用物至床旁,核对患儿身份信息
	2.3	患儿取仰卧位,头背部加垫一枕头,臀部垫一尿垫,提起患儿双腿向腹侧屈曲,暴露肛门
	2.4	戴手套,润滑肛管前端,将肛管从肛门轻轻旋转插入 4~5 cm,肛管另一端插入换药碗(盛水 3/4),可见气泡排出
	2.5	轻轻旋转肛管并略向前向后运动,更换患儿体位并用手轻轻按摩腹部,以助排气
	2.6	排气结束,反折肛管,拔管,清洁臀部,更换尿裤,再次核对患儿身份信息
	2.7	整理床单位,患儿取舒适体位,开窗通风
	2.8	整理用物,洗手,记录
效果评价	3.1	操作熟练,动作轻柔,步骤正确
	3.2	关爱患儿,黏膜无破损
	3.3	腹胀减轻或消失

附表 2.18 新生儿小量不保留灌肠操作流程

项目	序号	操作规程
操作前准备	1.1	护士准备:着装整洁,洗手,戴口罩、帽子
	1.2	评估患儿:病情、意识状态、生命体征、腹部体征、排便情况、肛周皮肤情况
	1.3	物品准备:远红外线辐射台、手套、润滑油、生理盐水、弯盘、灌洗器(60~80 mL)、合适型号的肛管、血管钳、尿垫、尿裤、湿巾
	1.4	环境准备:关闭门窗,室温 26~28 ℃,光线良好
操作方法及程序	2.1	双人交叉核对医嘱,准确配置好灌肠液,灌肠液温度(39~41 ℃,降温时28~32 ℃)
	2.2	携用物至床旁,核对患儿身份信息
	2.3	患儿置辐射台,取仰卧位,头背部加垫一枕头,臀部垫一尿垫,弯盘置臀边,戴手套
	2.4	用灌洗器抽吸灌肠液,连接肛管并润滑前端,排尽管内空气,夹管
	2.5	提起患儿双腿向腹侧屈曲,左手分开肛门,右手将肛管轻轻旋转插入2.5~4 cm,固定肛管
	2.6	松开血管钳,使液体缓慢流入,注毕夹管
	2.7	夹紧肛管,用卫生纸包裹肛管,轻轻拔出放入弯盘,取下手套,必要时留标本送检
	2.8	观察腹部体征及排便情况,擦净臀部,更换尿裤
	2.9	再次核对患儿身份信息,返回床位
	2.10	整理床单位,取舒适体位,开窗通风
	2.11	清理用物,洗手,记录
效果评价	3.1	操作熟练,步骤正确,无并发症
	3.2	严格掌握灌洗液温度、速度和液量,出入液量平衡
	3.3	关爱患儿,观察病情仔细
	3.4	达到治疗目的

附表 2.19　新生儿经鼻/口置胃管术操作流程

项目	序号	操作规程
操作前准备	1.1	护士准备:着装整洁,洗手(剪指甲),戴口罩、帽子
	1.2	评估患儿:意识、营养状况,鼻腔及口腔状况,患儿家属是否已签《置胃管同意书》
	1.3	物品准备: ① 无菌治疗盘内置:治疗碗置石蜡油纱布 2 块,另一治疗碗内置干纱布 2 块、硅胶胃管(6 号或 8 号)、压舌板、10 mL 注射器 ② 治疗盘内置:无菌手套、无菌镊子、无菌棉签、温开水、胶布、治疗巾、弯盘、听诊器、手电筒、记录单
	1.4	环境准备:安全、舒适、清洁,光线良好
操作方法及程序	2.1	携用物至床旁,核对患儿身份信息
	2.2	患儿准备
	2.2.1	置半卧位、右侧卧位或去枕平卧位
	2.2.2	将治疗巾围于患儿颌下,弯盘置于方便操作处
	2.2.3	观察鼻腔,选择通畅一侧,用棉签蘸温开水清洁鼻腔/口腔
	2.3	准备插管
	2.3.1	戴无菌手套
	2.3.2	检查胃管是否通畅,测量胃管插入长度(经鼻:前额发际至鼻尖 + 鼻尖至剑突 + 1 cm;经口:鼻尖至耳垂 + 耳垂至剑突距离),在胃管上做标记
	2.3.3	石蜡油纱布润滑胃管前端
	2.4	插胃管
	2.4.1	经鼻插入:一手持纱布托住胃管,一手持胃管前段,沿选定侧鼻孔,缓慢轻轻插入直到预期的深度
	2.4.2	经口插入:用压舌板向下压舌,缓慢插入胃管通过咽部并至预期的深度
	2.4.3	当插至患儿咽喉部时,左手将患儿头部托起,使下颌靠近胸骨柄,将胃管插入预定的长度
	2.4.4	插管过程中患儿出现恶心、呕吐时,应暂停插入,如出现呛咳、咳嗽、呼吸困难、发绀等现象,应立即拔出,休息片刻后重新插入

项目	序号	操作规程
操作方法及程序	2.4.5	验证胃管是否在胃内:连接注射器于胃管末端进行抽吸,抽出胃液;置听诊器于患儿胃区,快速经胃管向胃内注入 10 mL 空气,听气过水声;将胃管末端置于盛水的治疗碗内,无气泡逸出,固定胃管于鼻翼及颊部
	2.5	用胶布将胃管固定于鼻翼及面颊部,反折胃管末端,干纱布包裹,固定放于患儿头侧
	2.6	清洁鼻部及口角,整理床单位,取舒适体位
	2.7	整理用物,洗手,记录(胃管型号及置入长度、时间等)
效果评价	3.1	操作熟练,动作轻柔,关爱患儿
	3.2	胃管位置正确、通畅、无脱出
	3.3	无机械性损伤发生

附表 2.20　新生儿经鼻/口置胃管术注射器洗胃流程

项目	序号	操作规程
操作前准备	1.1	护士准备:着装整洁,洗手(剪指甲),戴口罩、帽子
	1.2	患者准备: ① 评估患儿:病情、意识、营养状况、腹部体征、鼻腔、口腔状况及既往有无口、鼻腔手术史及插管经历 ② 评估有无插管禁忌证
	1.3	物品准备: ① 无菌治疗盘内置:治疗碗置石蜡油纱布 2 块、另一治疗碗内置干纱布 2 块、硅胶胃管(6♯或 8♯)、压舌板、10 mL 注射器 ② 治疗盘内置:无菌手套、无菌镊子、无菌棉签、治疗碗内盛温开水、"工"形胶布、治疗巾、弯盘、听诊器、手电筒、记录单、遵医嘱备洗胃液(38～40 ℃)、必要时备压舌板、一次性负压吸引器
	1.4	环境准备:清洁、光线良好

续表

项目	序号	操作规程
操作方法与程序	2.1	两人交叉核对医嘱及核对置胃管同意书是否已签
	2.2	携用物至病床,核对患儿身份信息
	2.3	患者准备
	2.3.1	根据病情采取半卧位、右侧卧位或去枕平卧位
	2.3.2	观察鼻腔及口腔
	2.3.3	选择通畅一侧,用棉签蘸温开水清洁鼻腔/口腔
	2.3.4	将治疗巾围于患儿颌下
	2.3.5	弯盘置于方便操作处
	2.4	准备插管
	2.4.1	戴无菌手套
	2.4.2	检查胃管是否通畅,关闭胃管帽子
	2.4.3	测量胃管应插入长度 (经鼻:前额发际至鼻尖 + 鼻尖至剑突 + 1 cm;经口:鼻尖至耳垂 + 耳垂至剑突距离),在胃管上做标记
	2.4.4	用石蜡油纱布润滑胃管前端
	2.5	插胃管
	2.5.1	一手托住胃管(无胃管帽子在此时反折胃管),一手持胃管前端,沿选定侧鼻孔,缓慢轻轻插入直到预期的深度
	2.5.2	插入过程中,密切观察患儿反应
	2.5.3	插入不畅时,观察胃管有无盘旋在口腔;患儿如出现恶心、呕吐,应暂停插入;如出现呛咳、发绀、呼吸困难等现象,表明胃管插入气管,应立即拔出,休息后症状缓解再重新插入
	2.5.4	确定胃管是否在胃内,选取方法的优先顺序为:① 抽取胃液法;② 听气过水声法;③ 将胃管末端置于盛水的治疗碗内,无气泡逸出
	2.5.5	确定胃管在胃内后,妥善固定胃管(用胶布将胃管固定于鼻翼及面颊部),胃管末端接上 10 mL 注射器,抽出胃内容物,必要时留标本送检
	2.5.6	取合适体位,每次缓慢注入洗胃液 5 mL,再轻轻抽出弃去,出入平衡,如此反复低压冲洗直至洗至澄清,注意观察患儿生命体征

项目	序号	操作规程
操作方法与程序	2.5.7	冲洗完毕,反折胃管拔出
	2.5.8	用纱布拭去鼻部/口角分泌物,撤治疗巾及弯盘,脱手套
	2.6	给患儿取舒适体位,整理床单位
	2.7	处理用物,洗手,记录(洗胃液名称及量,胃管型号及置入深度,注射器型号,洗出液的颜色、气味、性质、量,患儿病情)
效果评价	3.1	操作熟练、轻稳,无黏膜损伤及其他并发症
	3.2	洗胃目的达到
	3.3	关爱患儿,体现人文关怀

附表 2.21　新生儿管饲喂养操作流程

项目	序号	操作规程
操作方法与程序	1.1	护士准备:着装整洁,洗手(剪指甲),戴口罩、帽子
	1.2	评估患儿:病情、意识、营养状况、腹部体征、鼻腔及口腔状况,患儿家属是否已签《置胃管同意书》
	1.3	物品准备: ① 无菌治疗盘内置:治疗碗置石蜡油纱布 2 块、另一治疗碗内置干纱布 2 块、硅胶胃管(6 号或 8 号)、压舌板、10 mL 注射器 ② 治疗盘内置:无菌手套、无菌镊子、无菌棉签、温开水、胶布、治疗巾、弯盘、听诊器、手电筒、记录单、温牛奶
	1.4	环境准备:安全、舒适、清洁,光线良好

续表

项目	序号	操作规程
操作方法与程序	2.1	两人交叉核对医嘱
	2.2	携用物至床旁,核对患儿身份信息
	2.3	患儿准备
	2.3.1	根据病情采取半卧位、右侧卧位或去枕平卧位
	2.3.2	观察鼻腔及口腔
	2.3.3	选择通畅一侧,用棉签蘸温开水清洁鼻腔/口腔
	2.3.4	将治疗巾围于患儿颌下
	2.3.5	弯盘置于方便操作处
	2.4	准备插管
	2.4.1	戴无菌手套
	2.4.2	检查胃管是否通畅,关闭胃管帽子
	2.4.3	测量胃管应插入长度(经鼻:前额发际至鼻尖 + 鼻尖至剑突 + 1 cm;经口:鼻尖至耳垂 + 耳垂至剑突距离),在胃管上做标记
	2.4.4	用石蜡油纱布润滑胃管前端
	2.5	插胃管:可采用非营养性吸吮或使患儿下颌贴近胸骨柄
	2.5.1	一手托住胃管(无胃管帽子在此时反折胃管),一手持胃管前端,沿选定侧鼻孔,缓慢轻轻插入直到预期的深度
	2.5.2	插入过程中,密切观察患儿反应
	2.5.3	插入不畅时,观察胃管有无盘旋在口腔;患儿如出现恶心、呕吐,应暂停插入;如出现呛咳、发绀、呼吸困难等现象,表明胃管插入气管,应立即拔出,休息后症状缓解再重新插入
	2.5.4	确定胃管是否在胃内,选取方法的优先顺序为:① 抽取胃液法;② 听气过水声法;③ 将胃管末端置于盛水的治疗碗内,无气泡逸出
	2.5.5	确定胃管在胃内后,妥善固定胃管(用胶布"高举平台法"将胃管固定于鼻翼及面颊部),胃管末端贴上标签,注明插管的日期、时间和置管者姓名
	2.5.6	胃管末端接上 10 mL 注射器,抽出胃潴留物

项目	序号	操作规程
操作方法与程序	2.6	鼻饲
	2.6.1	核对奶瓶上的床号、奶量;试温,无菌注射器撤去针栓,空针筒连接胃管接口,将奶液倒入,利用重力缓慢流入,观察患儿心率、呼吸、有无呛咳、反流等
	2.6.2	灌注完毕,最后注入温开水 1~2 mL 冲洗管腔,封闭胃管
	2.7	将胃管末端反折纱布包好用橡皮圈系紧,固定放于患儿头侧
	2.8	安置患儿舒适体位,整理床单位,无禁忌证者可抬高床头 15°~20°
	2.9	整理用物,洗手,准确记录鼻饲奶量、时间
效果评价	3.1	操作熟练、轻稳,无黏膜损伤及其他并发症
	3.2	胃管位置正确、通畅、无脱出
	3.3	保证患儿营养供给

附表 2.22　新生儿足跟采血操作流程

项目	序号	操作规程
操作前准备	1.1	护士准备:着装整洁,洗手(剪指甲),戴口罩、帽子
	1.2	物品准备:治疗盘内放置:75%乙醇、棉签、弯盘、无菌棉球、一次性专用采血针、专用采血滤纸或适当的血样收集容器、血糖仪
	1.3	环境准备:清洁,光线适宜
操作方法及程序	2.1	双人交叉核对医嘱,确认患儿身份信息,携用物至床旁
	2.2	选择足后跟采血部位:新生儿外侧足踝前缘向足底外侧缘做垂直线,此线与足底外侧缘交界处为采血点
	2.3	用手指反复摩擦采血部位 1~2 min,或局部热敷
	2.4	用 75%乙醇消毒穿刺部位皮肤
	2.5	左手大拇指与其他四指呈"C"形握住新生儿足跟

项目	序号	操作规程
操作方法与程序	2.6	用安全型自动采血针快速进针,深度约 2～3 mm,操作时应注意观察患儿对疼痛的反应,可采取适当的非药物性镇痛措施,包括安慰奶嘴、舌尖滴入 24% 蔗糖水等
	2.7	采血针自动弹回,可见血液自然留出,用适当容器收集血样
	2.8	收集适量血样完毕后,用无菌棉球压迫采血部位以止血。一般按压 5 min,若是有出血倾向的患儿或出血不止,可加压包扎
	2.9	整理患儿衣物,予舒适体位
	2.10	整理用物,洗手,记录
效果评价	3.1	操作规范,动作轻柔
	3.2	准确记录,异常时正确处理
	3.3	无局部皮肤感染等并发症发生

附表 2.23 新生儿桡动脉采血流程

项目	序号	操作规程
操作前准备	1.1	护士准备:着装整洁,洗手,戴口罩、帽子
	1.2	评估患儿:病情、穿刺部位穿刺史、皮肤、血管情况、穿刺侧肢体有无手术史、外伤史
	1.3	物品准备:2% 碘酊、75% 酒精、无菌棉签、5.5 号头皮针、2.5 mL 或 5 mL 注射器、无菌棉球、1:1000 肝素钠溶液、弯盘、体温表、采血标签
	1.4	环境准备:安静、清洁、光线适宜
操作方法及程序	2.1	携带用物至床旁,核对患儿身份信息
	2.2	测量患儿体温
	2.3	选择桡动脉最佳穿刺点
	2.4	将肝素化的注射器与头皮针连接,检查针头有无堵塞
	2.5	操作者左手固定患儿的前臂和手掌,使腕部伸展 45°,掌心向上,在第二腕横纹桡侧用左手食指触摸桡动脉
	2.6	消毒穿刺部位

项目	序号	操作规程
操作方法与程序	2.7	穿刺针与皮肤呈 20°～30°进针,斜面向上缓慢进针直到见血,轻轻抽吸,采集所需的血后拔针,助手用无菌棉球按压穿刺点至无出血,按压力量适中
	2.8	捏紧针头,防止空气进入,迅速检测血气值
	2.9	整理床单位及用物,为患儿取舒适体位,洗手,记录
效果评价	3.1	操作熟练、规范、穿刺一次成功
	3.2	关爱患儿,给予合适的非药物性镇痛措施
	3.3	无血肿等并发症发生

附表 2.24　新生儿静脉留置针置入操作流程

项目	序号	操作规程
操作前准备	1.1	护士准备:着装整洁,洗手,戴口罩、帽子
	1.2	评估患儿:病情,评估患儿的穿刺侧肢体有无手术史、外伤史、静脉血栓等,评估穿刺部位皮肤、血管情况、心肺功能、过敏史等,按需更换尿裤
	1.3	物品准备:注射盘(内有 2%碘酊、75%酒精、无菌棉签)、止血带、静脉留置针、输液贴、透明敷贴、治疗巾、弯盘、带生理盐水的 5 mL 注射器、遵医嘱备药液、输液延长管/输液器、蘸有 24%蔗糖溶液的安抚奶嘴、远红外线辐射台
	1.4	环境准备:清洁、安静、光线适宜
操作方法及程序	2.1	双人交叉核对医嘱
	2.2	无菌配置药液注意执行三查七对,连接输液器/延长管,并排尽空气
	2.3	携带用物至床旁,核对患儿身份信息,将患儿置于辐射台上,取安全、合适卧位,让患儿吸吮一个蘸有 24%蔗糖水的安抚奶嘴
	2.4	注射器与留置针连接,排尽空气,打开透明贴备用
	2.5	选择合适静脉,铺治疗巾于肢体下,在穿刺点上方 6 cm 处扎止血带,按照顺时针—逆时针的顺序以穿刺点为中心由内向外消毒皮肤直径大于 5 cm,待干

项目	序号	操作规程
操作方法与程序	2.6	再次核对患儿身份信息
	2.7	静脉穿刺
	2.7.1	去除留置针针套,旋转松动外套管,调节针头斜面,
	2.7.2	进针(绷紧皮肤进针,与皮肤成 15°～20°),见回血后压低角度,顺静脉走向再进针 2 mm
	2.7.3	推送外套管,松开止血带,按压留置针上方,抽出金属针芯,确定留置针在静脉内
	2.8	连接肝素帽或密闭式接口,以穿刺点为中心无张力放置透明敷贴,并注明穿刺日期、时间、操作者工号
	2.9	将输液器与肝素帽连接,根据患儿病情调节输液速度
	2.10	再次核对患儿身份信息
	2.11	撤除治疗巾,患儿取安全、舒适卧位
	2.12	使用时观察留置针通畅、穿刺处情况及患儿有无哭闹情况
	2.13	输液毕,推注 2～3 mL 生理盐水正压封管
	2.14	清理用物,洗手记录
效果评价	3.1	严格无菌技术操作和查对制度
	3.2	操作熟练、规范、穿刺一次成功
	3.3	关爱患儿
	3.4	静脉留置针期间无静脉炎发生

附表 2.25   新生儿脐动静脉置管操作流程

项目	序号	操作规程
操作前准备	1.1	护士准备:着装整齐,洗手,戴帽、口罩,持有脐静脉置管正规培训资格证书
	1.2	评估患儿:有无脐动静脉置管禁忌证(脐炎、脐膨出、腹裂、坏死性小肠结肠炎、腹膜炎、出血、下肢或臀部有血运障碍),测量体重,家属签署《知情同意书》
	1.3	物品准备:远红外辐射抢救台,合适型号的脐静脉插管(原则用 5.0 F,极低体重新生儿可考虑用 3.5 F)或脐动脉插管(体重<1250 g 3.5 F,体重>1250 g 5.0 F)、无菌手套两副、无菌巾 1 包、安尔碘一瓶、生理盐水 100 mL 一瓶、肝素盐水(5~10 U/ mL)、10 mL 注射器 2 支、胶布、棉线一根、无菌衣 2 套、外科静脉切开包 1 个、无菌纱布数块
	1.4	环境准备:环境清洁无尘,室温 24~26 ℃,光线适宜
操作方法与程序	2.1	双人交叉核对医嘱
	2.2	备齐用物,推车携至患儿床边,核对患儿身份信息
	2.3	将患儿仰卧位置于辐射台上,固定患儿双下肢以稳定患儿,连接监护仪;计算或测量脐静脉置管长度
	2.4	手消毒,打开静脉切开包,将消毒液倒入弯盘,浸湿棉球,戴无菌收手套
	2.5	用无菌钳夹住脐带末端,以脐为中心,消毒脐部和周围皮肤,消毒范围上平剑突,下至大腿根部及会阴,左右至腋中线
	2.6	脱手套,手消毒,穿无菌衣,戴无菌手套
	2.7	在脐周铺无菌巾,并用巾钳固定;铺洞巾,暴露脐带,保证无菌屏障最大化
	2.8	用 10 mL 注射器抽取肝素盐水,将脐动/静脉导管连接肝素盐水注射器,将肝素盐水充满脐静脉导管,不得有气泡
	2.9	在脐带根部系上一根棉线,以减少出血,不宜过紧,保证导管能顺利通过血管
	2.10	断脐:在距离脐根部 1~2 cm 处用止血钳夹闭脐带,操作者用手术刀或无菌剪刀沿所夹部位切断过长的脐带
	2.11	鉴别脐动静脉,可见 2 个脐动脉及 1 个脐静脉开口(动脉壁厚,腔小,通常位于 4 点和 8 点的位置;静脉壁薄,腔大,通常位于 11 点~1 点的位置)

续表

项目	序号	操作规程
操作方法与程序	2.12	用止血钳夹住脐带切面边缘固定
	2.13	置管： ① 脐动脉置管：用扩张器打开脐动脉动脉开口充分扩张，朝向足端插入脐导管，边送导管边推肝素盐水，达到预计插管位置时，抽回血，血流通畅即可 ② 脐静脉置管：将脐静脉导管置于脐静脉，插管时，提起脐带与下腹部成 60°，略偏向左腿，导管插入时，方向稍偏右上方约 30°，可与腹内脐静脉成一条直线；确定需要插入导管的长度；用肝素盐水封管，接肝素帽
	2.14	固定：在脐带切面做荷包缝合并将线绕导管数圈后系牢；用胶布粘成桥状以固定插管；表明穿刺日期、时间及工号
	2.15	X 射线检查确定导管尖端位置： ① 脐动脉导管：高位最佳位置在 $T_8 \sim T_{10}$ 之间，低位在 $L_3 \sim L_4$ 之间 ② 脐静脉导管：最佳位置在膈肌上 0.5~1 cm
	2.16	脐动脉导管连接测压装置；脐静脉导管连接输液装置
	2.17	脱手套及无菌衣，手消毒
	2.18	为患儿取舒适卧位，再次核对患儿身份信息，整理用物，洗手
	2.19	正确填写脐静脉记录单：导管型号、规格、留置导管名称，记录置入导管的长度、置管过程是否顺利、患儿有无不适等。记录 X 射线胸片结果（导管尖端位置）
效果评价	3.1	无菌观念强，无菌屏障最大化
	3.2	操作流畅，动作轻柔，关心患儿
	3.3	脉冲式冲管，方法正确

附表 2.26　新生儿腋静脉留置针操作流程

项目	序号	操作规程
操作前准备	1.1	护士准备:着装整洁,洗手,戴口罩、帽子
	1.2	评估患儿:病情,穿刺侧肢体有无手术史、外伤史、静脉炎及血栓史、穿刺部位皮肤、双人评估血管情况、心肺功能等,按需更换尿裤
	1.3	物品准备:注射盘(皮肤消毒液、无菌棉签)、止血带、合适型号静脉留置针、输液贴、透明敷贴、治疗巾、弯盘、带生理盐水的 5 mL 注射器、遵医嘱备药液、输液延长管/输液器、蘸有 24% 蔗糖溶液的安抚奶嘴、远红外线辐射台
	1.4	环境准备:清洁、安静、光线适宜
操作方法及程序	2.1	双人交叉核对医嘱
	2.2	执行三查七对及无菌操作原则配置药液并连接注射器/延长管,排尽空气
	2.3	携带用物至床旁,核对患儿身份信息,将患儿置于辐射台上,取安全、合适卧位,让患儿吸吮一个蘸有 24% 蔗糖水的安抚奶嘴
	2.4	注射器/输液延长管与留置针连接,排尽空气
	2.5	体位:裸露穿刺部位,用一小枕垫高穿刺侧肩部及上臂 3~5 cm,上肢外展(>90˚),穿刺侧肩下放置治疗巾 消毒:按照顺时针—逆时针的顺序由内向外消毒皮肤直径范围大于敷贴直径 1 cm,待干 助手在距腋静脉上方 2 cm 处将无菌棉棒按压以阻断腋静脉血回流,使其充盈
	2.6	再次核对患儿身份信息
	2.7	腋静脉穿刺
	2.7.1	去除留置针针套,旋转松动外套管,调节针头斜面
	2.7.2	离腋静脉 0.5~1 cm 处,绷紧皮肤进针,穿刺角度 10˚~15˚,见回血后压低角度,顺静脉走向再进针 2 mm,一手固定针翼,一手退出枕芯,边退针芯边送软管
	2.7.3	采用两种方法双人确认:回抽看血液颜色及有无波动,少量推注穿刺侧肢体皮肤是否发白

项目	序号	操作规程
操作方法与程序	2.8	连接肝素帽或密闭式接口,以穿刺点为中心无张力贴透明敷贴,并注明穿刺日期、时间、操作者工号
	2.9	将输液器/输液延长管与肝素帽连接,根据患儿病情调节输液速度
	2.10	再次核对患儿身份信息
	2.11	撤除治疗巾,患儿取安全、舒适卧位
	2.12	使用时观察留置针通畅、穿刺处情况及患儿有无哭闹情况
	2.13	输液毕,推注 2～3 mL 生理盐水正压封管
	2.14	清理用物,洗手记录,正确维护并填写维护记录单
效果评价	3.1	严格无菌技术操作和查对制度
	3.2	操作熟练、规范、穿刺一次成功
	3.3	关爱患儿
	3.4	静脉留置针期间无静脉炎发生

附表 2.27　新生儿经外周中心静脉置管(PICC)操作流程

项目	序号	操作规程
操作前准备	1.1	护士准备:着装整齐,洗手,戴帽、口罩,持有 PICC 培训合格证
	1.2	评估患儿:病情及出凝血时间,评估患儿上臂(最好应用 B 超评估)皮肤和血管情况,预穿刺侧肢体有无外伤史、手术史,患儿家属已签署《置管同意书》
	1.3	物品准备:远红外辐射抢救台、卷尺 1 个、无菌手套 3～4 副、PICC 导管 1 根、穿刺导入针、穿刺包 1 个(无菌手术衣 2 件、止血带、2 个换药碗、2 把止血钳、棉球 6～8 个、纱布 2～3 块、治疗巾 3 块、洞巾 1 块、剪刀 1 把)、碘伏、75%酒精、0.9%生理盐水、肝素液、无菌 10 mL 注射器 3 个、透明贴膜 7 cm×7 cm、无菌输液贴、正压接头、弹力绷带
	1.4	环境准备:房间紫外线消毒,环境清洁无尘,室温 24～26 ℃,光线适宜

项目	序号	操作规程
操作方法与程序	2.1	双人交叉核对医嘱
	2.2	推用物至患儿床边,核对患儿身份信息,置患儿于辐射台上
	2.3	再次评估静脉情况,确定最佳穿刺静脉(首先右侧贵要静脉)
	2.4	测量定位
	2.4.1	患儿平卧,手臂外展与躯干成90°
	2.4.2	确定置入导管长度:从预穿刺点沿静脉走向量至右胸锁关节(体重小于2500 g的新生儿不另加长度,体重大于2500 g的新生儿加1 cm)
	2.4.3	测臂围:肩峰与尺骨鹰嘴连线中点处,测双侧臂围。记录所测量的数值
	2.5	根据患儿情况,采取适当的非药物性镇痛措施
	2.6	建立无菌区
	2.6.1	打开无菌包,戴手套
	2.6.2	将第一块无菌巾垫于患儿手臂下
	2.6.3	以预穿刺点为中心消毒,上至臂缘,下至手腕,75%酒精按顺时、逆时针消毒各两次,再用同样方法碘伏消毒两次
	2.6.4	脱手套,穿无菌手术衣,戴无菌手术手套,并冲洗手套上的滑石粉,擦干手套,铺洞巾及治疗巾(无菌区最大化)
	2.7	无菌操作取出PICC导管、穿刺针、无菌敷贴、输液贴等,取10 mL无菌注射器抽吸生理盐水,冲洗导管,检查导管是否完整无破损,修剪导管至所需长度
	2.8	操作者扎止血带,一手固定皮肤,另一手以15°~30°进针行静脉穿刺,见回血,降低穿刺角度,再进少许,退针芯少许,单独向前推进外插管鞘,松止血带,左手按压穿刺静脉上端并固定插管鞘,右手撤出针芯
	2.9	固定好插管鞘,将PICC导管自插管鞘内缓慢、匀速地送进,至腋静脉时,患儿转向静脉穿刺侧并用下颌抵住锁骨,以防止导管误入颈静脉
	2.10	当导管到达预定位置时,将患儿头恢复原位,用10 mL注射器抽吸回血,见回血后立即用生理盐水1~2 mL脉冲式冲管,用手稳住已经进入的导管,小心撤出插管鞘,并用纱布压迫局部止血,再次确认置管长度
	2.11	肝素液正压封管,接正压接头

项目	序号	操作规程
操作方法与程序	2.12	清理穿刺点周围血迹,以无菌纱布覆盖穿刺点,固定
	2.12.1	将外露的导管呈"L"形弯曲,胶带1(无菌)贴固定连接器(圆盘)上,然后以穿刺点为中心,无张力贴无菌透明敷料,透明敷料下缘与导管圆盘下缘平齐
	2.12.2	胶带2蝶形交叉固定连接器
	2.12.3	胶带3垫于导管下,两侧向上黏在覆盖透明贴膜上
	2.12.4	胶带4上注明PICC穿刺日期时间、置入深度和外露长度、置入者工号,并固定在胶带2之上
	2.13	再次核对患儿身份信息,脱手套及无菌衣,消毒手
	2.14	正确使用弹力绷带加压包扎
	2.15	X射线检查确定导管尖端位置,如导管位置不佳应及时调整重新固定
	2.16	妥善安置患儿,整理用物、洗手
	2.17	记录:导管型号、规格、留置导管名称;所穿刺静脉的名称、双侧臂围;记录置入导管的长度及外露长度;描述置管过程是否顺利、患儿有无不适等;X射线胸片结果(导管尖端位置)
效果评价	3.1	动作轻巧,操作熟练,穿刺准确,导管末端位置正确,无菌观念强,掌握PICC穿刺技术
	3.2	关心患儿,采取镇痛措施
	3.3	用物、污物处置恰当

附表 2.28　新生儿 PICC 换药操作流程

项目	序号	操作规程
操作前准备	1.1	护士准备:着装整齐,洗手,剪指甲,戴圆帽、口罩
	1.2	患儿评估:评估患儿病情、导管长度、穿刺点局部情况、贴膜情况、查看导管穿刺及上次维护时间
	1.3	物品准备:卷尺 1 个、快速手消毒液、无菌治疗盘 1 个、无菌治疗巾 1 块、无菌纱布 2 块、75%酒精、0.5%碘伏、无菌小棉球、无菌手套、透明贴膜 7 cm×7 cm、无菌胶带、10 mL 注射器、弯盘 1 个、治疗碗 1 个、生理盐水(必要时另备 0~10 U 的肝素生理盐水)、肝素帽、无菌持物钳、污物桶、利器盒、远红外辐射抢救台
	1.4	环境准备:安静,室温 24~26 ℃,光线适宜,清洁无尘
操作方法及程序	2.1	携用物至患儿床边,核对患儿身份信息
	2.2	移患儿于辐射台上,正确设定温控模式及温度
	2.3	置舒适体位,暴露穿刺部位,检查穿刺点有无触痛及分泌物
	2.4	测量上臂围,并准确记录
	2.5	去除原有贴膜(0°从四周松动贴膜,再沿外露导管尾端向穿刺点自下而上 180°轻轻揭去贴膜,避免牵拉导管)
	2.6	再次观察穿刺点局部有无红、肿、渗血、渗液等,评估患儿有无疼痛感
	2.7	观察导管外露部分的长度并记录
	2.8	快速手消毒 15 s 后,将注射器、肝素帽、无菌透明敷贴、无菌输液贴、无菌小棉球、无菌治疗巾、无菌纱布、治疗碗 2 个,以无菌技术打至无菌治疗盘内,倾倒碘伏及酒精
	2.9	戴无菌手套,抽取冲管液,铺无菌治疗巾予患儿穿刺肢体下,左手用无菌纱布提起导管接头,右手持持物钳消毒
	2.10	以穿刺点为中心,用 75%酒精小棉球环形消毒穿刺点 0.5 cm 以外皮肤(大于贴膜范围),由内向外,连续 3 次,方向为:顺时针—逆时针—顺时针,待干
	2.11	碘伏棉签按压穿刺点 3 秒后再以穿刺点为中心环形摩擦消毒皮肤三次(方法同上),将体外导管流畅放置
	2.12	预冲肝素帽,取下原有输液接头,用 75%酒精纱布擦拭消毒连接器(横断面及螺口外面均要消毒各 15 s)

项目	序号	操作规程
操作方法与程序	2.13	连接肝素帽,回抽见回血,以 2～3 mL 生理盐水脉冲式冲洗导管并正压封管
	2.14	胶带 1(无菌)固定连接器,覆盖透明贴膜(以穿刺点为中心,无张力法),胶带 2 蝶形交叉固定连接器,胶带 3 垫于导管下,两侧向上粘在覆盖的透明贴膜上,胶带 4 固定在胶带 2 之上
	2.15	贴膜上注明更换日期、时间、导管留置长度及操作者姓名
	2.16	用高举平台法妥善固定延长管及接头
	2.17	脱手套,整理床单位及用物,取舒适体位
	2.18	洗手、记录、填写维护手册及电子 PICC 维护单
效果评价	3.1	动作轻柔,操作熟练
	3.2	严格无菌操作,皮肤清洁、消毒彻底
	3.3	敷贴、导管固定规范、牢固,不影响肢体活动,关爱患儿
	3.4	用物、污物处置恰当

附表 2.29　新生儿造瘘袋更换操作流程

项目	序号	操作规程
操作前准备	1.1	护士准备:着装整洁,洗手(剪指甲),戴口罩、帽子
	1.2	评估患儿:患儿病情,手术方式,造口黏膜及周围皮肤情况,大便性状,上次更换造瘘袋日期、时间
	1.3	用物准备: 造口用物:造口袋,造口护肤粉、防漏膏、皮肤保护膜、袋夹 辅助用物:无酒精湿巾纸或生理盐水棉球,一次性换药碗、镊子、干纱布或棉球、圆头剪刀、弯盘、棉签、薄膜敷贴、造口测量尺、垫单
	1.4	环境准备:光线适宜,调节室温 26～28 ℃,关闭门窗
操作方法及程序	2.1	携用物至床旁,核对患儿身份信息
	2.2	患儿准备
	2.2.1	协助患儿取平卧位,暴露造口部位,造口侧铺垫,助手协助按压双手及膝盖
	2.2.2	保持患儿安静,必要时给予安慰奶嘴或 24%蔗糖水舌尖滴入进行安抚
	2.3	自上而下剥离底盘,观察大便的色、质、量

项目	序号	操作规程
操作方法与程序	2.4	自外而内环形清洗,并用干纱布或棉球沾干造口周围皮肤
	2.5	取一清洁棉球于造口上,避免便液溢出污染周围皮肤
	2.6	评估造口及周围皮肤,观察造口有无回缩、出血,皮肤有无坏死及皮炎
	2.7	使用护肤粉及皮肤保护膜:先使用造口粉,用干棉签将粉涂抹均匀,并扫去多余的造口粉后使用皮肤保护膜
	2.8	将适量防漏膏挤入空针并涂抹于造口周围
	2.9	测量造口大小,在造口袋底盘使用圆头剪刀裁剪中心孔,保持造口底盘与造口黏膜之间的空隙1~2 mm,并用手指将造口底盘裁剪孔边缘磨平滑
	2.10	将造口袋背面的贴纸撕下
	2.11	对准造口,自下而上粘贴,用手指来回旋转轻压造口内侧底盘,反复几次,再使用空心手掌轻压外侧底盘3~5 min,直至粘贴稳固
	2.12	放入少许空气,将造口袋夹扣在造口袋尾端
	2.13	为患儿取舒适体位,整理床单位,洗手,记录
效果评价	3.1	操作熟练、动作轻柔
	3.2	更换后造口袋固定牢固,无渗漏
	3.3	关爱患儿,无皮肤撕脱伤发生

附表 2.30 新生儿周围动静脉(手动)换血操作流程

项目	序号	操作规程
操作前准备	1.1	医护准备:着装整洁,洗手,戴口罩、帽子
	1.2	评估患儿:意识、生命体征、体重、黄疸的程度、预穿刺处动静脉血管情况、实验室结果(血小板、凝血功能、电解质、血糖等)、侧支循环血供情况(桡动脉穿刺前需双人做改良 Allen 试验),换血前禁食3~4 h
	1.3	物品准备:远红外线辐射台、输液泵、心电监护仪、电极片、注射器若干(1 mL、10 mL、20 mL、50 mL)、一次性输血器、延长管、三通、无菌衣、无菌手套、生理盐水、静脉留置针、敷贴、输液接头、肝素生理盐水(1 U/mL、10 U/mL)、血糖监测用物、10%葡萄糖酸钙、急救药械、体温表、废血瓶、污物桶、蘸有24%蔗糖水的安抚奶嘴或镇静剂、采血管、换血所需血液
	1.4	环境准备:整洁、光线适宜、经严格消毒处理的单间

续表

项目	序号	操作规程
操作方法与程序	2.1	双人交叉核对医嘱
	2.2	携用物至患儿床旁,核对患儿身份信息
	2.3	患儿仰卧于远红外辐射台上,行心电血氧饱和度监护、测体温
	2.4	与床边双人交叉"三查八对"血液,并在血报告单上签字
	2.5	建立动、静脉通路
	2.6	外周动静脉留置针穿刺成功后接上三通管,妥善固定后,连接充满肝素生理盐水的注射器,抽注润滑
	2.7	换血开始前监测生命体征(心率、呼吸、血压、体温)及血氧饱和度并准确记录,更换尿裤,抽血标本(血气分析、血清胆红素、肝肾功能、电解质、凝血全套、血常规等),记录抽血量
	2.8	再次双人核对血袋及患儿身份信息,确认无误后开始换血
	2.9	从动脉抽血,从静脉注血,外周静脉端三通管上分别连接 20 mL 注射器和输血袋,先关闭三通管的静脉端,用注射器抽取输血袋中的血液,关闭三通管的输血袋,将血液缓慢注射入静脉血管
	2.10	准确记录每次抽出和注入的血量、时间,抽与注同时进行、同步、等量、等时
	2.11	每 5 min 监测并记录生命体征及进出血量,换血出入量双人复核
	2.12	保持换血通路通畅,每抽出 50 mL 血,用 1 U/ mL 淡肝素 0.5 mL 间断正压冲洗动脉留置针,观察并根据血袋、抽血管路及三通内有无凝血来调节肝素浓度
	2.13	监测血糖,换血量至总量的 1/2 时,复查血气分析、电解质、血常规、血清胆红素
	2.14	控制整个换血全程时间在 90～120 min 内
	2.15	换血结束后,抽血复查血气分析、电解质、血常规、血清胆红素、血糖、凝血功能,监测生命体征及血氧饱和度,更换尿不湿,记录尿量
	2.16	换血结束后,拔除留置针,动脉拔管后用无菌纱布按压止血
	2.17	操作后查对,脱手套,严格交接班,24 h 内密切观察肢端循环情况
	2.18	整理用物及床单位,更衣、洗手
	2.19	记录(换血种类及量,换血过程是否顺利,有无异常化验指标、给予的处理及患儿有无输血反应)

项目	序号	操作规程
效果评价	3.1	严格执行无菌操作,无菌屏障最大化
	3.2	操作熟练、程序流畅、动作轻稳
	3.3	关爱患儿
	3.4	规范换血和输血记录,严格查对制度

附表 2.31　新生儿亚低温治疗护理操作流程

项目	序号	操作规程
作前准备	1.1	护士准备:着装整洁,洗手(剪指甲),戴口罩、帽子
	1.2	评估患儿:病情、意识、胎龄、日龄、全身皮肤情况、实验室检查结果
	1.3	物品准备:亚低温治疗仪(含控温毯)、无菌蒸馏水、皮肤保护贴(水胶体敷料等)、水垫或软垫、胶布、心电监护仪、辐射台或暖箱,必要时备肛表
	1.4	环境准备:安静,光线适宜,温湿度适宜
操作方法及程序	2.1	双人交叉核对医嘱,携用物至床旁,核对患儿身份信息
	2.2	清洁患儿皮肤、尽量裸露
	2.3	除去患儿身体周围一切可能的加温设施,将患儿安置于辐射台或暖箱内,平卧,关闭辐射台或暖箱开关
	2.4	连接好心电监护仪,监测生命体征
	2.5	将患儿头枕部头发剃除,贴皮肤保护贴保护枕后皮肤;身下垫水垫或软垫
	2.6	仪器准备
	2.6.1	将亚低温治疗仪放置患儿暖箱前并锁住前轮
	2.6.2	在亚低温治疗仪的水箱内注入灭菌注射用水至最合适刻度(两条线中间)
	2.6.3	将灰色传感器插入亚低温治疗仪的中心插孔,绿色传感器插入外部插孔
	2.6.4	用水管连接控温服与亚低温治疗仪,检查控温服上的夹子是否开启
	2.6.5	打开电源开关,设备进行自检。自检完成后,检查温控服内是否充满水
	2.6.6	遵医嘱选择模式及设置目标温度
	2.7	选择合适大小的控温服垫在患儿身体下面,包住患儿身体

项目	序号	操作规程
操作方法与程序	2.8	将中心传感器(直肠)和体表传感器(颈部或胸部)安置在患儿身上。中心传感器插入直肠约 4 cm
	2.9	观察仪器是否在正常运行、严密监测生命体征与患儿体温的变化
	2.10	初始降温每 15 min 记录 1 次直肠温度,直至 1~2 h 达到目标温度;维持治疗期间每 2 h 记录 1 次直肠温度,每 2 h 翻身一次并检查皮肤情况;复温时间≥5 h,体温上升≤0.5 ℃/h
	2.11	再次核对患儿身份信息,安置患儿舒适体位
	2.12	整理用物、洗手、记录
效果评价	3.1	操作熟练、动作轻柔,关爱患儿
	3.2	能熟练应对各种报警和突发情况
	3.3	无皮肤冻伤等并发症发生

附表 2.32 新生儿复苏操作流程

项目	序号	操作规程
作前准备	1.1	护士准备:洗手、戴口罩、衣帽整洁
	1.2	物品准备:辐射台、吸引球囊或吸引器、吸引管、听诊器、肩垫(2~3 cm)、擦干新生儿用的毛巾和毯子、复苏囊、流量表、氧气面罩(常压给氧)、氧源、皮氧仪、计时器、胶带、8 F 胃管、四种型号气管导管、金属导丝、胎粪吸引管、功能良好的喉镜和镜片、各型号注射器若干、抢救药物(1:1000 肾上腺素、生理盐水等)、消毒物品(安多福、棉签)
	1.3	检查各项用物,重点检查:A 气囊、面罩和氧源 B 喉镜检查
	1.4	环境准备:室温调节至 28 ℃,辐射台预热至 32~35 ℃
操作方法及程序	2.1	评估:① 足月吗? ② 羊水清吗? ③ 有哭声或呼吸吗? ④ 肌张力好吗? 其中一项有问题即进行初步复苏 ★如果羊水有胎粪污染,决定有无气管插管吸引的指针,说明:① 判断有无活力:强有力的呼吸、肌张力好、心率>100 次/分为有活力;② 三项有一项不正常即为无活力,需进行气管插管吸引胎粪作为初步复苏的清理呼吸道步骤
	2.2	初步复苏步骤 A(30 s)
	2.2.1	摆正体位(鼻吸气位)

项目	序号	操作规程
	2.2.2	清理呼吸道,先口后鼻
	2.2.3	擦干全身拿开湿毛巾,给予刺激,重新摆正体位
	2.2.4	心率评估方式:副手看时间,用手敲出 6 s 心率,乘以 10 即为心率
	2.2.5	评估:呼吸、心率,口述:心率<100 次/分,呼吸暂停或喘息样呼吸
	2.3	正压人工通气 B(30 s)
	2.3.1	右上臂接皮氧仪,选择合适型号的面罩
	2.3.2	将新生儿的头部摆正到鼻吸气位
	2.3.3	将面罩放置在新生儿面部,罩住口鼻;面罩不可压在面部,不可将手指或手掌置于患儿眼部
	2.3.4	正压人工呼吸:念"呼吸"时挤气囊(两指按压气囊),念"二三"时放气,30 s(频率:40～60 次/分);压力:胸部略见起伏
	2.3.5	评估:胸廓无明显起伏,心率<100 次/分,肤色青紫,口述进行 MASOPA
操作方法与程序	2.4	MRSOPA
	2.4.1	M:调整面罩实施正压通气(步骤正确仍不改善),连接氧源 5 L/min
	2.4.2	R:调整鼻吸气位
	2.4.3	S:吸引口鼻
	2.4.4	O:稍张口并下颌向前移动
	2.4.5	P:增加呼吸气囊的压力(改为三指按压),使胸廓上抬
	2.4.6	A:考虑气道的选择(气管插管)
	2.4.7	评估:仍无胸廓无明显起伏,心率<60 次/分,口述"配合胸外按压"
	2.5	胸外按压 C(30 s)
	2.5.1	位置:手的正确位置在胸骨下 1/3 处(两乳头连线中点下方)
	2.5.2	手法:双指法,或拇指法
	2.5.3	按压幅度:垂直压迫,压迫深度为前后胸直径 1/3
	2.5.4	按压与通气比例为 3∶1,即 3 次按压,一次通气,每分钟 90 次按压和 30 次呼吸,约 120 个动作。注意:每次按压后手指不可离开胸廓

项目	序号	操作规程
操作方法与程序	2.5.5	评估 30 s 后,听心率 6 s,心率>100 次/分,氧饱和度正常范围,面色红润、自主呼吸恢复,转复苏后监护
	2.6	留置胃管(口述)
	2.6.1	复苏超过 2 min,需要留置胃管
	2.6.2	8 F 胃管,胃管长度的确定
	2.6.3	从口中插入,注射器抽吸胃液证实在胃内,远端开放
	2.6.4	胶带固定新生儿面颊部
	2.7	复苏后管理(口述):复苏后的新生儿可能有多器官的损害的危险,应继续监护 ① 体温管理 ② 生命体征监测 ③ 早期发生并发症
	2.8	整理物品,终末处置,洗手,记录
效果评价	3.1	关爱病人
	3.2	有急救意识,整个过程严肃、认真,紧张、有序
	3.3	操作规范、熟练,医护配合默契